Kodierleitfaden für die Hämatologie/Onkologie 2026

einschließlich Stammzelltransplantation und Gerinnungsstörungen

Definitionen, Hitlisten und Beispiele auf Grundlage des aG-DRG-Systems 2026

mit den Empfehlungen der DGHO und den kommentierten Empfehlungen der SEG 4 des MD sowie allen Entscheidungen des Bundesschlichtungsausschusses

von

Dr. Markus Thalheimer

23. Auflage 2026

medhochzwei

Anschrift des Autors:
Dr. Markus Thalheimer
Geschäftsbereich Erlösmanagement
Universitätsklinikum Heidelberg
Im Neuenheimer Feld 672
69120 Heidelberg
markus.thalheimer@med.uni-heidelberg.de

Wichtiger Hinweis:
Die Angaben in diesem Kodierleitfaden wurden nach bestem Wissen und Gewissen gemacht und entsprechen dem Wissensstand bei Fertigstellung des Werkes.

Für Angaben zu Diagnosen- und Prozeduren-Kodierungen kann trotzdem weder vom Verlag noch vom Autor Gewähr übernommen werden. Jeder Benutzer wird angehalten, die Angaben des Leitfadens sorgfältig zu prüfen und gegebenenfalls den eigenen DRG-Beauftragten zu Rate zu ziehen. Jede Verwendung der Kodes und die daraus resultierenden DRGs erfolgen in der inhaltlichen Verantwortung des Benutzers.

Verwendete Gebrauchsnamen, Warenbezeichnungen usw. sind auch ohne Kennzeichnung nicht als frei zu betrachten und dürfen daher nicht von jedermann benutzt werden. Redaktion, Herausgeber, Verlag und vertreibende Einrichtung übernehmen keine Haftung für Schäden, die aus fehlerhaften Angaben in diesem Werk entstehen.

ISBN 978-3-98800-216-7
ISBN eBook: 978-3-98800-217-4

Alte Eppelheimer Str. 42/1
69115 Heidelberg
E-Mail: info@medhochzwei-verlag.de
Web: www.medhochzwei-verlag.de

Satz: Reemers Publishing Services GmbH, Krefeld
Umschlaggestaltung: kreativmedia KONZEPTION & DESIGN, Hückelhoven
Titelbild: Florian Augustin/Shutterstock.com
Druck: ADverts printing house, Dzelzavas Str. 124, Riga, LV-1021, Latvia
A001

Thalheimer

Kodierleitfaden für die Hämatologie/Onkologie 2026

Vorwort 2026 und Danksagung

Das Jahr 2026 bringt für die Hämatologie/Onkologie wieder nur wenige Änderungen im DRG-System, diesmal standen erneut die Entwicklung der Hybrid-DRGs nach § 115f SGB V sowie Vorarbeiten an den Leistungsgruppen zur kommenden Krankenhausreform für das InEK im Vordergrund. In den letzten Jahren standen die Abbildung der COVID-19-Fälle und die Bewältigung der durch die Pandemie verursachten Veränderungen (Fallzahlrückgang, Leistungs- und Kostenverschiebungen) im Mittelpunkt der Anpassungen, diese werden an einigen Stellen bereits wieder zurückgebaut. Erwähnenswert für die Hämatologie ist die Zusammenlegung von Fallpauschalen für akute Leukämien, da die Kosten nicht mehr stark differieren. Aber auch „unter der Oberfläche" gibt es jährlich einige Detailveränderungen, die in diesem Leitfaden alle ausführlich erläutert werden. Wesentliche Umbauten erfuhr das System wie jedes Jahr bei den onkologischen Zusatzentgelten mit gleich 10 neuen Medikamenten im Katalog (vorher NUB). Es gibt Anpassungen des Zusatzentgeltkatalogs an die Neuerungen und Preisveränderungen am Markt, insbesondere durch neue subkutane Applikationsformen einiger Medikamente (für 2026 Nivolumab). Bei Diagnosen und Prozeduren gibt es im Gegensatz zu den Vorjahren einige Veränderungen. Der Schlichtungsausschuss Bund (SAB) hatte 2025 nur eine Entscheidung getroffen. Alle SAB-Entscheidungen werden, die Onkologie betreffend, vorgestellt.

Der DRG-Katalog 2026 wurde wegen der Auseinandersetzung um die Erweiterung der Hybrid-DRGs erst Mitte November veröffentlicht. Die Veränderungen der stationären Vergütung durch Ausgliederung der Hybrid-DRGs sind enorm und bereits erkennbar, ebenso die Abgrenzung der Vorhaltekosten mit einem ersten DRG-Katalog, der diese (noch unverbindlich) ausweist. Möglicherweise werden zukünftig Chemo- und Strahlentherapien auch als Hybrid-DRGs abgebildet und die Anzahl der A-DRGs deutlich zurückgehen. Alles ist im Fluss. Es bleibt also spannend!

Alle Veränderungen sind wie immer direkt nach diesem Vorwort zusammengefasst.

Sämtliche Empfehlungen der DGHO sind auch 2026 in diesen Leitfaden aufgenommen worden. Aufgrund personeller Veränderungen im AK DRG und Gesundheitsökonomie erscheint seit 2023 kein eigener Kodierleitfaden der DGHO mehr. An dieser Stelle gebührt daher Frau Dr. Cornelie Haag, MBA, aus Dresden großer Dank. Sie hat in den letzten Jahren den DGHO-Leitfaden wesentlich erstellt und verantwortet und ging 2023 in den verdienten Ruhestand. Der AK hat daher entschieden, die existierenden Leitfäden perspektivisch zu einem zusammenzuführen. Auch allen anderen Mitgliedern des AK DRG soll an dieser Stelle ausdrücklich gedankt werden für die langjährige Mitarbeit am Kodierleitfaden der DGHO: Herrn PD Dr. Dominik Franz, Herrn Prof. Stefan Krause, Herr Prof. Dr. Helmut Ostermann, Herrn Dr. Stefan Schönsteiner und Herrn Dr. Matthäus Bauer, um nur einige zu nennen. Der Leitfaden der DGHO entstand ursprünglich in Zusammenarbeit und unter Mitarbeit der DRG-Research-Group von Prof. Norbert Roeder, woran an dieser Stelle noch einmal mit Dank erinnert werden soll. Einige der Institutionen und Personen, die das DRG-System von der ersten Stunde an für die Hämatologie und Onkologie mit begleitet und gestaltet haben, sind heute nicht mehr aktiv, ihre Arbeit lebt auch in diesem Leitfaden fort.

Die offiziellen Kodierempfehlungen der SEG4-Arbeitsgruppe des MD (Stand Ende 2025) habe ich ebenfalls, sofern für die Onkologie relevant, aufgenommen und kommentiert. Einige dissente Regeln wurden seit 2020 vom Bundesschlichtungsausschuss geklärt.

Ausführlich erläutert wird in diesem Leitfaden die Behandlung mit CAR-T-Zellprodukten. Dabei werden die Themen Entnahme und Transfusion ausführlich beschrieben. Ein weiteres Kapitel befasst sich mit den weiter offenen Fragen zur Folgebehandlung bei Tumoren.

Herzlich danken möchte ich Herrn Dr. Tobias Rehlen, der Beiträge zu den Themen Ernährung/Kachexie und zur Komplikationsregel geleistet hat. Von ihm stammen auch die sehr übersichtlichen Algorithmen zu beiden Themen.

Zuletzt gilt mein Dank allen Anwendern für ihre Fragen und Vorschläge, die helfen, den Leitfaden kontinuierlich weiterzuentwickeln.

Für die Neuauflage dieses Leitfadens wurden alle Kapitel gründlich durchgesehen und ergänzt. Bitte senden Sie auch weiterhin Ihre Kommentare und Wünsche zur Verbesserung an mich!

Ich wünsche Ihnen viel Erfolg bei der Nutzung!

Dezember 2025 — Markus Thalheimer

Benutzungshinweise:
Verweise auf die Deutschen Kodierregeln sind in eckigen Klammern gehalten (z. B. [1401e] als Hinweis auf die dortige Regel). Es werden die Symbole und Abkürzungen der offiziellen Kataloge verwendet. Gruppen von Diagnosen sind ebenfalls in eckigen Klammern gehalten (z. B. [Anämie] für alle Anämie-Kodes).

Zusammenfassung aller relevanten Neuerungen 2026 auf einen Blick:

Fallpauschalen

- 5 neue und 9 gestrichene DRGs, daher im Saldo nun 1.291 Fallpauschalen; in der Onkologie Streichung von R60F und R63H wegen nicht mehr vorhandener Kostenunterschiede. Neue Fallpauschale M10C für die Gabe von 177-Lu-PSMA-Ligand als Fertigarzneimittel (Abspaltung aus M10B).
- Umbauten in der CCL-Matrix mit vorwiegend Abwertung wichtiger Kodes v.a. wegen der Hybrid-DRGs.

ICD-10, Diagnosen

- Differenzierung der Kodes für ZVK- und Port-Infekt in T82.7 im Rahmen der kompletten Umgestaltung der infektiösen Komplikationen an Herz und Gefäßen.
- Klarstellungen zur Kodierung der Anämie durch Zytostatika (D61.10).
- Erweiterte und neue Kodes für Funktionseinschränkungen unter U51 bis U54.
- Neue Kodes für Zustand nach intensivmedizinischer Behandlung (U70.0!) und Sepsis (U70.1 !)

OPS, Prozeduren

- Neudefinition der Kodierung einer HLA-Typisierung unter 1-941.2 und .3.
- Umbenennung der Kodes für die Entnahme und Gabe von CAR-T-Zellen, dadurch auch neue Kodes für die Gabe
- Neuer Kode für die Gabe eines Ac-225-PSMA-Liganden unter 8-530.d3

- Definition des Stammzellboost unter 8-805.6 zur Abgrenzung von der Retransplantation
- Komplette Überarbeitung der TISS/SAPS-Definitionen zur Zählung der Intensivpunkte

Deutsche Kodierregeln

- Keine Neuerungen zur Onkologie und Hämatologie.
- Streichung des Zusatzkennzeichens „Beidseitigkeit" in P005y.

Zusatzentgelte/NUB

- Neuaufnahme von 10 Medikamenten, davon 9 monoklonale AK (vorher NUB)
- Teilung des ZE von Nivolumab in intravenös und subkutan
- Neue Kodes für Reserveantibiotika in 6-00g
- Neuer Kode für CAR-T Obecabtagen autoleucel in 6-00h
- Schaffung neuer OPS-Kodes in Kapitel 6-00m zur Verschlüsselung neuer Medikamente in der Hämatologie/Onkologie (mit erstmaligem NUB-Status 1).
- Erweiterung der oberen Dosisstufen bei Decitabin, Romiplostim und Eltrombopag

Inhaltsverzeichnis

1 Allgemeine Kodierregeln

1.1 Definition der Hauptdiagnose

Die Hauptdiagnose entscheidet maßgeblich über die Eingruppierung in eine DRG und muss daher mit großer Sorgfalt ermittelt werden. In den deutschen Kodierrichtlinien finden sich unter [D002u] zahlreiche Anmerkungen und Fallbeispiele hierzu.

Die Hauptdiagnose wird folgendermaßen definiert:

Die Hauptdiagnose ist *„die Diagnose, die nach Analyse als diejenige festgestellt wurde, die hauptsächlich für die Veranlassung des stationären Krankenhausaufenthaltes verantwortlich ist."*

„Nach Analyse" bedeutet, dass erst nach Ende der Behandlung, z.B. erst nach Vorliegen wichtiger Untersuchungsbefunde, die Einteilung vorgenommen wird. Auf für die Abrechnung relevante Befunde (z. B. die Histologie eines unklaren Tumors) muss also auch nach Entlassung des Patienten gewartet werden, bevor der Fall abgeschlossen werden kann. Dies gilt umso mehr, da die nachträgliche Rechnungskorrektur durch Gerichtsurteile und die Prüfverfahrensvereinbarung (PrüfvV) infolge des seit 2020 geltenden MDK-Reformgesetzes weitestgehend verboten ist.

Die Hauptdiagnose muss weder der Einweisungs- noch der Aufnahme- oder Entlassungsdiagnose entsprechen. Beispiel: Wird ein Patient wegen Luftnot eingewiesen, als deren Ursache sich ein Bronchialkarzinom herausstellt, welches dann behandelt wird, so ist die Einweisungs- und Aufnahmediagnose die Dyspnoe, die Hauptdiagnose das Bronchialkarzinom.

Symptom als Hauptdiagnose

Bei Symptomen, die als eindeutige und unmittelbare Folge der zugrunde liegenden Erkrankung gelten, wird die zugrunde liegende Erkrankung als Hauptdiagnose verschlüsselt. Ein Symptom ist nur dann **Hauptdiagnose**, wenn ausschließlich das Symptom einer bei Aufnahme bereits bekannten Erkrankung behandelt wurde. Die entsprechende Grunderkrankung wird dann als Nebendiagnose verschlüsselt [DKR D002u]. Generell haben Symptome weiterhin nichts in der Kodierung verloren, außer sie lassen sich keiner schon verschlüsselten Krankheit zuordnen oder haben einen eigenen Aufwand.

Durch Gerichtsurteile und Entscheidungen des Bundesschlichtungsausschusses wurde die wichtige Definition der Hauptdiagnose weiter konkretisiert. Eine mögliche HD muss demnach bei Aufnahme schon bestanden haben, muss aber noch nicht diagnostiziert sein (SG Meiningen). Die HD muss die Verweildauer wesentlich mitbestimmt haben (ebenfalls SG Meiningen). Eine Hauptdiagnose kann sich auch erst im Verlauf eines Aufenthalts wegen einer zur Aufnahme führenden Symptomatik entwickeln, wie das BSG in seinem lesenswerten Urteil zur Definition der Hauptdiagnose feststellte (B 1 KR 9/15 R vom 21.4.2015). Im beurteilten Fall war ein Patient bei unklarem therapieresistentem Fieber aufgenommen worden, die Hauptdiagnose lautete entsprechend dem späteren Vollbild der Erkrankung Sepsis.

Näheres dazu im Kapitel 2 Spezielle Kodierregeln, Hämatologie/Onkologie.

Komplikation nie Hauptdiagnose

Aufgrund der obigen Definition kann eine Krankheit, die bei Aufnahme noch nicht bestand, niemals Hauptdiagnose werden, auch wenn der Behandlungsaufwand für diese Krankheit den der tatsächlichen Hauptdiagnose überschreitet! Auch eine während des Aufenthaltes auftretende Komplikation (z. B. eine postoperative Thrombose oder Lungenentzündung) kann aus diesem Grund niemals Hauptdiagnose werden. Durch die Rechtsprechung des BSG haben sich seit 2012 die Regeln für die Fallzusammenführung bei Wiederaufnahme wegen Komplikation geändert. Details hierzu siehe Kapitel 9.2 Wiederaufnahme-Regel.

In seltenen Fällen können mehrere Erkrankungen Hauptdiagnose sein. Hauptdiagnose wird dann nach Ermessen des behandelnden Arztes die Erkrankung mit dem höchsten Verbrauch an Ressourcen. Der Ressourcenverbrauch kann durch die Verweildauer, den Materialeinsatz oder hohen Personaleinsatz (z. B. während einer längeren OP oder durch einen Intensivaufenthalt) bedingt sein, ist aber nicht weiter definiert. In den meisten Fällen ergibt sich dieser jedoch aus den Falldaten recht eindeutig. In diesem Fall konkurrierender Hauptdiagnosen sollte ein erfahrener Kodierexperte (z. B. der DRG-Beauftragte) in die Entscheidung einbezogen werden. Mehrere Sozialgerichtsurteile haben die Auswahl der Hauptdiagnose über die Kodierrichtlinien hinaus weiterentwickelt: Sollte eine Erkrankung bereits bei Aufnahme vorhanden, aber noch nicht bekannt gewesen sein, kann diese bei höchstem Ressourcenaufwand rückblickend zur Hauptdiagnose werden. Dies ist eine Erweiterung der Regeln um die Nebendiagnose Z53 und wird daher im Kapitel 2.2.9 näher erläutert.

Eine leichte Abwandlung der Hauptdiagnoseregel hat der Bundeschlichtungsausschuss 2023 in einer Entscheidung bei Wiederaufnahme nach vorheriger Intervention zur operativen Versorgung vorgenommen. Hiernach ist die Hauptdiagnose zwar in Anwendung der DKR D005 „Folgezustände und geplante Folgeeingriffe" die ursprüngliche Krankheit, auch dann, wenn die ursprüngliche Krankheit nicht mehr vorhanden ist. Allerdings ist bei Diagnosen mit zusätzlichen Informationen zum Ausprägungsgrad beim Folgeaufenthalt nicht mehr der ursprüngliche, sondern der aktuelle Ausprägungsgrad zu kodieren (SAB-Entscheidung S20220015 vom 10.08.2023, es ging um die Wiederaufnahme zur Cholezystektomie nach ERCP im Voraufenthalt, nach Beseitigung der Obstruktion war nur noch der Kode ohne Obstruktion im OP-Aufenthalt als HD zu kodieren).

1.2 Definition der Nebendiagnose

Die Nebendiagnose ist definiert als „eine Krankheit oder Beschwerde, die entweder gleichzeitig mit der Hauptdiagnose besteht oder sich während des Krankenhausaufenthaltes entwickelt." [D003u].

Es dürfen nur solche Erkrankungen als Nebendiagnosen verschlüsselt werden, die einen diagnostischen und/oder therapeutischen Aufwand oder einen erhöhten Betreuungs-, Pflege- und/oder Überwachungsaufwand haben. Entscheidend ist auch die Beeinflussung des **Patientenmanagements**. Hierdurch werden Diagnosen kodiert, die die Behandlung/Betreuung an mehreren Stellen verändern (Beispiel: D90 Immunkompromittierung bei Änderung der Überwachung, anderem Antibiotikaregime usw.) Inzwischen sind Nebendiagnosen auch wichtig, um die stationäre Durchführung eigentlich ambulanter Eingriffe zu begründen (z. B. AOP-Leistungen). Hier tritt die formale Definition des Aufwands zugunsten einer Begründung der stationären Behandlung in den Hintergrund. Solche begründenden Nebendiagnosen versuchen die Selbstverwaltungspartner für den AOP-Katalog als sogenannte Kontextfaktoren zu definieren. Das InEK hat das Modell der Kontextfaktoren für die Hybrid-DRGs übernommen und adaptiert.

Weitere Ausnahmen von der Aufwandsregel der Nebendiagnosen sind die Metastasen bei Hauptdiagnose Primärtumor (siehe Kapitel 2) oder die beschreibenden Nebendiagnosen bei Hauptdiagnose Sepsis (siehe Kapitel 6). Auch regelt der ICD-10-Katalog bei einigen Situationen die gleichzeitige Kodierung von Diagnosen, wenn es zur Beschreibung des Krankheitsbildes erforderlich ist (z. B. die zusätzliche Kodierung einer T-Diagnose bei einer Komplikation). Dies löst beim MD jedoch regelhaft Widerspruch aus, obwohl hier kein Aufwand gemäß ND-Regel der DKR Bedingung ist.

Symptom als Nebendiagnose

Üblicherweise werden Symptome als Bestandteil einer bereits kodierten Erkrankung nicht zusätzlich kodiert (z. B. Kopfschmerzen bei Migräne). Das Symptom wird nur dann separat als Nebendiagnose erfasst, wenn es die Nebendiagnosekriterien erfüllt (Definition siehe unten), wie die Luftnot bei einem stenosierend wachsenden Bronchialkarzinom, falls Maßnahmen wie Stenteinlage oder Sauerstoffgabe dagegen ergriffen wurden. Die frühere Kodierregel, Symptome dann zu erfassen, wenn sie ein „eigenständiges Problem darstellen", wurde wegen definitorischer Schwierigkeiten abgeschafft. Symptome werden wie Nebendiagnosen kodiert.

Achtung: Für die DRG-relevante Kodierung geht es nicht um die Auflistung aller bisher diagnostizierten Krankheiten. Es geht um die Kodierung der Krankheiten, die während des **aktuellen** stationären Aufenthaltes einen Aufwand verursachten. Häufig werden Krankheiten, die ein Patient vor Jahren hatte, verschlüsselt. Dies führt bei Erlösrelevanz zur Streichung durch den MD.

Beispiel: Ein Patient hatte vor 7 Jahren einen Apoplex, der folgenlos (!) ausgeheilt ist. Diese Diagnose sollte nicht kodiert werden, auch wenn noch geringe Kosten, z. B. für eine Dauermedikation mit Thrombozytenaggregationshemmern, bestehen sollten. Das InEK trägt dieser Kodierpraxis insofern Rechnung, als solche Nebendiagnosen — sofern ohne Kostenaufwand in der Kalkulationsstichprobe — konsequent abgewertet werden. Auf diese Weise wurden bereits mehrere Tausend Nebendiagnosen in der CCL-Matrix entweder ganz gestrichen oder abgewertet, zuletzt seit 2023 nach einer Corona-bedingten Pause erneut fast 1.800 Nebendiagnosen. Dem standen nur wenige Neuaufnahmen oder Aufwertungen gegenüber. Einer der Hauptgründe für die Abwertung einer Nebendiagnose ist der nicht mehr vorhandene Kostenunterschied bei den Nebendiagnosen nach Ausgliederung der Pflegepersonalkosten. Die Abwertung betraf in den letzten Jahren auch für die Onkologie relevante Nebendiagnosen wie Anämie bei Neubildung (D63.0), wichtige Metastasenkodes, wiederholt wichtige Sepsis- und SIRS-Kodes und Kodes für die Thrombopenie. Dafür wurden wichtige Kodes wie die Lungenaspergillose, die AML oder das diffuse großzellige B-Zell-Lymphom aufgewertet oder neu aufgenommen, wie die radiogene Ösophagitis (K20.1).

Im Einzelfall kann es schwierig sein, zu entscheiden, ob ein Aufwand relevant war oder nicht (z. B. Substitution von Schilddrüsenhormonen nach Strumaresektion vor Jahren – soll die Hypothyreose kodiert werden? Wenn ja, in welcher Situation? Nur nach weiterer Diagnostik wie Ultraschall oder Laborkontrollen?). Hier wurde durch Definitionen und Festlegungen der Fachgesellschaften, des BfArM und des InEK sowie des Bundesschlichtungsausschusses (z. B. Definition der Kachexie R64) teilweise Klarheit geschaffen. Trotzdem muss in vielen Fragen der gesunde Menschenverstand mit Beurteilung des gesamten Falles genügen oder eine Regel vereinbart werden. Für einzelne wichtige Nebendiagnosen wurden bereits Definitionen entwickelt oder diese Nebendiagnosen im ICD-10-Katalog differenziert (z. B. der Kode N17.- für das akute Nierenversagen). Aufgrund häufiger Kodierung ohne Kostenrelevanz werden Nebendiagnosen vom InEK in der CC-Matrix seit Jahren abgewertet oder konfliktträchtige Konstellationen durch klassifikatorische Änderungen entschärft, sodass die Erlösrelevanz und damit das Streitpotenzial sinken.

Falls die häusliche Medikation während des Krankenhausaufenthaltes aus den Beständen des Krankenhauses fortgeführt wird, können die damit behandelten Erkrankungen mit Augenmaß als Nebendiagnosen kodiert werden. Hier kann die Gabe eines Medikamentes ggf. zur Kodierung von mehreren Diagnosen führen (z. B. kann die Gabe eines Betablockers wegen Bluthochdruck und einer Herzerkrankung indiziert sein und rechtfertigt dann die Kodierung beider Diagnosen, siehe Beispiel 1 in DKR D003u). Streitbefangen ist bei dauerhafter Antikoagulation, wie lange die verursachende Erkrankung, z. B. die Lungenembolie, kodiert werden darf und ab wann der Kode Z92.1 Dauertherapie (gegenwärtig) mit Antikoagulanzien zu verwenden ist. Ebenfalls vom Bundesschlichtungsausschuss geklärt ist die Frage, ob die Gabe eines Antibiotikums die gleichzeitige Kodierung eines lokalisierten Infektes und einer Bakteriämie rechtfertigt. Der ablehnenden Haltung des MD in Kodierempfehlung 615 folgend, hat der Bundesschlichtungsausschuss dies Ende 2024 nur unter sehr strengen Bedingungen zugelassen. Eine weitere Regel klärt, dass Zufallsbefunde während Routinekontrollen oder Untersuchungen aus anderer Intention nicht kodiert werden können, wenn nicht eine weiterführende Diagnostik oder Therapie erfolgt. Auch wiederholte Verlaufskontrollen genügen nicht der Nebendiagnosendefinition! Beispiel: Während eines Screening-Ultraschalls wird ein Uterusmyom entdeckt, dieses aber nicht weiter abgeklärt oder behandelt. Daher kann dieser Befund nicht kodiert werden (siehe Beispiel 2 in D003u).

Konsens herrscht auch, dass die alleinige Beobachtung und Verlaufskontrolle von pathologischen Werten (Labor oder Pathologiebefunde) nicht zur Kodierung einer Nebendiagnose ausreicht. Erst die daraus resultierende weiterführende Diagnostik oder Therapie rechtfertigt die Kodierung.

Seit Jahren überprüft das InEK relevante Nebendiagnosen hinsichtlich ihres CCL und kalkuliert diese neu, um die Werte an die aktuelle Kostensituation anzupassen. Inzwischen wurden mehrere Tausend Diagnosen an die deutsche CCL-Matrix angepasst und wiederholt aktualisiert. So wurden Metastasen, vor allem der Lymphknoten, aufgewertet, resistente Keime wurden erstmals CCL-relevant, häufige Diagnosen wie Hyperkaliämie oder Anämie bei Neubildungen jedoch abgewertet. Diese Abwertung war wahrscheinlich auf die zu häufige Kodierung ohne relevanten Aufwand (und damit nachweisbare Kosten) zurückzuführen. Bei den Streichungen dominieren unklare Kodes und unkomplizierte Erkrankungen sowie Komplikationen. Seit 2020 werden auch Nebendiagnosen abgewertet, deren Kosten hauptsächlich in der Pflege verortet sind, da diese Kosten aus dem DRG-System ausgegliedert wurden.

Auch andere häufige Nebendiagnosen wurden abgewertet oder gestrichen (Elektrolytstörungen, Störungen des Wasserhaushalts, Zystitis, Inkontinenz, Tumoranämie, Agranulozytose). In den letzten Jahren waren die Aufwertung der Knochentumore (C40.- und C41.-) und der fortgeschrittenen MDS-Formen (D46.2 und D46.3) sowie die Neuaufnahme des Tumorlysesyndroms (E88.3) wichtig, 2024 wurde als einzige onkologische Diagnose Bösartiges Melanom der Lippe (C43.0) neu in die Matrix aufgenommen, 2025 als Komplikation nach Bestrahlung die radiogene Ösophagitis (K20.1). Ebenso wurden zahlreiche solide Tumore und LK-Metastasen teilweise nach einer neuen Systematik überarbeitet. Neben einer schon aus Australien übernommenen, zu hohen Bewertung liegt die Abwertung sicherlich auch an der zu großzügigen Kodierung von Nebendiagnosen, ohne dass in den Kalkulationsdaten relevante Kosten dafür gefunden werden. Diese Änderungen können theoretisch das PCCL-System insgesamt abwerten. Seit Jahren bleibt die Anzahl der PCCL-gesplitteten Basis-DRGs jedoch stabil. Seit 2014 hat das InEK die Berechnung der einzelnen CCL-Werte weiter verfeinert. Die meisten Nebendiagnosen werden inzwischen ganz gezielt nur in wenigen Basis-DRGs neu bewertet (meist abgewertet). Daneben wurde 2014 die PCCL-Formel dahingehend geändert, dass mehr CCL-relevante Nebendiagnosen erforderlich sind, um auf PCCL-Werte von 3 oder 4 zu kommen. Für 2016 wurden erneut die PCCL-Formel und eine Vielzahl an Nebendiagnosen angepasst. Dabei wurden neue PCCL-Stufen von 5 und 6 definiert („schwerste Komplikationen und Komorbiditäten"), welche in 12 Basis-DRGs erlösrelevant sind, u. a. in A42, R60, R61 und R63. Ab 2026 wird das PCCL-System den Erfordernissen des Hybrid-DRG-Systems angepasst und damit deutlich verändert. Entsprechend erfolgten die Neubewertungen für 2026 überwiegend, um Aufwandsunterschiede im H-DRG-Katalog abzubilden.

Seit 2020 wurden Sepsis- und SIRS-Kodes abgewertet oder gestrichen. Dies erfolgt im Kontext der neuen Sepsisdefinition und der neuen DKR 0301 (siehe Kapitel 6). 2024 fanden erneut wesentliche Abwertungen von für die Onkologie relevanten Nebendiagnosen für Sepsis und Metastasen, aber auch häufig verwendete Kodes für Infektionen und Zytopenien statt. Dies erfolgte für 2025 und 2026 nur sehr punktuell, z. B. bei der Thrombozytopenie.

2026 erfolgten keine erkennbaren Aufwertungen oder Neuaufnahmen in die CCL-Matrix. Eine Excelliste mit den CCL-Änderungen wurde für 2026 jedoch leider nicht veröffentlicht.

Aus dem Vorschlagsverfahren wurden dagegen folgende Kodes geprüft und jeweils in mehreren Basis-DRGs abgewertet. Ziel war vor allem, dass unspezifische Diagnosen nicht höher bewertet werden als die jeweils spezifischen Kodes:

J96.0-	Akute respiratorische Insuffizienz
J96.1-	Chronische respiratorische Insuffizienz
I35.0	Aortenklappenstenose
I35.2	Aortenklappenstenose mit Insuffizienz
A49.-	Bakterielle Infektion n n bez Lokalisation

Insbesondere die Abwertung von A49 war nach dem umstrittenen Schlichtungsspruch das SAB Ende 2024 zu erwarten gewesen.

1.3 Prozeduren

Die erbrachten Prozeduren können anhand der Regeln im OPS erfasst werden. Hierbei gibt es Prozeduren, welche bei jeder Erbringung kodiert werden müssen, und solche, die nur einmal pro Aufenthalt erfasst werden. Zahlreiche Maßnahmen, welche bei fast jedem Patienten durchgeführt werden oder einen sehr geringen Aufwand darstellen (Blutentnahme, Ruhe-EKG, Visite usw.), müssen nicht kodiert werden. Entsprechende Listen finden sich in den Deutschen Kodierregeln P005u Tabelle 1 und P014o Tabelle 1.

Etabliert ist seit 2005 eine einheitliche Systematik der Seitenlokalisation. Diese wurde 2026 erstmals angepasst, indem das Kriterium „beidseitig“ (Kennzeichen B) abgeschafft und durch die gleichzeitige Verwendung von links und rechts ersetzt wurde (siehe Abschnitt Bilaterale Prozeduren im P005y). Grund war, dass es immer wieder Konstellationen gab, in denen eine Leistung mit „beidseitig“ nicht korrekt zu beschreiben war. Diese Änderung ist relevant und muss sorgfältig umgesetzt werden, um z.B. Summen erbrachter Leistungen korrekt zu addieren (Beispiel: die Implantation von 2 Stents links und 3 Stents rechts in Gefäßen).

Die Reihenfolge der Prozeduren ist nicht vorgegeben, allerdings sollten wesentliche Prozeduren schon der leichteren Kontrolle und der begrenzten Eingabefelder wegen zuerst kodiert werden [P001f].

1.4 Allgemeiner Prüfalgorithmus

Das Vorgehen empfiehlt sich generell in folgender Reihenfolge:

- Auswahl der Hauptdiagnose
- Ermitteln der Nebendiagnosen nach 4 Kategorien
  - ND im Bezug zur Hauptdiagnose (z. B. pathologische Fraktur)
  - ND im Bezug zur Therapie (z. B. Anämie nach Chemotherapie)
  - ND/Komplikationen unabhängig von der HD und der Therapie (z. B. Fraktur nach Sturz)
  - ND ohne Bezug zur Hauptdiagnose (mitgebrachte Krankheiten mit Aufwand)
- Ermitteln pflegerelevanter Nebendiagnosen (siehe Checkliste in diesem Leitfaden)
- Abgleich der Medikamentengabe mit den Diagnosen
- Abgleich der Untersuchungsergebnisse inkl. Labor mit den Diagnosen
- Überprüfung der Prozeduren, vor allem der Split relevanten Prozeduren (z. B. Dialyse und Portimplantation)
- Überprüfung, ob ZE-fähige Prozeduren erfolgten
- Überprüfung, ob zu Prozeduren passende Diagnosen kodiert wurden
- Gegenprobe: findet sich zu allen kodierten Diagnosen in der Krankenakte eine begründende Dokumentation?
- Probegruppierung und Korrektur der erkannten Fehler

- Überprüfung der weiteren Regeln:
  - Ist bei internen Verlegungen die endgültige HD für den **ganzen** Fall korrekt gewählt?
  - Liegen Gründe für eine Fallzusammenführung vor, z. B. eine Komplikation als Wiederaufnahmegrund?
  - Liegt eine geplante Folgebehandlung vor (dann HD die Grunderkrankung)
- Weiterleitung zur Nachkontrolle und Abrechnung

Auswahl der Hauptdiagnose	Was war die Veranlassung für die stationäre Behandlung? Gegenprobe: Wäre der Patient ohne diese Diagnose auch stationär behandelt worden? Wenn nein: Hinweis auf richtige HD

↓

Auswahl der Nebendiagnosen

1. *Nebendiagnosen im Zusammenhang mit der HD*	Beispiele: Bei AML: lagen Anämie und Thrombozytopenie vor? Bei Lymphom: Kompression von Gefäßen/Organen? Bei Tumoren: Metastasen vorhanden?
2. *Nebendiagnosen unabhängig von der Hauptdiagnose*	Beispiele: Patient hatte vor 4 Wochen einen schweren Apoplex und noch deutliche Behinderungen **Achtung:** Kodierrelevanz = Aufwand prüfen!
3. *Nebendiagnosen als Komplikationen und Auswirkungen der Therapie*	Beispiele: Aplasie u.a. Nebenwirkungen nach Chemotherapie Wundinfekt nach operativen Eingriffen
4. *Weitere Nebendiagnosen unabhängig von der Behandlung*	Beispiele: Thrombose und/oder Lungenembolie Sturz mit Verletzung/Fraktur u. ä. Hauptdiagnose

↓

Pflegerelevante Diagnosen	Beispiele: Dekubitus, Harn- und Stuhlinkontinenz u. ä. siehe Liste im Kapitel Hitlisten **Achtung:** Aufwand dokumentieren!

↓

Überprüfen der applizierten Medikamente/Entlassungs-Medikation	Bestand anhand der Medikamente eine Erkrankung, die noch nicht kodiert wurde Beispiel: Kaliumperfusor ohne Hypokaliämie Antibiotikum ohne Infektdiagnose **Achtung:** Kodierrelevanz = Aufwand prüfen!

↓

Überprüfen der Untersuchungsbefunde und Laborwerte	Bestand anhand der Untersuchungen eine Erkrankung, die noch nicht kodiert wurde? Beispiel: Im Herzecho wurde ein Perikarderguss gesehen, der konservativ behandelt wurde. **Achtung:** Kodierrelevanz = Aufwand kritisch prüfen!

↓

Überprüfen der Prozeduren

1. *Sind die relevanten Prozeduren kodiert?*	Beispiel: Transplantationsprozeduren? Chemotherapie? Bei Tumoren: Metastasen vorhanden? Operative Prozeduren? PORT? Dialyse? **Achtung:** Einige Prozeduren bestimmen die Eingruppierung in eine DRG und sind daher erlösrelevant!
2. *Stimmen die Diagnosen und Prozeduren überein?*	Tipp: „Pärchen" bilden (Liste s. u.): z. B. Anämie – Gabe von Erythrozyten-Konzentraten Thrombopenie – Gabe von THKs Nierenversagen – Dialyse

↓

Probegruppierung	Passt die DRG zum Behandlungsfall? Korrektur der vom Programm gefundenen Kodierfehler

↓

Weiterleitung	an DRG-Beauftragten, Abrechnung usw.

↓

Kontrolle, Abrechnung

1.5 Typische Diagnosen-Prozeduren-Paare

Die Kodierlogik fordert die gleichzeitige Erfassung von zueinander passenden Kodes für eine Diagnose und eine Prozedur (z. B. eine Anämie-Diagnose bei Erfassung eines Kodes für die Transfusion von Erythrozyten-Konzentraten). Die „Paare" müssen nicht gleichzeitig vorkommen, es sollte aber jeweils die Plausibilität bei Fehlen eines Teils des Paares überprüft werden (z. B. kann eine Anämie-Diagnose auch ohne Gabe von Erythrozyten-Konzentraten kodiert werden, wegen des hohen Aufwands der Transfusion aber nicht umgekehrt). Als Faustregel gilt: Die Kodierbarkeit einer Prozedur rechtfertigt auch die Kodierung der dazu gehörenden Diagnose(n), da OPS-Prozeduren per definitionem mit einem gewissen Aufwand vergesellschaftet sind.

Die folgende Liste erhebt keinen Anspruch auf Vollständigkeit, deckt aber die häufigsten Situationen ab.

<table>
<tr><th colspan="2">Diagnosen</th><th colspan="2">Prozeduren</th></tr>
<tr><td rowspan="2">N17–N19</td><td rowspan="2">[Kode für Niereninsuffizienz]
ggf. weitere Nierenerkrankung
bei Mehrtagesfall: nicht Z99.2 und Z49.1*</td><td>8-853
8-854
8-855
8-856
8-857
8-85a</td><td>[Hämofiltration]
[Dialyse]
[Hämodiafiltration]
[Hämoperfusion]
[Peritonealdialyse]
Dialyse nach TPL</td></tr>
<tr><td>8-831.04</td><td>Legen großlumiger Katheter</td></tr>
<tr><td>Z49.2</td><td>Sonstige/Peritoneal-Dialyse</td><td colspan="2"></td></tr>
<tr><td>Z49.1
Z99.2

Z49.1</td><td colspan="3">Extrakorporale Dialyse und
Abhängigkeit von Dialyse werden bei Mehrtagesfällen nicht kodiert.
ist HD bei Tagesfall Aufnahme zur Dialyse! [1401e]*</td></tr>
<tr><td>D50–D64</td><td>[Anämie]</td><td>8-800.c-</td><td>Gabe von EKs (Menge!)</td></tr>
</table>

Diagnosen		Prozeduren	
D69	[Purpura und hämorrhagische Diathesen, Thrombopenie]	8-800.9-	Gabe von patientenbezogenen TK
		8-800.p-	Gabe von pathogeninakt. patientenbezogenen TK
		8-800.g- 8-800. m-	Gabe von TK
		8-800.h- 8-800.n-	Gabe von pathogeninakt. TK
		8-800.f- 8-800.k-	Gabe von Apherese-THK
		8-800.d- 8-800.j-	Gabe von pathogeninakt. Apherese-TK
D80	[Immundefekt mit AK-Mangel]	8-810.w-	Gabe von polyvalenten Immunglobulinen
C00–C97, D46	Bösartige Neubildungen	8-54	[Zytostatische Chemotherapie]
Z52.3	Knochenmarkspender	5-410.00	Entnahme von KM zur Transplantation, Eigenspende
		5-410.01	Entnahme von KM zur Transplantation, Fremdspende
Z52.01	Stammzellspender	5-410.10	Entnahme von SZ zur Transplantation, Eigenspende
		5-410.11	Entnahme von SZ zur Transplantation, Fremdspende

* Die Kodierregel [1401e] ist durch Streichung der nicht bewerteten DRG L61Z seit 2016 nicht mehr erlösrelevant, die entsprechenden Fälle werden seitdem in L71Z eingruppiert.

2 Spezielle Kodierregeln, Hämatologie/Onkologie

2.1 Allgemeine Regeln

2.1.1 Allgemeine Hinweise zu Diagnosen

Generell können Diagnosen nur dann kodiert werden, wenn therapeutische oder diagnostische Maßnahmen bzw. ein erhöhter Betreuungs-, Pflege- und/oder Überwachungsaufwand während der stationären Behandlung bestand. Dies ist bei der Hauptdiagnose per definitionem gegeben, bei Nebendiagnosen gilt die Kodierregel D003u. Nun sind diese Begriffe sehr dehnbar. Im Einzelfall ist nicht immer klar, ob z. B. eine bestimmte Untersuchung bereits als „diagnostische Maßnahme" gelten kann, vor allem, wenn ein Test nur wenige Euro kostet und daher zumindest keinen hohen finanziellen Aufwand bedeutet. Trotz der Ausgliederung der Pflegepersonalkosten seit 2020 ist der pflegerische Aufwand weiter Anlass zur Kodierung einer entsprechenden Nebendiagnose. Man wird beobachten müssen, ob die Kodierregel D003 entsprechend angepasst oder die entsprechenden Diagnosen in der CCL-Matrix abgewertet werden. Auch für 2026 bleibt das Regelwerk wie bisher.

Klar kodierbar sind all die Diagnosen mit Maßnahmen, die eine OPS-Ziffer besitzen und/oder erheblichen Aufwand bedeuten. Dies gilt gleichermaßen für diagnostische und therapeutische Maßnahmen. Konsens ist ebenfalls, dass minimale Tätigkeiten wie eine Blutbildkontrolle und Zufallsbefunde ohne weitere Abklärung nicht die Kodierung einer Diagnose rechtfertigen. Zwischen diesen beiden Bereichen gibt es allerdings eine große Grauzone nicht klar abgegrenzter und definierter Diagnosen. Mit der Zeit werden weitere relevante Definitionen verbindlich geklärt werden müssen. Zusätzlich sind die Krankenhäuser und vor allem die Fachgesellschaften gefordert, möglichst viele offene Fragen in Absprache mit den MD-Gremien oder unter Anrufung des Bundesschlichtungsausschusses zu klären. 2020 hat der Bundesschlichtungsausschuss beispielsweise entschieden, dass eine Tumorkonferenz für die Kodierung einer Tumordiagnose (in diesem Fall einer Lungenmetastase) einen ausreichend hohen Aufwand darstellt (KDE 357). Dies war bisher von der SEG 4 verneint worden.

Die exakte Kodierung der Nebendiagnosen hat immense Bedeutung sowohl für den kurzfristigen Erlös des einzelnen Krankenhauses als auch für die langfristige Weiterentwicklung des Systems. Die Kosten- und Leistungsdaten eines Kalkulationskrankenhauses werden nicht nur zur Erstellung der aktuellen Rechnung, sondern auch als Datenbasis für zukünftige Kalkulationen verwendet. Dies ist das Prinzip des viel zitierten „selbst lernenden Systems". Und hier steckt auch schon das erste Dilemma: der Kodierer wird sich immer wieder entscheiden müssen zwischen dem kurzfristigen „Profit" und der sinnvollen langfristigen Entwicklung des Fallpauschalensystems. Hier herrscht ein permanenter Interessenkonflikt. Ein Beispiel soll dies verdeutlichen:

Beispiel

Eine Anämie hat als Nebendiagnose in der Regel einen CCL größer Null. In Klinik A wird diese Nebendiagnose bereits kodiert, wenn der Hb-Wert nur knapp unter die Normgrenze fällt (medizinisch korrekt). Klinik B definiert die Anämie sehr streng als nur dann kodierbar, wenn es zu einer Substitution von Erythrozyten-Konzentraten kommt.

Kurzfristige Konsequenz:

Klinik A wird wahrscheinlich höhere Splits und damit einen höheren Erlös haben als Klinik B.

Langfristige Konsequenz:

Die vielen Anämie-Kodes der Klinik A (auch bei den „leichten" Fällen kodiert) verwässern die Analyse und Kalkulation der Fallpauschalen, führen zu einer Abwertung des CCLs der Anämie-Diagnosen und zu einer Erlössituation, unter der letztlich alle leiden, insbesondere Kliniken mit hohen Kosten bei diesen Diagnosen. Oder anderes formuliert: eine Nebendiagnose, die bei jedem Patienten auftaucht, ist sehr bald kein Kostentrenner mehr und damit nicht mehr erlösrelevant. Und umgekehrt: eine seltene Nebendiagnose, hinter welcher viel Aufwand und Ressourcenverbrauch steckt, wird entsprechend in der Kalkulation aufgewertet. So wurde die Anämie bei Neubildung (D63.0) seit 2008 wiederholt abgewertet, wahrscheinlich aufgrund der oben genannten Mechanismen. Diese Diagnose hat für 2026 in medizinischen DRGs noch einen CCL-Wert von 1 oder 2. Seit Längerem erfolgen jährlich Abwertungen und Streichungen häufiger Nebendiagnosen. Aber es gibt auch positive Beispiele: 2012 wurde der Kode für Tumorlyse neu in die CCL-Matrix aufgenommen und ist in einigen DRGs schweregradsteigernd wirksam. Immer wieder wurden zahlreiche Kodes für Primärtumore und Metastasen aufgewertet, ebenso Kodes für myeloproliferative Erkrankungen aus D47, Neutropenie aus D70 und einige GvHD-Kodes. Leider gab es seit 2019 überwiegend Abwertungen, auch bei relevanten Nebendiagnosen wie Sepsis-Kodes, SIRS, Metastasen, Thrombopenien und Pneumonien.

Aber auch ein positives Beispiel der Eingabe scheinbar „irrelevanter" Kodes gibt es: aus der Kodierung *Z94 Zustand nach Transplantation* (in der Vergangenheit als Kode ohne CCL bewertet) konnte für bestimmte DRGs ein höherer Aufwand ermittelt werden, der in der Schaffung von neuen DRGs für Probleme bei transplantierten Patienten mündete (Details siehe Kapitel 6 „Infektionen"). Seit 2008 waren diese Nebendiagnosen zusätzlich sogar CCL-relevant. So hatte der Zustand nach Stammzelltransplantation (Z94.80 oder .81) in medizinischen DRGs einen CCL-Wert zwischen 1 und 3. Inzwischen wurde der Wert wieder auf Null gesetzt. Dies alles bedeutet, dass selbst scheinbar unwichtige Nebendiagnosen sorgfältig kodiert werden müssen.

Die Fachgesellschaft DGHO hat sich daher für einen Kurs entschieden, der das System langfristig optimiert und eine Diskriminierung zwischen leichten und schweren Fällen ermöglicht, indem die Nebendiagnosen relativ eng definiert werden. Damit kommt eine Kodierung nach Empfehlung der DGHO nur bei **deutlichem** Aufwand zur Anwendung und trennt zwischen „billigen" und „teuren" Fällen. Sollten sich zu viele Kliniken zugunsten der kurzfristigen Erlössteigerung nicht an dieses Prinzip halten, werden die CCL-Werte und damit möglicherweise die DRGs allerdings mittelfristig zulasten aller nivelliert. Bisher ist das PCCL-System trotz Anpassungen über die Jahre das wichtigste Splitkriterium geblieben.

2.1.2 Kodierung von Nebendiagnosen mit CCL von 0

Die meisten Nebendiagnosen haben einen CCL von 0 und sind damit für die aktuelle Ermittlung der DRG ohne Belang. Trotzdem müssen diese „obligaten" Diagnosen kodiert werden, wenn sie die Kriterien des Aufwandes in diagnostischer, pflegerischer oder therapeutischer Sicht erfüllen. Auch hier steht die langfristige Weiterentwicklung des Systems im Vordergrund: werden Diagnosen mit aktuell fehlendem Gewicht bei Aufwand kodiert, kann in zukünftigen Kalkulationen diesen Diagnosen aufgrund der Leistungs- und Kostendaten u. U. ein CCL zugewiesen oder eine neue DRG/ein neuer Split geschaffen werden.

Als allgemeines Grundprinzip kann gelten: bei der Kodierung nicht auf den Erlös, die DRG oder das Relativgewicht achten, sondern bei jeder Diagnose immer wieder hinterfragen: Stimmt die Diagnose und stellte sie während des betreffenden Aufenthalts einen Aufwand dar?

Richtiges Kodieren

Kurzfristig → Akzeptieren einer niedriger bewerteten DRG
Mittelfristig → Weniger Streit mit den Kostenträgern und dem MDK
Langfristig → Klare Trennung der „teuren" und der „billigen" Fälle
→ Verbesserung der Systematik des DRG-Systems
→ Höhere Entgelte für teure Fälle

2.1.3 Reihenfolge der Nebendiagnosen

Es gibt keine Richtlinie, welche die Reihenfolge der Nebendiagnosen regelt. Dennoch sollten, wenn möglich, die wichtigen Nebendiagnosen, insbesondere die mit CCL versehenen Komorbiditäten und Komplikationen, zuerst genannt werden [D003u].

Weiterhin sind die Regeln zur Reihenfolge der Nebendiagnosen bei Mehrfachkodierung zu beachten (häufiger Fehler!): Im ICD-10-System gibt es verschiedene Kategorien von Diagnosen: Kodes ohne weitere Kennzeichen oder mit einem Kreuz („Ätiologie"- oder „Kreuzdiagnosen) heißen **Primär-**Diagnoseschlüssel. Kodes mit einem Stern („Manifestations-" oder „Stern"-Diagnosen) sowie Kodes mit einem Ausrufezeichen am Ende (Erläuterungen, Sonstiges) werden als **Sekundär-**Diagnoseschlüssel bezeichnet.

Es gelten folgende Regeln [D012v]:

- bei Kreuz/Stern-System Primär- immer vor Sekundär-Diagnoseschlüssel
- Ein Primär-Diagnoseschlüssel gilt für alle folgenden Sekundär-Diagnoseschlüssel bis zum Auftreten eines neuen Primär-Diagnoseschlüssels.
- Ein Sekundär-Diagnoseschlüssel kann nie mit einem anderen Sekundär-Diagnoseschlüssel verbunden werden.
- Ein Sekundär-Diagnoseschlüssel kann nie Hauptdiagnose sein.

2.2 Spezielle Kodierregeln

Zahlreiche Kodierregeln wurden bereits 2005 gestrichen. In den vergangenen Jahren wurden weitere Regeln gestrichen, da die Informationen schon in anderen Katalogen enthalten oder überholt waren. Aktuell existieren noch etwa 100 Regeln. Zum Kapitel 3 (Krankheiten des Blutes und der blutbildenden Organe sowie bestimmte Störungen mit Beteiligung des Immunsystems) gibt es keine Regeln mehr, allerdings wurden seit 2022 die entsprechenden Entscheidungen des Bundesschlichtungsausschusses hier aufgenommen. Gestrichen wurden auch die Regeln zu Stammzellentnahme und -transplantation, zu Transfusionen und zu Versagen und Abstoßungsreaktionen nach Transplantation. Deren Inhalte sind, falls nicht überholt, in der Prozeduren-Regel P015u enthalten. Im Kapitel 2 Neubildungen wurden einzelne

Regeln komplett gestrichen und durch Klarstellungen im OPS und ICD-10 ersetzt. Seit 2019 gab es – von Aufnahmen von SAB-Entscheidungen abgesehen – keine inhaltlichen Änderungen im Kapitel 2.

Die wichtigsten Neuerungen 2026 (weitere Details im Text)

- Für die Hämatologie und Onkologie gab es keine Neuerungen in den DKR.
- Streichung der Beidseitigkeit von Prozeduren („B") in DKR P005y, stattdessen Verwendung der Kennzeichen rechts und links.
- In einigen Kapiteln der DKR wurden die Fallbeispiele an die neuen ICD-10- und OPS-Kodes angepasst. Weiterhin erfolgten redaktionelle Anpassungen.
- Aufnahme neuer SAB-Entscheidungen bis Stand August 2025.
- Streichung der Kodierregel 1604a zum Atemnotsyndrom des Neugeborenen mit Übernahme der Inhalte in den ICD-10 (unter P22.0).

2.2.1 Primärtumor als Hauptdiagnose [0201u]

Erfolgt die stationäre Aufnahme zur Diagnostik und/oder Behandlung des Malignoms, so ist das Malignom die Hauptdiagnose. Dies gilt auch, wenn das Malignom gar nicht mehr vorhanden ist (Beispiele: Konsolidierungschemotherapie bei ALL in CR, Chemotherapie nach R0-Resektion eines soliden Tumors, Mammaaufbau-OP 2 Jahre nach Ablatio und Chemo-/Strahlentherapie). Das Malignom bleibt Hauptdiagnose, bis die Behandlung endgültig abgeschlossen ist. Das beinhaltet alle Aufenthalte, die das Malignom und seine Behandlung betreffen, wie Operationen, Chemotherapien, Strahlentherapien, PORT-Anlage (siehe MD-Empfehlungen Nr. 36 und 237), Staging und Zwischenstaging (Restaging nicht immer, siehe Kapitel 2.2.7!), Überwachung von Chemotherapiefolgen, Behandlung erwarteter Nebenwirkungen von Therapien (siehe Definition der „Komplikation") usw. Auch die ausschließliche Diagnostik ohne histologische Sicherung oder weitere Therapie (z.B. wegen infauster Prognose) rechtfertigt die Kodierung des Primärtumors als HD und ggf. aller gefundenen Metastasen als ND bei systemischer Therapie (Beispiel: CT-morphologische Diagnose eines metastasierten Bronchialkarzinoms, siehe auch MD-Empfehlung Nr. 61 und 409).

Ebenso ist bei systemischer Chemotherapie, Antikörpertherapie und/oder Strahlentherapie immer der Primärtumor die Hauptdiagnose, wenn die Aufnahme primär zur systemischen Therapie erfolgt. Dies gilt auch bei unbekanntem Primärtumor (CUP-Syndrom) und für Lymphome und Leukämien mit Hirn- oder Knochenbefall. Zur Definition der systemischen Therapie siehe DKR 0201u Tabelle 1.

Wird die Tumorerkrankung nicht direkt behandelt (Beispiel: Tumorpatient kommt mit Infekt und nur der Infekt wird behandelt), so wird die Tumordiagnose für diesen Aufenthalt gemäß Entscheidung des Bundesschlichtungsausschusses Nebendiagnose, sofern Aufwand bestand. Siehe u.a. auch MD-Empfehlung Nr. 134 und 476.

Eine eher salomonische Entscheidung traf der Bundesschlichtungsausschuss am 18.09.2020, um eine zwischen FoKA und SEG 4 dissente Kodierempfehlung zu schlichten. Hier ging es ebenfalls um die Frage, ob der Tumor oder die Erstmanifestation eines Tumors (hier eine tiefe Beinvenenthrombose) HD ist (KDE 294). In dem beschriebenen Fall wurde der Patient wegen einer ambulant bereits diagnostizierten Becken-Beinvenenthrombose ins Krankenhaus aufgenommen und heparinisiert. Die weitere Diagnostik ergab u.a. eine Paraproteinämie bei Plasmozytom, die mittels Chemotherapie behandelt wurde. Hier richtet sich die Auswahl der Hauptdiagnose laut SAB nach dem Abschnitt „Zwei oder mehr Diagnosen, die gleichermaßen der Definition der Hauptdiagnose entsprechen" der DKR D002 Hauptdiagnose. Sowohl der Tumor als auch die Thrombose können also HD sein, der höhere Ressourcenaufwand entscheidet. Damit umgeht der SAB die schwierige Frage, ob die Thrombose eher ein Symptom des Plasmozytoms ist (Sicht des FoKA) oder eine eigenständige Erkrankung (Sicht der SEG 4). In einem anderen nicht onkologischen Fall (KDE 296) hat er sich hier am 30.09.2020 eindeutiger positioniert.

Beispiele

Ein Patient wird 6 Wochen nach R0-Resektion eines Kolon-ascendens-Karzinoms zur Chemotherapie stationär aufgenommen:

HD:	*C18.2*	*Karzinom des Kolon ascendens*
Proz:	*8-542.-*	*Nicht-komplexe Chemotherapie*

Ein Patient wird ausschließlich zur Port-Anlage vor geplanter Chemotherapie bei diffus großzelligem NHL stationär aufgenommen (siehe auch MD-Empfehlungen Nr. 36 und 518):

HD:	*C83.3*	*NHL, diffus großzellig*
ND:	*Z45.20*	*Anpassung und Handhabung Port-System*
Proz:	*5-399.5*	*Implantation und Wechsel eines venösen Katheterverweilsystems*

Eine Patientin wird 2 Jahre nach Abschluss der Behandlung eines Mamma-Ca (komplette Remission) zum operativen Mamma-Aufbau stationär aufgenommen:

HD:	*C50.-*	*Mamma-Karzinom*
ND:	*Z42.1*	*Nachbehandlung plastische Chirurgie Mamma*
Proz:	*5-885.-*	*Rekonstruktion der Mamma*

Siehe auch MD-Empfehlung Nr. 106, 348, 349 und 442.

Hauptdiagnose bei notwendigen Folgebehandlungen

Laut DKR 0201u ist der Malignom-Kode als Hauptdiagnose für **jeden** Krankenhausaufenthalt **zur Behandlung der bösartigen Neubildung und zu notwendigen Folgebehandlungen** (z. B. Operationen, Chemo-/Strahlentherapie, sonstige Therapie) sowie **zur Diagnostik** (z. B. Staging) anzugeben, bis die Behandlung endgültig abgeschlossen ist. Um diesen Satz wurde seit Jahren in vielen Gremien der Selbstverwaltung heftig gestritten, sodass der erste Bundesschlichtungsausschuss im Sommer 2016 eine definitorische Klarstellung beschloss, welche als Fußnote in die DKR aufgenommen wurde.

Tumorpatienten müssen häufig auch zur Überwachung und Behandlung von Folgen der Behandlung oder des Tumors aufgenommen werden, so z. B. bei Fieber in der Aplasie. Nicht selten bestehen bereits bei Aufnahme oder entwickeln sich im Verlauf der stationären Behandlung weitere Folgen der Tumortherapie. Oft beharren Krankenhäuser mit Verweis auf die o. g. Kodierregel 0201 grundsätzlich auf dem Tumor als Hauptdiagnose, ebenso beharrlich lehnt der MD dies ab und fordert eine mehr oder weniger willkürlich gewählte Folge/Komplikation als Hauptdiagnose. Hier wählte der Bundesschlichtungssauschuss nun eine Differenzierung nach der **Anzahl der behandelten Folgen/Komplikationen**.

Grundsätzlich wird bei den Folgebehandlungen nun unterschieden zwischen Behandlung einer <u>einzelnen</u> Folge/Komplikation (dann in Analogie zur Symptomregelung aus D002 HD diese Komplikation/Folge, Nebendiagnose der Tumor) und Behandlung von <u>mehr als einer</u> Folge/Komplikation (dann HD Tumor). Dabei wird nicht unterschieden, ob diese Folge Tumor- oder Therapie-bedingt ist. Diese wünschenswerte Klarstellung löst eine Vielzahl strittiger und häufiger Konstellationen. Aufgrund der Wichtigkeit hier der Wortlaut der entscheidenden Passage:

> „Wird bei einem Patienten — mit zum Zeitpunkt der Aufnahme bekanntem Malignom und bevor die Malignombehandlung endgültig abgeschlossen ist — während des stationären Aufenthaltes ausschließlich eine einzelne Erkrankung (oder Komplikation) als Folge der Tumortherapie oder eines Tumors behandelt, wird in diesem Fall die behandelte Erkrankung als Hauptdiagnose angegeben und der Tumor als Nebendiagnose. Hiervon ausgenommen sind solche Fälle, bei denen weitere diagnostische oder therapeutische Maßnahmen in direktem Zusammenhang mit der Tumorerkrankung durchgeführt werden."

Der komplette Text des Beschlusses ist nachzulesen unter https://www.dkgev.de/fileadmin/default/Beschluss_Schlichtungsausschuss_Bund_gem._____17c_Abs._3__KHG.pdf.

Auch die SEG 4 des MD hat diese Regel in ihre Kodierempfehlungen integriert (z.B. Empfehlung Nr. 134, 237, 349, 583). Allerdings verbleiben trotz des Schlichtungsspruches Unklarheiten. So lehnen bei der Behandlung mehrerer Folgen einige MDen den Tumor als HD weiterhin ab und wählen mehr oder weniger willkürlich eine der Folgen als HD, was in offensichtlichem Widerspruch zur DKR 0201 steht. Vereinzelt wird eine artifizielle Unterscheidung in Komplikationen und Folgen vorgenommen, welche dann unterschiedlich gehandhabt werden. Auch dies hat der Schlichtungsspruch definitiv ausgeschlossen. Der Hauptstreit betrifft aber die Konstellation, bei der neben einer Tumorfolge auch noch der Tumor behandelt wird. Hier wird vom MD oft die Hauptdiagnoseregelung D002 außer Kraft gesetzt und der Tumor reflexartig zur HD gemacht, obwohl hier im Sinne konkurrierender HD zwischen dem Tumor und der Folge abgewogen werden müsste und die Diagnose mit dem höheren Ressourcenverbrauch die HD darstellt. Dies hat der alte Bundesschlichtungsspruch zwar gemeint, aber leider nicht explizit textlich klargestellt. Beispiel: Ein Patient wird zur Behandlung einer Pneumonie nach Chemotherapie stationär aufgenommen und 2 Wochen intensiv behandelt. Am Entlasstag erfolgt noch eine Messung eines Tumormarkers. Dies rechtfertigt für einige MD-Gutachter die HD Tumor, obwohl die Pneumonie einen weit höheren Ressourcenverbrauch hatte und – da Veranlassung für die stationäre Behandlung – die korrekte HD ist. Der neue Bundesschlichtungsausschuss hat in einer Revision der Kodierempfehlung Nr. 134 am 06.10.2020 (inzwischen integriert in die DKR 0201) die Sichtweise des alten Schlichtungsausschusses bestätigt. In dem beschriebenen Fall ist das Rektumkarzinom mit dem Kode C20 Bösartige Neubildung des Rektums als Hauptdiagnose zu kodieren. Da in diesem Fall der Dissens im Kern zu einer Nebendiagnose bestand und der MD die Hauptdiagnose C20 eher damit begründet, dass weitere Diagnostik im Zusammenhang mit dem Tumor erfolgte, ist diese Klarstellung aber für die o.g. Differenzen nicht weiter hilfreich. Auch hat sich der Bundesschlichtungsausschuss hier um die Entscheidung gedrückt, ob und wie der Konflikt zwischen dem Ressourcenverbrauch verschiedener HD bei gleichzeitiger Behandlung des Tumors zu lösen ist bzw. ob die entsprechende Regelung aus D002 trotzdem gültig ist (wie es weiter oben im entsprechenden Text der DKR 0201 steht).

Auch bei der Entscheidung zur Kodierempfehlung Nr. 231 der SEG 4 des MD wurde lediglich auf die alte Entscheidung verwiesen. Dieser Fall war aber eindeutiger, da hier keine Diagnostik oder Therapie des Tumors erfolgte, sondern der Patient ausschließlich zu einer Fistelresektion aufgenommen wurde (dann als HD die Fistel mit dem *Kode K12.28 Sonstige Phlegmone und Abszess des Mundes* zu kodieren).

Gleichermaßen verhält es sich bei der Entscheidung des Bundesschlichtungsausschusses zur Kodierempfehlung Nr. 583. Hier ist eine Epilepsie aufgrund einer Hirnmetastasierung die HD, da sonst keine Tumorbehandlung erfolgte. Interessant dabei: Hirnmetastasen und der Tumor sind laut SAB als Nebendiagnosen zu verschlüsseln, obwohl kein Aufwand vorlag. Dies bestätigt die langjährige Kodier-Praxis, für die HD ursächliche Metastasen und Tumore entgegen dem Wortlaut der DKR D003 zu verschlüsseln.

Der folgende Algorithmus soll helfen, das Thema HD bei Folgebehandlung verständlicher zu machen:

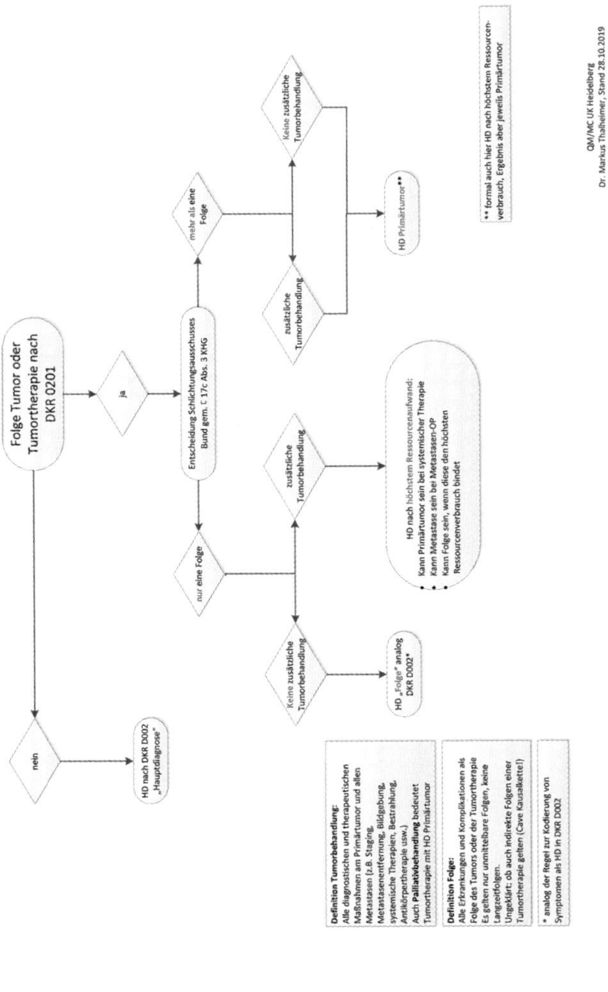
Folge Tumor oder Tumortherapie nach DKR 0201
nein
HD nach DKR D002 „Hauptdiagnose"
ja
Entscheidung Schlichtungsausschusses Bund gem. § 17c Abs. 3 KHG
nur eine Folge
mehr als eine Folge
Keine zusätzliche Tumorbehandlung
zusätzliche Tumorbehandlung
HD „Folge" analog DKR D002*
HD nach höchstem Ressourcenaufwand:
• Kann Primärtumor sein bei systemischer Therapie
• Kann Metastase sein bei Metastasen-OP
• Kann Folge sein, wenn diese den höchsten Ressourcenverbrauch bindet
zusätzliche Tumorbehandlung
Keine zusätzliche Tumorbehandlung
HD Primärtumor**
** formal auch hier HD nach höchstem Ressourcenverbrauch, Ergebnis aber jeweils Primärtumor
Definition Tumorbehandlung:
Alle diagnostischen und therapeutischen Maßnahmen am Primärtumor und allen Metastasen (z.B. Staging, Metastasenentfernung, Bildgebung, systemische Therapien, Bestrahlung, Antikörpertherapie usw.)
Auch Palliativbehandlung bedeutet Tumortherapie mit HD Primärtumor
Definition Folge:
Alle Erkrankungen und Komplikationen als Folge des Tumors oder der Tumortherapie
Es gelten nur unmittelbare Folgen, keine Langzeitfolgen.
Ungeklärt: ob auch indirekte Folgen einer Tumortherapie gelten (Cave Kausalkette!)
* analog der Regel zur Kodierung von Symptomen als HD in DKR D002
QM/MC UK Heidelberg
Dr. Markus Thalheimer, Stand 28.10.2019

2.2.2 Metastase als Hauptdiagnose [0201u]

Metastasen werden nur dann als Hauptdiagnose kodiert, wenn die Aufnahme ausschließlich zu deren Behandlung erfolgte (Beispiele: Resektion einer Lebermetastase, lokale Chemotherapie, Bestrahlung einer Wirbelkörpermetastase). Der Primärtumor (auch wenn längst entfernt) ist grundsätzlich Nebendiagnose. Siehe MD-Empfehlungen Nr. 86, 184, 188, 234, 235, 418, 475.

Bei systemischer Chemotherapie, Antikörpertherapie und Strahlentherapie ist immer der Primärtumor die Hauptdiagnose, wenn die Aufnahme primär zur systemischen Therapie erfolgt. Dies gilt auch bei unbekanntem Primärtumor (CUP-Syndrom) und für Lymphome und Leukämien mit Hirn- oder Knochenbefall.

Beispiel

Ein Patient mit bekanntem ZNS-Lymphom wird wegen Somnolenz eingewiesen. Ursächlich ist ein Progress des Hirnlymphoms, dieses wird lokal bestrahlt, ein weiteres Staging oder eine andere Therapie erfolgen nicht:

HD:	*C79.3*	*Sek. Neubildung Gehirn und Hirnhäute*
ND:	*C83.3*	*Diffus großzelliges NHL*
Proz:	*8-52*	*[Kode für Strahlentherapie]*

Sonderfall: Bei gleichzeitiger lokaler Behandlung eines Primärtumors und von Metastasen entscheidet der höhere Ressourcenverbrauch über die Wahl der HD.

Die Kodes

Z51.0	*Strahlentherapiesitzung wegen bösartiger Neubildung*
Z51.1	*Chemotherapiesitzung wegen bösartiger Neubildung*
Z51.82	*Kombinierte Strahlen- und Chemotherapiesitzung wegen bösartiger Neubildung*

werden nicht mehr kodiert [0201u].

2.2.3 Metastasen als Nebendiagnosen

Wichtig ist die Kodierung der Metastasen als Nebendiagnosen, da diese oft abrechnungsrelevant ist. Hier besteht inzwischen allgemeiner Konsens, basierend auf den Deutschen Kodierrichtlinien:

Generell ist jeder Aufwand, z.B. Diagnostik, Bestrahlung oder andere lokale Maßnahmen, bei Metastasen Grund zu deren Kodierung. Dies gilt laut einer Entscheidung des Bundesschlichtungsausschusses auch für die Durchführung einer Tumorkonferenz als Aufwand (KDE 357, DKR 0201u).

Bei systemischer Chemo-, Antikörper- oder Strahlentherapie sind alle Metastasen als Nebendiagnosen zu kodieren, da die systemische Therapie die Verkleinerung der gesamten Tumormasse, also auch der Metastasen, zum Ziel hat und mit den Metastasen auch die Erkrankungssituation in der Gesamtheit beschrieben wird. Ein weiterer, Metastasen spezifischer Aufwand ist nicht erforderlich (Konsens mit MD-Empfehlung 61: „Alle mit der Chemotherapie behandelten Metastasen erfüllen die Nebendiagnosen-Kriterien und dürfen daher kodiert werden. Ein spezieller Aufwand über die systemische Therapie hinaus [z.B. Diagnostik zur Verlaufskontrolle (Sono, Röntgen, spez. Labor)] ist nicht erforderlich, weil ein Nebendiagnosen spezifischer Aufwand durch die Chemotherapie vorliegt.“).

Zusammenfassend soll die folgende Tabelle eine Orientierung geben, wann Primärtumor und Metastasen jeweils Haupt- oder Nebendiagnosen sind:

Behandlung	Hauptdiagnose	Nebendiagnose(n)
Erstdiagnostik, OP	Primärtumor	nach Aufwand
Rezidiv	Primartumor	nach Aufwand
Restaging, kein Tumor	Z08.- Nachuntersuchung	Z85.-
Restaging, Tumor	Primartumor	nach Aufwand
syst. Chemotherapie	Primärtumor (auch CUP)	alle Metastasen

Behandlung	Hauptdiagnose	Nebendiagnose(n)
syst. Bestrahlung	Primärtumor (auch CUP)	alle Metastasen
syst. Antikörpertherapie	Primärtumor (auch CUP)	alle Metastasen
Metastasen-OP	Metastase	Primärtumor
Folgebehandlung mit >1 Folgeerkrankung	Primärtumor	nach Aufwand
Folgebehandlung mit einer Folgeerkrankung	Folgeerkrankung	Primärtumor

2.2.4 CUP-Syndrom

Für nicht bekannte Primärlokalisationen von Tumoren (CUP-Syndrome) gibt es die Kodes

C80.0 *Bösartige Neubildung, primäre Lokalisation unbekannt, so bezeichnet*

C80.9 *Bösartiger Neubildung, nicht näher bezeichnet*

Beim CUP-Syndrom gibt es folgende Szenarien:

Wird eine systemische Chemo-, Antikörper- oder Strahlentherapie durchgeführt, ist das CUP-Syndrom die Hauptdiagnose und alle Metastasen Nebendiagnosen. Bei lokaler Behandlung einer oder mehrerer Metastasen gelten die Regeln wie bei soliden Tumoren (Metastase als HD).

Wird ein Patient **ausschließlich** zur (erfolglosen) Suche des Primarius stationär aufgenommen, ist C80.0 (CUP) die Hauptdiagnose, Metastasen werden nach Aufwand kodiert. Das gleiche gilt, wenn ein Patient mit einer Metastasierung zur Abklärung aufgenommen wird und kein Primarius gefunden werden kann (Erstdiagnose eines CUP). Konsens zu MD-Empfehlung Nr. 94. Zu CUP siehe auch MD-Empfehlung Nr. 444.

2.2.5 Spezialfälle [0201u]

Symptombehandlung

Wird ausschließlich die Symptomatik eines Tumors stationär behandelt, nicht aber der Tumor selbst, ist das Symptom die Hauptdiagnose und der Tumor Nebendiagnose [analog D002u]. Hier besteht Übereinstimmung zum Bundesschlichtungsentscheid zur Hauptdiagnose bei Folgenbehandlungen (siehe oben).

Beispiele:

- Behandlung von Krampfanfall bei Gehirntumor (siehe KDE Nr. 583)
- Punktion von Aszites bei Ovarial-Ca

Zusätzlich gelten die allgemeinen Regeln zur Kodierung von Symptomen:

Ein Symptom wird nicht kodiert, wenn es im Regelfall als eindeutige und unmittelbare Folge mit der zugrundeliegenden Krankheit vergesellschaftet ist. [D003u] Beispiele: Fieber, Husten und Luftnot werden nicht kodiert, wenn eine Lungenentzündung kodiert wird. Kopfschmerzen werden nicht kodiert, wenn eine Migräne kodiert wird.

Verursacht ein Symptom Aufwand im Sinne der Nebendiagnosedefinition, wird es zusätzlich zur Grunderkrankung kodiert. [D003u] Beispiel: Krampfanfall bei Hirntumor, Sauerstoffgabe bei Lungenentzündung (dann *ND J96.- Akute respiratorische Insuffizienz*, wenn respiratorische Partial- oder Globalinsuffizienz vorhanden, siehe MD-Empfehlung 37 und SAB-Entscheidung zur Definition des Kodes).

Werden Verdachtsdiagnosen durch Diagnostik weder bestätigt noch widerlegt und wird keine Therapie eingeleitet, wird nur das Symptom kodiert. Werden dagegen entsprechende therapeutische Maßnahmen eingeleitet, wird die Verdachtsdiagnose kodiert [D008b]. Näheres siehe Kapitel 2.2.10.

Wichtig ist auch die Klarstellung, dass bei Kodierung eines Symptoms als Hauptdiagnose, das durch eine Metastase verursacht wird, neben der Metastase auch immer der Primärtumor als zusätzliche Nebendiagnose zu kodieren ist. Dies hat auch der Bundesschlichtungsausschuss in einer Entscheidung zu einem durch eine Hirnmetastase ausgelösten Krampfanfall am 16.12.2020 (KDE 583) im Dissens zur SEG 4 bestätigt: Wird ein Patient wegen einer symptomatischen Epilepsie auf dem Boden von Hirnmetastasen bei einer Tumorerkrankung aufgenommen und wird ausschließlich die symptomatische Epilepsie behandelt, so sind gemäß DKR 0201 Neubildungen und Schlichtungsausschuss Bund alter Fassung (Beschluss vom 04.07.2016) die symptomatische Epilepsie als Hauptdiagnose sowie die Hirnmetastasen und der Tumor als Nebendiagnosen zu verschlüsseln. Dies war bemerkenswert, da in diesem Beispielfall weder Tumor noch Metastasen Aufwand verursacht hatten.

Aufgrund der Besonderheit der Kodierung von Schmerz, Aszites und Pleuraerguss werden diese drei Symptome genauer beschrieben:

Schmerz

Da Schmerz in der Regel Symptom einer bekannten Erkrankung oder Prozedur ist (z. B. postoperativer Wundschmerz), wird er nach der Symptomregel nicht eigens kodiert. Diese Regel gilt auch für Tumorschmerz. [1806u]. Es wird dann die jeweils Schmerz verursachende Erkrankung kodiert. Siehe auch MD-Empfehlung 557.

Erfolgt die stationäre Aufnahme dagegen speziell und ausschließlich zur Schmerzbehandlung, ist der Kode für die Lokalisation des Schmerzes als Hauptdiagnose anzugeben. Dies gilt auch für den Tumorschmerz [1806u]. Das zugrunde liegende Malignom/die zugrunde liegende Metastase wird als Nebendiagnose angegeben. Siehe auch MD-Empfehlungen Nr. 41, 168, 181, 184, 228, 234 und 442.

Auswahl von lokalisierten Schmerzkodes

Bezeichnung	Kodes
Kopfschmerz	R51
Sonstige Kopfschmerzsymptome	G44.-
Augenschmerzen	H57.1
Ohrenschmerzen	H92.0-
Zahnschmerzen o.n.A.	K08.88
Zungenschmerz	K14.6
Gelenkschmerz [Lokalisation: 5. Ziffer 0-9]	M25.5-
Rückenschmerzen HWS, Nackenschmerz	M54.2
Rückenschmerzen LWS	M54.5
Rückenschmerzen BWS	M54.6
Rückenschmerzen sonstige [Lokalisation: 5. Ziffer 0–9]	M54.8-
Schmerzen in den Extremitäten [Lokalisation: 5. Ziffer 0–7,9]	M79.6-
Halsschmerzen	R07.0
Brustschmerzen, präkordial	R07.2
Brustschmerzen, sonstige	R07.3
Schmerzen in der Mamma	N64.4
Bauchschmerzen stark	R10.0
Oberbauchschmerzen	R10.1
Schmerzen Becken und Damm	R10.2
Unterbauchschmerzen sonstige	R10.3
Nierenkolik	N23

Folgende Schmerzkodes werden nur dann kodiert, wenn weder Lokalisation noch Ursache bekannt sind:

R52.0 *Akuter Schmerz*
R52.1 *Chronischer unbeeinflussbarer Schmerz*
R52.2 *Sonstiger chronischer Schmerz*

Nur in den Fällen, in denen weder die Lokalisation noch die Ursache des Schmerzes bekannt sind, können die Kodes aus R52.0 bis R52.2 als Hauptdiagnosen zugeordnet werden. Nur wenn diese Schmerzkodes die Bedingung der Hauptdiagnose aufgrund der Fallkonstellation nicht erfüllen, darf letztlich die zugrundeliegende Erkrankung als HD gewählt werden, soweit bekannt und als HD kodierbar.

Hinw.: Wenn neben dem Schmerz noch andere Symptome des Tumors behandelt werden, z. B. Kachexie, Anämie usw., ist in der Regel der Tumor die Hauptdiagnose und die Symptome werden nach den o. g. allgemeinen Regeln für Symptome kodiert. Siehe auch MD-Empfehlung Nr. 176, 181, 442 und 503. Die folgende Abbildung beschreibt die drei möglichen Szenarien:

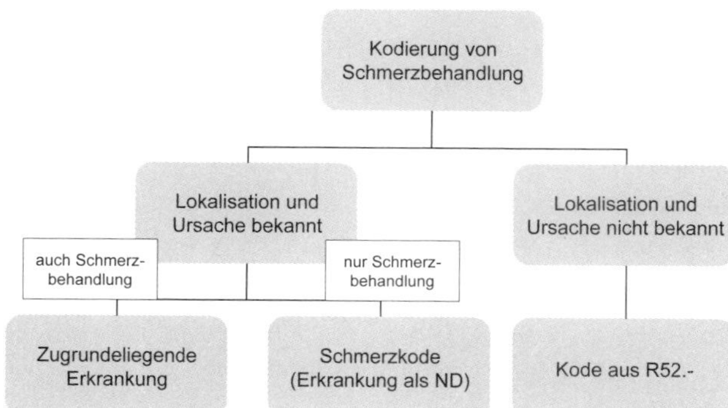

Beispiele

Tumorschmerzen durch ossäre Metastasierung eines Prostata-Ca in der Wirbelsäule. Aufnahme **ausschließlich** zur medikamentösen Schmerztherapie

HD:	*M54.5*	*Kreuzschmerz*
ND:	*C79.5*	*Sekundäre bösartige Neubildung des Knochens*
	C61	*Bösartige Neubildung der Prostata*

Schmerzen in der Wirbelsäule bei Knochenmetastasen bei Mamma-Ca oberer äußerer Quadrant, Aufnahme zur Schmerzbehandlung und lokalen Strahlentherapie

HD: C79.5 *Sekundäre bösartige Neubildung des Knochens*
ND: C50.4 *Mamma-Ca oberer äußerer Quadrant*

Der Schmerz wird hier nicht eigens kodiert! Siehe auch MD-Empfehlung Nr. 557.

Patient wird wegen chronischer unbestimmbarer Schmerzen stationär aufgenommen, die Ursache aber nicht gefunden:

HD: R52.1 *Chronischer unbeeinflussbarer Schmerz*

Pleuraerguss
Der maligne Pleuraerguss wird mit der Kombination

C78.2+ *Sekundäre bösartige Neubildung der Pleura*
*J91** *Pleuraerguss bei andernorts klass. Krankheiten*

kodiert. Diese Kodierung trennt die Situationen Pleurametastasierung und Pleurametastasierung mit Erguss voneinander ab. Der Metastasenkode kann wie in Kapitel 4.3 beschrieben kodiert werden.

Die Kodekombination für den malignen Pleuraerguss kann nur bei Aufwand (z.B. Diagnostik, Punktion) verwendet werden. Bei Aufnahme allein zu Punktion oder Pleurodese eines malignen Ergusses ist C78.2 die Hauptdiagnose, der Kode J91* und der Primärtumor Nebendiagnosen. J91* kann als Sternkode nicht Hauptdiagnose sein. Siehe auch MD-Empfehlung Nr. 234.

Der maligne Erguss bei Lymphomen darf nicht mit der Kodegruppe C78.- kodiert werden [0215q].

Ist die Ursache des Pleuraergusses unbekannt und entsteht diagnostischer und/oder therapeutischer Aufwand, kommt der Kode

J90 *Pleuraerguss, andernorts nicht klassifiziert*

zur Anwendung.

Hinw.: Der Kodierung einer Pleurametastasierung muss keine histologische Sicherung vorausgehen, wie bei allen Metastasen. In der Regel wird eine Kombination aus Bildgebung, klinischem Verlauf und typischem Metastasierungsweg des Tumors die Diagnose ergeben, eher selten bestätigt durch z. B. eine Zytologie aus dem Punktat. Am Ende zählt die klinische Gesamtsicht. Diese sollte aber auch eindeutig in der Akte dokumentiert sein, insbesondere bei uneindeutigen oder gar widersprüchlichen Einzelbefunden.

Im OPS 2024 erfolgte eine Klarstellung durch ein neues Exklusivum, dass die Einlage einer Thoraxdrainage durch Mini-Thorakotomie (8-144.0) wie eine Pleurapunktion zu kodieren ist und nicht einer offen chirurgischen Drainage der Pleurahöhle entspricht (5-340.0). Dies war bereits bisher Konsens unter den meisten Kodierexperten.

Aszites

Die Kodierung des malignen Aszites erfolgt analog zur Kodierung des Pleuraergusses.

Maligner Aszites wird bei HD Malignom oder bei Aufwand (z. B. Ultraschallkontrolle, Punktion) mit

C78.6 *Sekundäre bösartige Neubildung des Retroperitoneums und des Peritoneums*

R18 *Aszites*

kodiert.

R18 kann auch als Hauptdiagnose verwendet werden, wenn die Aufnahme ausschließlich zur Punktion erfolgt. Dann sind C78.6 und der Tumor Nebendiagnosen. Siehe auch MD-Empfehlung Nr. 233, 383, 596.

Zur strittigen Frage der KDE 596, wann eine Aszitespunktion und wann eine Aszitesdrainage (kodiert mit OPS-Kode 8-148.0 Therapeutische Drainage von anderen Organen und Geweben, Peritonealraum) vorliegt und verschlüsselt werden kann, hat der SAB im November 2020 im Dissens zur SEG4 entschieden, dass die Anforderungen an Durchführung und Dokumentation geringer anzusetzen sind. Insbesondere die ständige Anwesenheit eines

Arztes bei liegender/fördernder Drainage wurde verneint: „Das Ablassen der Flüssigkeit erfordert in der Regel keine ärztliche Anwesenheit und erfolgt im Rahmen der allgemeinen fachlichen Beobachtung im Krankenhaus durch das Pflegepersonal."

Behandlung eines Rezidivs

Ein Rezidiv wird wie ein Primärtumor kodiert.

Fehlender Malignomnachweis

Selbst bei fehlendem pathologischem Nachweis (z. B. positiver Schnellschnitt/positive Biopsie ohne Nachweis im OP-Präparat) bleibt das Malignom Hauptdiagnose. Diese Regel definiert eine Ausnahme von der Kodierregel D008b zu Verdachtsdiagnosen und wurde eingeführt, da ein Tumor in der Feinnadelbiopsie nicht immer sicher diagnostiziert werden kann, der Aufwand bei Verdacht auf einen solchen Tumor in Form eines operativen Eingriffs aber letztlich identisch wie bei bewiesenem Tumor ist.

Mehrere Malignome gleichzeitig

Erfüllt mehr als ein Malignom das Kriterium der HD, wird ergänzend als Nebendiagnose die Ziffer

C97! Bösartige Neubildungen als Primärtumore an mehreren Lokalisationen

kodiert. Einer der bösartigen Primärtumore wird zur Hauptdiagnose (größerer Ressourcenaufwand), die weiteren Malignome werden als ND verschlüsselt. 2025 erfolgte eine Klarstellung, dass dieser Kode nur bei bösartigen Tumoren (C00 bis C96), nicht bei unsicheren (D37 bis D48) oder in-situ-Tumoren (D00 bis D09) verwendet werden darf. Dies war aber durch den Titel des Kodes eigentlich schon immer klar (siehe auch MD-Regel Nr. 308). Die Schlüsselnummer C97! kann auch bei mehreren malignen Tumoren verwendet werden, die durch einen Kode erfasst sind (Beispiele: C43.59 Melanom des Rumpfes, wenn 2 Melanome an verschiedenen Stellen entfernt werden; siehe auch MD-Kodierregel Nr. 499); C44.0, wenn gleichzeitig ein Basalzell-Ca der Ober- und der Unterlippe vorliegt). Weiteres Beispiel für die Verwendung von C97!: Bei einer Patientin wird im gleichen stationären Aufenthalt ein Mamma-Ca behandelt und ein Kolon-Ca diagnostiziert.

Lymphangiosis carcinomatosa [0214d]
Eine Lymphangiosis carcinomatosa wird wie eine Metastasierung kodiert:

C78.0 Sekundäre bösartige Neubildung der Lunge
C78.2 Sekundäre bösartige Neubildung der Pleura
Pleurakarzinose
(Maligner Pleuraerguss in Kombination mit J91)*
C78.6 Sekundäre bösartige Neubildung des Retroperitoneums und des Peritoneums
Peritonealkarzinose
(Maligner Aszites in Kombination mit R18)
C79.3 Meningeosis carcinomatosa
(auch: Liquor mit malignen Zellen)

Hinw.: Die Ziffer C79.3 gilt auch für Lymphome und Leukämien (C81 bis C96), die anderen Metastasenkodes nur bei soliden Tumoren.

2.2.6 Wachstum per continuitatem [0206a]

Bei der Kodierung von soliden Tumoren gilt das Prinzip Lokalisation vor Histologie. Die Entscheidung über die Lokalisation ist in den meisten Fällen einfach, jedoch gilt es, vier besondere Situationen zu kennen:

1. Organüberschreitendes Wachstum bei bekannter Primärlokalisation

Bei organüberschreitendem Wachstum wird nur die Primärlokalisation kodiert, von der das Wachstum ausgeht. Das infiltrierte Organ wird nicht kodiert. Beispiel: Infiltration eines Kolon-Ca in die Harnblase: nur das Kolon-Ca wird kodiert.

2. Grenzüberschreitendes Wachstum bei unbekanntem Primärtumor innerhalb eines ICD-Kodes

Wächst ein Tumor **innerhalb** eines Organs über Grenzen hinaus, welche durch einen ICD-Kode beschrieben werden können, gilt die Regel: Eine Neubildung, die mindestens 2 anatomisch-topographisch aneinandergrenzende Teilbereiche **innerhalb** einer dreistelligen ICD-Kategorie (Organ) überlappt und deren Ursprungsort nicht bestimmt werden kann, ist mit der Subkategorie .8 „mehrere Teilbereiche überlappend" zu kodieren. Hier besteht kein Überschreiten des Organs im Sinne des dreistelligen ICD-Kodes.

Beispiel

Ein Kolonkarzinom befällt Colon ascendes und rechte Flexur:

C18.8 *Kolonkarzinom, mehrere Teilbereiche überlappend*

3. Grenzüberschreitendes Wachstum bei unbekanntem Primärtumor über einen ICD-Kode hinaus

Ist die Primärlokalisation nicht bekannt, können spezielle Kodes, die das befallene **Gebiet** organüberschreitend beschreiben, verwendet werden. In der Logik des ICD-Systems handelt es sich dabei um eine Überlappung über den dreistelligen Kode hinaus (in Abgrenzung zu Punkt 2):

Kode	Bezeichnung
Organüberschreitendes Wachstum, „mehrere Teilbereiche überlappend"	
C02.8	Zunge [da Kodes aus C01 und C02]
C08.8	Speicheldrüsen [da Kodes aus C07 und C08]
C14.8	Lippe, Mundhöhle, Pharynx
C21.8	Rectum, Anus, Analkanal
C24.8	Gallenwege [da Kodes aus C22 bis C24]
C26.8	Verdauungssystem
C39.8	Atmungsorgane und sonstige intrathorakale Organe
C41.8	Knochen und Gelenkknorpel
C49.8	Bindegewebe und andere Weichteilgewebe

Kode	Bezeichnung
C57.8	weibliche Genitalorgane
C63.8	männliche Genitalorgane
C68.8	Harnorgane
C72.8	Gehirn und andere Teile des ZNS
Sonderformen sind	
C16.0	Kardia-Karzinom und Ca des Übergangs Magen-Speiseröhre
C19	Karzinom am Übergang vom Rectum zum Colon sigmoideum

Beispiele

Ein Karzinom wächst im Magen und Duodenum, Ursprung unklar:

C26.8 Verdauungssystem, mehrere Teilbereiche überlappend

Ein Gallengangskarzinom wächst intra- und extrahepatisch, Ursprung unklar:

C24.8 Gallenwege, mehrere Teilbereiche überlappend

4. Ungenau bezeichnete Lokalisationen [0206a]

Ist der Ursprungsort eines Tumors unklar oder unbekannt, und erstreckt sich der Tumor über benachbarte Strukturen noch hinaus, befällt also mehrere Organsysteme (z. B. Tumor unklarer Genese an Gesicht und Hals), werden die Kodes aus

C76.- Bösartige Neubildung sonstiger und ungenau bezeichneter Lokalisation
C76.0 Kopf, Gesicht und Hals
C76.1 Thorax, Axillaregion
C76.2 Abdomen
C76.3 Becken, Leistengegend
C76.4 obere Extremität
C76.5 untere Extremität
C76.7 Sonstige ungenau bez. Lokalisationen, mehrere Teilbereiche überlappend

gewählt. Diese sind nur anwendbar, wenn die Art des Tumors unklar ist. Die Kategorien C76 bis C80 umfassen laut ICD-10 bösartige Neubildungen, bei denen keine eindeutige Angabe über deren Ursprungsort vorliegt, oder Neubildungen ohne Angabe des Ursprungsortes, die als „disseminiert“, „ausgebreitet“ oder „ausgedehnt“ bezeichnet sind. In diesen Fällen wird der Ursprungsort als unbekannt angesehen. Ansonsten gilt die Regel für Wachstum per continuitatem. Diese Regel gilt auch, wenn im alphabetischen Verzeichnis des ICD-10 abweichende oder scheinbar spezifischere Kodes angeboten werden. Siehe auch MD-Kodierregel Nr. 444.

2.2.7 Malignom in der Eigenanamnese, Restaging [0209u]

In der Kodegruppe

Z85.- Bösartige Neubildung in der Eigenanamnese

gibt es Kodes für verschiedene Organsysteme. Diese Ziffern können

- nur als Nebendiagnosen,
- nur bei Aufwand und
- nur nach Abschluss der Tumorbehandlung, also nach Heilung (klinische Beurteilung)

verwendet werden. „Heilung“ ist hier nicht im engeren onkologischen Sinn zu verstehen, sondern als Abschluss der (aktuellen) Behandlung mit Abwesenheit von Tumor und therapiefreier Nachsorgephase, kann also auch in einer metastasierten Situation auftreten. Die Kodes sind also frühestens bei der ersten stationären Behandlung nach dem Abschlussstaging verwendbar, wenn dort zuvor eine komplette Remission festgestellt wurde. Die Ziffern können auch verwendet werden, wenn die Behandlung aus einem ganz anderen Grund erfolgte und zusätzlich das Restaging durchgeführt wird. Siehe MD-Empfehlungen Nr. 182, 187, 222 und 340. Die Definition des Behandlungsabschlusses ist zwischen den Selbstverwaltungspartnern seit Jahren umstritten und liegt dem Bundesschlichtungsausschuss schon länger zur Entscheidung vor.

Kode	Bezeichnung
Bösartige Neubildung in der Eigenanamnese	
Z85.0	Verdauungsorgane
Z85.1	Trachea, Bronchien, Lunge
Z85.2	Andere Atmungs- und intrathorakale Organe
Z85.3	Mamma
Z85.4	Genitalorgane
Z85.5	Harnorgane
Z85.6	Leukämie
Z85.7	Andere Organe des lymphatischen, blutbildenden und verwandten Gewebes
Z85.8	Sonstige Organe und Systeme
Z85.9	Nicht näher bezeichnet

Bei stationärer Aufnahme zum Restaging nach Abschluss der Therapie und geheiltem Patienten (Restagingergebnis: komplette Remission) gilt einheitlich:

HD: Z08.- *Nachuntersuchung nach Behandlung wegen bösartiger Neubildung*
ND: Z85.- *Bösartige Neubildung in der Eigenanamnese*

Die Ziffern aus Z85.- werden nicht verwendet, wenn nach jahrelanger Therapiefreiheit wieder ein Tumor oder Metastasen auftreten. Dann werden der ursprüngliche Primärtumor oder eine Metastase wieder als Hauptdiagnose, die anderen Manifestationen entsprechend als Nebendiagnosen kodiert, auch wenn das stationäre Restaging der ursprüngliche Aufnahmegrund war. Die Ziffer aus

Z08.- *Nachuntersuchung nach Behandlung wegen bösartiger Neubildung*

wird dann zur Nebendiagnose.

Beispiele

Stationäres Restaging 2 Jahre nach Abschluss der Krebsbehandlung (Operation und Chemotherapie) eines Kolon-Karzinoms, es wird die komplette Remission bestätigt:

HD: Z08.7 Nachuntersuchung nach Kombinationstherapie bei bösartiger Neubildung
ND: Z85.0 Bösartige Neubildung der Verdauungsorgane in der Eigenanamnese

Auftreten von Knochenmetastasen bei 15 Jahre zurückliegender Mamma-Ca-Behandlung (OP, Bestrahlung, Chemotherapie) und zwischenzeitlicher „Heilung", Aufnahme erfolgte zum Restaging:

HD: C79.5 Knochenmetastasen
ND: Z08.7 Nachuntersuchung nach Kombinationstherapie bei bösartiger Neubildung
C50.- Mamma-Ca

Ein Patient wird wegen einer Herzinsuffizienz NYHA III stationär behandelt, bei dieser Gelegenheit erfolgt auch gleich ein Restaging seines vor 4 Jahren operativ entfernten malignen Melanoms:

HD: I50.13 Herzinsuffizienz NYHA III
ND: Z08.0 Nachuntersuchung nach Kombinationstherapie bei bösartiger Neubildung
Z85.8 Bösartige Neubildung sonstiger Organe in der Eigenanamnese

2.2.8 Rekonvaleszenz

Für die Kodierung der Rekonvaleszenz nach einer Krebsbehandlung existieren folgende Ziffern:

Z54.0! Rekonvaleszenz nach chirurgischem Eingriff
Z54.1! Rekonvaleszenz nach Strahlentherapie
Z54.2! Rekonvaleszenz nach Chemotherapie
Z54.7! Rekonvaleszenz nach Kombination aus OP, Bestrahlung und Chemotherapie

Diese Ziffern sind nicht als Hauptdiagnosen geeignet.

2.2.9 Geplante Behandlung kann nicht durchgeführt werden

Wird ein Patient zu einer elektiv geplanten Maßnahme stationär aufgenommen (z. B. Fortsetzung einer Chemotherapie) und diese Maßnahme kann aus irgendeinem Grund nicht durchgeführt werden, sodass der Patient wieder **unmittelbar entlassen** wird, ist folgendermaßen zu kodieren [D007f]:

Nichtdurchführung der Maßnahme aus technischen Gründen (z. B. Lieferschwierigkeiten der Apotheke):

HD: *[Diagnose, die ursprünglich zur stationären Aufnahme führte]*

ND: Z53 *Personen, die Einrichtungen des Gesundheitswesens wegen spezifischer Maßnahmen aufgesucht haben, die aber nicht durchgeführt wurden*

Nichtdurchführung der Maßnahme aufgrund einer Krankheit oder einer Komplikation, die bei der Aufnahme festgestellt wird:

HD: *[Diagnose, die ursprünglich zur stationären Aufnahme führte]*

ND: Z53 *Personen, die Einrichtungen des Gesundheitswesens wegen spezifischer Maßnahmen aufgesucht haben, die aber nicht durchgeführt wurden*
[Krankheit oder Komplikation, welche die Maßnahme verhindert hat]

Die geplanten, aber nicht durchgeführten Prozeduren (z. B. Chemotherapie) werden nicht verschlüsselt.

Beispiel

Ein Patient soll bei einem Weichteilsarkom der rechten Schulter plangemäß zur Fortsetzung der Chemotherapie aufgenommen werden. Bei der Aufnahmeuntersuchung wird eine Infektion der Nasennebenhöhlen diagnostiziert, der Patient wird mit der Empfehlung einer antibiotischen Behandlung umgehend wieder entlassen:

HD: C49.1	*Bösartige Neubildung Bindegewebe und andere Weichteilgewebe der oberen Extremität, einschließlich Schulter*
ND: Z53	*Personen, die Einrichtungen des Gesundheitswesens wegen spezifischer Maßnahmen aufgesucht haben, die aber nicht durchgeführt wurden*
J01.0	*Akute Sinusitis maxillaris*

Hinw.: Diese Fälle werden wegen des Fehlbelegungspotenzials kritisch gesehen. Daher sollte eine Entscheidung über die stationäre Aufnahme am besten schon vorher ambulant geklärt werden oder ggf. der Fall bei geringen Kosten (z. B. nur wenig Labor) storniert werden. Dadurch lassen sich Z53-Fälle auf die medizinisch unvermeidbaren reduzieren.

Wurde die geplante Behandlung, z. B. die Chemotherapie, bereits begonnen, wird sie auch bei Abbruch kodiert. Für die Auswahl des OPS-Kodes gilt die bis zum Abbruch erfolgte Anzahl an Zytostatika und Tagen („Lässt sich die bisher erbrachte Teilleistung mit dem OPS kodieren, so wird nur die Teilleistung kodiert" P004f). Dann wird der Kode Z53 nicht verwendet. Für bestimmte nicht vollendete und abgebrochene Prozeduren, vor allem aus dem operativen Bereich, gibt es eigene Regeln zur Kodierung [P004f].

Achtung: Muss der Patient wegen der bei Aufnahme entdeckten Erkrankung länger im Krankenhaus verbleiben und verursacht dadurch Kosten, besteht durchaus Dissens über die Hauptdiagnose! In einer Entscheidung aus dem Jahr 2006 hat das Sozialgericht Würzburg bestätigt, dass bei Z53-Fällen in solchen Situationen die zur Verschiebung führende Erkrankung zur Hauptdiagnose wird. Im entsprechenden Fall war eine Patientin zur Hüft-TEP elektiv stationär aufgenommen worden, dann aber bei Aufnahme ein Kolon-Karzinom entdeckt worden. Daraufhin wurde die TEP abgesetzt und das Kolon-Ca operiert. Das Sozialgericht hat als Hauptdiagnose im Dissens zum MD-Gutachten das Kolon-Ca bestätigt. In der Begründung wurde die leistungsorientierte Vergütung betont (AZ S 15 KR 293104 vom 13.11.2006).

Diese Entscheidung wurde durch das SG Meiningen in einem ähnlich gelagerten Fall 2011 bestätigt: Eine Patientin war nach einem Verkehrsunfall wegen Kopf- und Nackenschmerzen, Gefühlsstörungen sowie Übelkeit und Erbrechen mit der Annahme eines HWS-Schleudertraumas aufgenommen worden. Bei der Erstuntersuchung stellte sich heraus, dass die Frau auch ein NHL hatte. Beide Erkrankungen wurden behandelt, vom Krankenhaus das NHL wegen des höheren Aufwands als Hauptdiagnose angegeben. Obwohl der MD das NHL als „Zufallsdiagnose" ablehnte, gab das Gericht dem Krankenhaus recht (AZ S 16 KR 2952/09 vom 15.2.2011). Beide Urteile sind rechtskräftig.

Daraus ergeben sich genauere Entscheidungsalgorithmen für die Hauptdiagnose:

- Bei unmittelbarer Entlassung bleibt die Regel D007f mit der ND Z53 bestehen.
- Bei Behandlung der neuen, zuvor noch nicht bekannten Erkrankung entscheidet bei konkurrierenden HD der höhere Ressourcenaufwand über die HD.
- Es geht bei der HD nicht um die Veranlassung der Krankenhausaufnahme, sondern um die Veranlassung des Krankenhausaufenthaltes.
- Aufnahme-, Einweisungs- und Hauptdiagnose müssen daher nicht übereinstimmen.
- Eine mögliche HD muss bei Aufnahme schon bestanden haben, muss aber noch nicht diagnostiziert sein! („nach Analyse").
- Die HD muss die Verweildauer mitbestimmt haben.

Unglücklicherweise hat die SEG 4 des MD im Juli 2022 eine diesen Gerichtsurteilen konträre Kodierempfehlung (Nr. 608) zum Thema konkurrierende Hauptdiagnosen herausgegeben. Es ging dabei um einen ganz ähnlichen Fall wie vom SG Würzburg entschieden:

Es erfolgte die notfallmäßige Aufnahme in die Gefäßchirurgie wegen einer peripheren arteriellen Verschlusskrankheit. Angiographisch Nachweis einer Stenose der A. femoralis superficialis, es wurde die Indikation zur operativen Therapie gestellt. Aufgrund von leicht erhöhten Nierenretentionswerten bereits bei Aufnahme erfolgte im Rahmen der präoperativen Diagnostik eine Abklärung. Bei bereits anamnestisch vorbekannter monoklonaler Gammopathie ergab sich hier der Verdacht auf ein Multiples Myelom mit Nephropathie. Dieser wurde bestätigt und eine Chemotherapie eingeleitet. Die ursprünglich geplante Gefäß-Operation wurde nicht durchgeführt.

Laut SEG 4 und im Widerspruch zu den o. g. Urteilen und Empfehlungen ist Hauptdiagnose hier

I70.24 *Atherosklerose der Extremitätenarterien: Becken-Bein-Typ, mit Ulzeration*

Dies ist laut SEG 4 die Diagnose, die nach Analyse hauptsächlich für die Veranlassung des stationären Krankenhausaufenthaltes verantwortlich war. Laut DKR D002 (Beispiel 1) sind allein die Umstände der Aufnahme entscheidend für die Auswahl der Hauptdiagnose. Diagnosen, die in der Aufnahmesituation vorlagen, aber die Aufnahmeentscheidung nicht beeinflusst haben, können laut MD nicht Hauptdiagnose sein. Leider verlässt der MD hier also seine sehr formale Argumentationslinie nicht, damit werden komplett sachfremde und nicht für die Leistung im betreffenden Aufenthalt relevante Diagnosen zu Hauptdiagnosen, es resultieren komplett leistungsferne DRGs, z. B. aus MDC 24. Eine Klärung durch BSG oder SAB scheint unumgänglich.

2.2.10 Verdachtsdiagnosen

Definition

Diagnosen, die am Ende des stationären Aufenthalts weder sicher bestätigt noch sicher ausgeschlossen sind [D008b].

Achtung: Diese Regel wird durch eine andere Regel eingeschränkt: Seit 2005 ist eindeutig geregelt, dass abrechnungsrelevante Befunde, die nach Entlassung eingehen, für die Kodierung heranzuziehen sind [D002u]. Das heißt, ausstehende Befunde, z. B. aus der Pathologie oder der Hygiene, müssen abgewartet werden, bevor der Fall kodiert werden kann.

Ausnahme: Bei Verlegungen gilt nur der Wissensstand zum Zeitpunkt der Verlegung! [D008b].

Dies ist übliche Praxis und macht Sinn, da es mühsame Rechnungsstornierungen minimiert.

Bei Verdachtsdiagnosen nach o. g. Definition gibt es 2 Weichenstellungen:

- Entlassung oder Verlegung:

Bei Verlegung:

- Kodierung der Verdachtsdiagnose nach dem Wissensstand zum Zeitpunkt der Verlegung.

Bei Entlassung:

- Verdachtsdiagnose therapiert oder nicht therapiert:
    - Wurde nur untersucht, aber nicht behandelt: Symptom kodieren.
    - Wurde die Verdachtsdiagnose auch behandelt: Verdachtsdiagnose kodieren.

Beispiel

Bei Fieber unklarer Ursache wird eine antibiotische Therapie eingeleitet: Es wird ein bakterieller Infekt kodiert (z. B. *A49.9 Bakterielle Infektion, nicht näher bezeichnet,* wenn weder Keim noch Fokus gefunden werden). Ein Ansprechen auf die Behandlung (Entfieberung, CRP-Abfall usw.) stützt die Verdachtsdiagnose zusätzlich, ist aber nicht erforderlich. Eine nachvollziehbare Dokumentation dieses Vorgehens ist empfehlenswert.

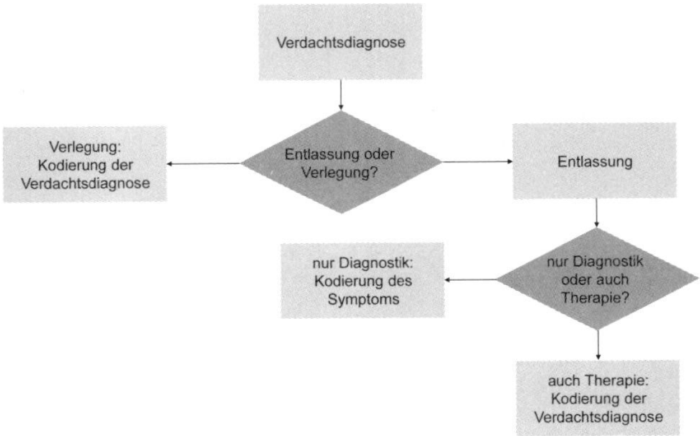

2.3 Remissionsstatus [0208c]

Für die Kodes

C88	*Bösartige immunproliferative Krankheiten,*
C90	*Plasmozytom und bösartige Plasmazellen-Neubildungen*
C91	*Lymphatische Leukämie*
C92	*Myeloische Leukämie*
C93	*Monozytenleukämie*
C94	*Sonstige Leukämien näher bezeichneten Zelltyps*
C95	*Leukämie nicht näher bezeichneten Zelltyps*

wurde an 5. Stelle des Kodes die Möglichkeit der Remissionsangabe geschaffen.

Es bedeuten

0	*ohne Angabe einer (kompletten) Remission in partieller Remission*
1	*in kompletter Remission.*

Die 0 ist anzugeben

- bei Erstdiagnose,
- bei Fehlen einer kompletten Remission,
- wenn der Remissionsstatus nicht bekannt ist (weil er z. B. nicht erhoben wurde).

Für die Fälle mit kompletter Remission ist die 1 zu verwenden.

Die laut Kodierrichtlinie angegebene Definition, dass „keine Anzeichen oder Symptome eines Malignoms nachweisbar sind", stimmt nicht in allen Fällen mit den Definitionen einer CR bestimmter Krankheiten (molekularbiologische versus hämatologische CR bei der CML und ähnliche Fälle) überein. Das Thema ist aus DRG-Sicht von akademischem Interesse, da es keine Erlösrelevanz besitzt.

Da es bei einigen Krankheiten keine exakten bzw. konkurrierende Remissionskriterien gibt, sollte zumindest innerhalb einer Abteilung ein einheitliches Vorgehen bei der Kodierung des Remissionsstatus festgelegt werden.

Von der DRG-Arbeitsgruppe der DGHO wurden für die verschiedene Entitäten auf Grundlage von Leitlinienempfehlungen Remissionskriterien definiert, die in den einzelnen Kapiteln angegeben sind.

3 Hämatologie

Vorbemerkung

Am 22. Juni 2022 wurde die „5th edition of the World Health Organization (WHO) Classification of Haematolymphoid Tumours" veröffentlicht. Sie ist Teil der Bemühungen, alle malignen Erkrankungen in einer einzigen Datenbank hierarchisch zu katalogisieren. Definition und Diagnose der Erkrankungen basieren weiterhin auf klinisch-pathologischen Parametern, jedoch mit einer Differenzierung der diagnostischen Kriterien und der Betonung von therapeutisch und/oder prognostisch relevanten Biomarkern. Die Klassifikation ist das Ergebnis einer internationalen Zusammenarbeit von über 400 Vertretern der Hämatopathologie, der Genetik, der Immunologie und der klinischen Hämatologie unter Beteiligung etlicher DGHO-Mitglieder. Link zu mehr Informationen: https://www.dgho.de/aktuelles/news/newsarchiv/2022/neue-who-klassifikation-haematologischer-und-lymphoider-neoplasien-publiziert

Diese neue Klassifikation findet noch keine Abbildung im ICD-10-Katalog und wird auch nicht mehr dort erscheinen, da der ICD-10 weltweit vor der Ablösung steht und von der WHO seit 2019 nicht mehr weiterentwickelt wird. In Deutschland ist inzwischen auch das Vorschlagsverfahren für den ICD-10 ausgesetzt. Daher werden weiterhin die bisher bekannten ICD-10-Kodes für hämatologische Neoplasien verwendet.

Die hämatologischen Diagnosekodes setzen sich aus folgenden Gruppen zusammen:

C81	*Hodgkin-Lymphom*
C82–C88	*Non-Hodgkin-Lymphome*
C90	*Multiples Myelom*
C91–C95	*Leukämien*
C96	*Sonstige und n. n. bez. bösartige Neubildungen des lymphatischen, blutbildenden und verwandten Gewebes*

D37–D48	*Neubildungen mit unsicherem und unbekanntem Verhalten (es bestehen Zweifel, ob die Neubildung gutartig oder bösartig ist). In dieser Gruppe finden sich auch hämatologische Erkrankungen: MDS, MPS ohne CML, Mastozytom, MGUS.*
D50–D64	*Anämien*
D65–D69	*Thrombopenien, Diathesen, Gerinnungsstörungen*
D70–D72	*Erkrankungen der Leukozyten*
D73–D77	*Sonstige Erkrankungen des Blutes*
D80–D90	*Störungen des Immunsystems*

3.1 Akute Leukämien

Die DRGs für die akuten Leukämien wurden seit vielen Jahren jeweils nur im Detail angepasst. Es gibt eine Basis-DRG für die AML (R60) und eine weitere Basis-DRG für „andere akute Leukämie" (R63), im Wesentlichen die ALL und die nicht näher bezeichnete akute Leukämie (C95.0-).

Die Hauptdiagnosen sind im DRG-System teilweise nicht nach medizinischer Logik abgebildet, weshalb trotz korrekter Kodierung die scheinbar „falsche" DRG resultiert. Seit 2008 sind jedoch die Leukämien medizinisch korrekt abgebildet, insbesondere werden nun alle AMLs in der Basis-DRG R60 vergütet. Zusätzlich werden auch Hochrisiko-MDS, welche wie eine AML behandelt werden, in dieser Basis-DRG abgebildet (Hauptdiagnose D46.2).

Eine wesentliche Neuerung der letzten Jahre betrifft die Basis-DRG R63: Fälle mit bestimmten, leukämisch verlaufenden Lymphomen (R83.5 Lymphoblastisches Lymphom, R83.7 Burkitt-Lymphom und C85.2 Mediastinales großzelliges B-Zell-Lymphom), die auch analog einer akuten Leukämie behandelt werden, die eine hochkomplexe Chemotherapie (8-544) erhalten, werden im Sinne einer Aufwertung in die R63A umgeleitet. Bei Kindern erfolgt die analoge Umleitung in die R66Z. Die Basis-DRG R63 wurde in den letzten Jahren wiederholt umgebaut. In R63D wurde eine neue, Basis-DRG-bezogene komplizierende Konstellation eingeführt; das Splitkriterium „Sepsis" wurde deutlich abgewertet, ebenso das Kriterium für hochkomplexe Chemotherapie in R63A. Analoge Abwertungen erfolgten innerhalb der Basis-DRG R60 (AML) für Fälle mit Sepsis und mit Behandlung von MRE. In der Basis-DRG R63 wurden 2021 Fälle mit hochgradig komplexer Blockchemotherapie (8-544) in die jeweils nächst höhere DRG aufgewertet. Bei den Akuten Myeloischen Leukämien führen Non-MRE-Isolationen und HLA-Typisierungen (je nach Alter aus R60C nach R60B oder R60A) zu Aufwertungen, die Portanlage zu einer Abwertung (R60B in R60C). Wesentliche Änderung im System 2024 war die Abwertung der Agranulozytose von 10-19 Tagen in der Basis-DRG R63. Für 2026 sind lediglich zwei Zusammenlegungen von Fallpauschalen wegen inzwischen fehlender Kostenunterschiede erwähnenswert: R60E und R60F zur DRG R60E und R63G und R63H zur DRG R63G

Da seit 2021 der Einbau der COVID-19-Fälle in das Vergütungssystem im Mittelpunkt stand, fanden ansonsten wenige klassifikatorische Änderungen statt. Bei den akuten Leukämien betraf dies die erneute Aufwertung der HLA-Typisierungen in der R60 (dadurch Wanderung der Fälle von R60F in R60E) sowie für beide Basis-DRGs die Veränderungen der Chemotherapiekodes, die vom InEK sofort in die DRGs integriert wurden. Dies führt zu deutlichen Verschiebungen zwischen den DRGs, die in Summe mehr komplexe Chemotherapien mit jeweils etwas weniger Erlös bedeuten. In diesem Zusammenhang wurde eine aus Anwendersicht nicht nachvollziehbare Regelung endlich wieder gekippt: Bis 2021 wurde die Doppelinduktion mit 8-544.1 bei R63 besser vergütet als zweimal der Kode 8-544.0, obwohl es sich inhaltlich um das Gleiche handelt. Die Doppelinduktion mit 8-544.1 („bestimmte" Chemotherapie) wurde 2022 gestrichen, es gibt nur noch den Kode 8-544, welcher dem früheren Kode 8-544.0 entspricht. Damit ist dieser „Fehler" ebenfalls beseitigt. Details zur Kodierung der Chemotherapie siehe Kapitel 8.5.

Die 2019 neu geschaffenen DRGs in R63 durch Umsortierung von sehr teuren Kinderfällen (R63I und R63J) wurden 2020 durch

Kondensation von R63G und R63H wegen Herausnahme der Pflegekosten erneut umgebaut. Eine Kondensation von R63G und R63H zu R63G in 2026 führt dazu, dass noch 7 DRGs in dieser Basis-DRG verbleiben.

Die DRGs der MDC 17 sind durchgehend nach dem Erlös sortiert. Dadurch kann es nicht vorkommen, dass die aufwendige medizinische Therapie einer akuten Leukämie durch einen banalen operativen Eingriff wie eine Probeentnahme „abgewertet“ wird. Die Komplexität der Chemotherapie entscheidet bei 4 hämatologischen Basis-DRGs (R16, R60, R61 und R63) über die Eingruppierung (zusätzlich für Kinder R66Z).

Da die Komplexität einer Chemotherapie medizinisch nicht definiert ist, wurde seit 2010 durch zusätzliche Kodierung der Therapiedauer und der Anzahl der Zytostatika versucht, das Problem zu lösen. Erste Ergebnisse waren 2012 bei den soliden Tumoren (M60B) zu sehen. 2013 kam es auch bei den Basis-DRGs R60 und R63 zur Differenzierung des Splitkriteriums Chemotherapie. Seit 2022 besteht nun Klarheit über die Kodierung der Chemotherapie (siehe Kapitel 8.5).

Weitere wesentliche Änderungen der Vorjahre bestanden in einer Streichung der Sepsis-Kodes aus A40 und A41 als Splitkriterien. Außerdem wurden in allen konservativen Basis-DRGs der MDC 17 die Aplasiezeiten unter 7 Tagen als Splitkriterien abgewertet. Für 2018 konnte der Kode D70.11 in der Basis-DRG R63 aufgewertet werden, ferner kam es zu einer Abwertung bestimmter Fälle von R60C in R60D im Rahmen einer Kodestreichung des OPS für komplexe Diagnostik bei akuter Leukämie ohne HLA-Typisierung bei Fällen mit PCCL von 4. Von 2016 an sind Intensivaufenthalte in Form von TISS/SAPS-Punkten und Isolationen/Behandlungen bei multiresistenten Erregern splitrelevant in der R60. Diese Veränderungen haben sich 2019 mit weiterer Abwertung der Sepsiskodes, der Aplasiezeit in R60 und einer erstmaligen Abwertung von MRE-Kodes bestätigt. 2020 erfolgten wegen der aufwendigen Herausnahme der Pflegekosten keine weiteren Änderungen. Die Auf- und Abwertungen für 2021 und 2022 sind in diesem

Abschnitt weiter oben beschrieben. Eine Neubewertung der wenigen COVID-19-Fälle in den Basis-DRGs R60 und R63 führt für 2023 zur Aufnahme von U07.1! als Splitkriterium in R60B (und Streichung für 2026 aufgrund nicht mehr nachweisbarer Kostenunterschiede). Für 2024 erfolgte lediglich eine Abwertung von Aplasiefällen zwischen 10 und 19 Tagen in der R63.

Leukämie und Metastasierung

Leukämien können nicht metastasieren, da sie per se systemische Erkrankungen sind. Daher sind die Kodes für Metastasierung hier nicht zu verwenden, mit einer wichtigen Ausnahme:

Der Kode
C79.3 Sekundäre bösartige Neubildung des Gehirns und der Hirnhäute

muss bei Leukämien und Lymphomen zur Kodierung einer Meningeosis verwendet werden. Alle anderen Manifestationen sind mit den Leukämiekodes abgedeckt.

Folgende Faktoren entscheiden über den Split der Leukämie-DRGs:

Splitkriterium	R60 (AML, HR-MDS)	R63 (ALL, sonst. Leukämien)
Alter	< 17 Jahre / < 16 Jahre	< 6 Jahre; bis 15/über 15 Jahre
Komplexität der Chemotherapie	hochkomplex (2x8-544) intensiv (Kodes aus 542 und 543 inkl. 1x8-544) mäßig komplex (8-543 oder 8-542) bestimmte Endziffern lokal (Kodes aus 8-541.-)	hochkomplex (2x8-544) intensiv (Kodes aus 542 und 543 inkl. 1x8-544) mäßig komplex (8-543 oder 8-542) bestimmte Endziffern lokal (Kodes aus 8-541.-)
Dialyse	ja	ja
PCCL	>3 und >4	>3 und >4

Splitkriterium	R60 (AML, HR-MDS)	R63 (ALL, sonst. Leukämien)
Port-Implantation und -Revision	5-399.5 und 5-399.6	5-399.5 und 5-399.6
Komplexe Diagnostik	HLA-Typsierung (1-941.30) Kompl. Diagnostik (1-941.0)	-
Komplexbehandlungen	bei MRE ab 7 Tagen (8-987) bei NON-MRE ab 10 Tagen (8-98g)	-
Intensivmed. Komplexbehandlung	ab 393/369/-Aufwandspunkten	-
Nebendiagnosen	Sepsis und andere Infektionen ohne SIRS SIRS mit Komplikationen	Sepsis und schwere Infektionen ohne SIRS SIRS mit Komplikationen
	Agranulozytose >9 Tage	Agranulozytose >9 Tage
Komplizierende Konstellationen		KK R61 in R63C

Wesentliche Änderungen der Splitkriterien der Basis-DRGs bestanden in den letzten Jahren in der Streichung der Aplasiedauer von 7 bis 9 Tagen, der Aufnahme der Intensiv- und MRE-Komplexkodes und der Streichung der „komplexen Diagnosen" bei der R60. Durch Änderung der PCCL-Formel wurde bei beiden Basis-DRGs die neue Splitbedingung „PCCL >4" eingeführt. Die wesentliche Neueinführung war das Splitkriterium Komplexbehandlung Non-MRE, welches der Coronapandemie geschuldet war, ebenso wie die Einführung des COVID-Kodes U07.1 als Splitkriterium in der R60B ab 2023 (inzwischen wieder abgeschafft). 2022 erfolgte v.a. die Integration der neuen Chemotherapiekodes in die DRGs, die eines der wichtigsten Splitkriterien darstellen. Trotz teilweise erheblicher Migrationen blieben die wesentlichen Inhalte und Strukturen bei den DRGs der akuten Leukämien in den letzten Jahren erhalten. Durch die MDC-übergreifende Sortierung der Intensivkomplex-

DRGs („36er" DRGs) kam es bis 2009 zu deutlichen Bewegungen der hochpreisigen Fälle aus und in die DRGs R60 und R63. Seit 2010 gab es neben den üblichen jährlichen Umsortierungen nur noch wenige Veränderungen. Die komplexe Diagnostik ohne HLA-Typisierung (1-941.0) ist seit 2018 nicht mehr splitrelevant, dafür wurde die HLA-Typisierung 2021 und 2022 deutlich aufgewertet. Seit 2019 erfolgte die Abwertung weiterer Splitkriterien (Sepsis, Aplasie, MRE, Portimplantation).

3.1.1 Diagnose-Kodes akute Leukämien

Nach jahrelangen Vorarbeiten wurde im ICD-10 ab Version 2011 die WHO-Nomenklatur der Leukämien und Lymphome umgesetzt. In den folgenden Tabellen sind die aktuellen Kodes wiedergegeben.

ICD-10	Bezeichnung	Synonyme
	ALL	
C91.00	ALL ohne Angabe einer Remission	T-Zell- oder B-Zell-Vorläufer-Leukämien T-ALL, B-ALL, Prä-B-ALL Ph-pos-ALL, Ph-neg-ALL
C91.01	ALL in kompletter Remission	
C91.50	Adulte(s) T-Zell-Lymphom/Leukämie (HTLV-1-assoziiert), ohne Angabe einer Remission	T-CLL, T-PLL und andere (Achtung, führt nicht in R63, sondern R61 Lymphome!)
C91.51	Adulte(s) T-Zell-Lymphom/Leukämie (HTLV-1-assoziiert), in kompletter Remission	
C91.60	Prolymphozytäre Leukämie vom T-Zell-Typ, ohne Angabe einer Remission	
C91.61	Prolymphozytäre Leukämie vom T-Zell-Typ, in kompletter Remission	

ICD-10	Bezeichnung	Synonyme
C91.70	Sonstige lymphatische Leukämie, ohne Angabe einer Remission	Leukämie grob-granulierter Lymphozyten vom T-Zell-Typ (assoziiert mit rheumatoider Arthritis)
C91.71	Sonstige lymphatische Leukämie, in kompletter Remission	
C91.80	Reifzellige B-ALL vom Burkitt-Typ, ohne Angabe einer Remission	Nicht: Burkitt-Lymphom mit wenig oder ohne KM-Beteiligung (C83.7)
C91.81	Reifzellige B-ALL vom Burkitt-Typ, in kompletter Remission	
	AML	
C92.00	AML ohne Angabe einer Remission	AML M0 bis M2, M1/ETO, mit t(8;21), Refraktäre Anämie mit Blastenkrise in Transformation Alle AMLs allgemein Achtung: CML mit Blastenkrise siehe CML!
C92.01	AML in CR	
C92.30	Chlorom ohne Angabe einer Remission	Tumoröse Weichteil-Manifestation einer AML Myelosarkom, Granulozytäres Sarkom
C92.31	Chlorom in kompletter Remission	
C92.40	Akute promyelozytäre Leukämie ohne Angabe einer Remission	AML M3, PCL Promyelozyten-Leukämie AML mit t(15;17) und Varianten
C92.41	Akute promyelozytäre Leukämie in CR	
C92.50	Akute myelomonozytäre Leukämie ohne Angabe einer Remission	AML M4 AML M4 Eo mit inv(16) oder t(16;16)
C92.51	Akute myelomonozytäre Leukämie in CR	

ICD-10	Bezeichnung	Synonyme
C93.00	Akute Monozytenleukämie ohne Angabe einer Remission	Akute Monoblastenleukämie AML M5 AML M5a AML M5b
C93.01	Akute Monozytenleukämie in CR	
C94.00	Akute Erythroleukämie ohne Angabe CR	Erythroleukämie AML M6 AML M6a AML M6b
C94.01	Akute Erythroleukämie in CR	
C94.20	Akute Megakaryoblastenleukämie ohne Angabe einer Remission	AML M7 Akute megakaryozytäre Leukämie
C94.21	Akute Megakaryoblastenleukämie in CR	
C92.60	Akute myeloische Leukämie mit 11q23-Abnormität, ohne Angabe einer Remission	AML mit Veränderungen des MLL-Gens
C92.61	Akute myeloische Leukämie mit 11q23-Abnormität in CR	
C92.70	Sonstige myeloische Leukämie, ohne Angabe einer Remission	NICHT: Chronische Eosinophilen-Leukämie [Hypereosinophiles Syndrom] (D47.5)
C92.71	Sonstige myeloische Leukämie in CR	
C92.80	Akute myeloische Leukämie mit multilineärer Dysplasie, in CR	AML aus MDS AML mit Dysplasie der Resthämatopoese und/oder mit MDS in der Vorgeschichte
C92.81	Akute myeloische Leukämie mit multilineärer Dysplasie, ohne Angabe einer Remission	

ICD-10	Bezeichnung	Synonyme
C94.30	Akute Mastzellenleukämie ohne Angabe einer Remission	
C94.31	Akute Mastzellenleukämie in CR	
C94.70	Sonstige näher bezeichnete Leukämien ohne Angabe einer Remission	Akute Basophilenleukämie Aggressive NK-Zell-Leukämie
C94.71	Sonstige näher bezeichnete Leukämien in CR	
	Sonstige	
C95.00	Akute Leukämie n. n. bez. Zelltyps ohne Angabe einer Remission	AL ohne eindeut. Linienzuordnung, biphänotypische akute Leukämie (führt in DRG R63)
C95.01	Akute Leukämie nicht näher bez. Zelltyps in CR	
C94.50	Akute Panmyelose und Myelofibrose ohne Angabe einer Remission	Akute Myelofibrose
C94.51	Akute Panmyelose und Myelofibrose in CR	
C94.70	Sonstige näher bezeichnete Leukämien ohne Angabe einer Remission	Akute Basophilenleukämie Aggressive NK-Zell-Leukämie
C94.71	Sonstige näher bezeichnete Leukämien in CR	
C95.8!	Leukämie, refraktär auf Standard-Induktionstherapie	[nur zusätzlich kodieren]

Achtung: Die Verwendung der Ziffer C91.7- führt nicht in eine DRG für akute Leukämien, sondern in die Basis-DRG R61! Auch bei anderen seltenen Leukämiekodes ist vor Abrechnung immer eine Probegruppierung ratsam, ob der Kode als Hauptdiagnose in R60, R61 oder R63 führt.

Eine wichtige Ziffer ist

C95.8! Leukämie, refraktär auf Standard-Induktionstherapie

Die Ziffer ist nur zusätzlich zu einem der o. g. Kodes als Ergänzung zu verwenden.

Sobald eine CR erreicht ist, fällt dieser Kode weg. Er ist nicht primär bei Rezidiven zu verwenden, wenn vorher bereits einmal eine CR erreicht war, sondern ausschließlich bei auf **Induktionstherapie** refraktären Leukämien. Dies gilt natürlich auch bei Nicht-Ansprechen auf eine erneute Induktion im Rezidiv. Der Kode

C94.8! Blastenkrise bei chronischer myeloischer Leukämie [CML]

ist splitrelevant bei den Lymphomen in R61. Durch eine Umleitungsfunktion (UR61) können Fälle mit ND C94.8! von R63 in die DRGs R61A, R61B oder R61C umgeleitet werden. Ein Vorschlag der DGHO, diese Diagnose hinsichtlich Einsortierung in die Basis-DRG R60 zu prüfen, blieb bisher erfolglos.

3.1.2 Remissionsstatus akute Leukämien

In der DRG-Arbeitsgruppe der DGHO wurden für einzelne Erkrankungen Remissionskriterien im Sinne der Kodierung definiert. Das heißt, dass trotz Krankheitsnachweis mit hochspeziellen Methoden (z. B. molekularbiologisch) aus Kodiersicht eine CR bestehen kann. Für akute Leukämien wurde als komplette Remission definiert:

Kriterien für das Vorliegen einer CR bei der ALL:

- < 5 % Blasten im KM
- keine Blasten im peripheren Blut
- neutrophile Granulozyten > 1,0/nl
- Thrombozyten > 80/nl
- Hb > 10g/dl bzw. 6,2 mmol/l bzw. Erythrozyten transfusionsunabhängig

- mindestens 15 % bzw. 25 % normale Erythro- und Granulopoese

Die Beurteilung erfolgt ab Ende der Induktionstherapie.

Die Frühpunktionen erfüllen noch nicht die Kriterien einer „in Remission" Erkrankung und sollten damit auch als „ohne Remission" kodiert werden, d.h. auch bei Blasten < 5 %, aber nicht regeneriertem peripherem Blutbild, ist „ohne Remission" zu kodieren (CRi).

[GM-ALL Therapieempfehlungen 2017]

Kriterien für das Vorliegen einer CR bei AML:

- < 5 % Blasten im KM
- keine Blasten mit Auerstäbchen
- kein extramedullärer Befall
- absolute Neutrophilenzahl > 1 x 10^9/L
- Thrombozyten > 100 x 109/L
- Erythrozyten-Transfusionsunabhängigkeit

Auch hier ist die CRi (wie CR, aber ohne Regeneration der Neutropenie (< 1 x 109/L) oder Thrombozytopenie (< 100 x 109/L) formal eine AML „ohne Remission".

[Cheson, JCO 2003, AMLCG-Protokoll; ELN Responsonsekriterien in Doehner et al, Blood. 2010;115(3):453-74.]

3.2 Chronische Leukämien

Bei chronischen Leukämien können wie bei den akuten Formen weder Lokalisationen noch Metastasierungen kodiert werden mit Ausnahme der Meningeosis (C79.3). Der Blastenschub bei CML wird nicht wie eine chronische Leukämie kodiert, sondern mit dem Zusatzkode

C94.8! Blastenkrise bei chronischer myeloischer Leukämie [CML]

Die DRGs sind weiterhin bei den Lymphomen gelistet, es existieren hochkomplexe Splits nach folgenden Kriterien:

- Alter bis 15/über 15 Jahre
- Sepsis und schwere Infektionen
- Agranulozytose (D70.-) über 6 Tage
- Hochkomplexe Chemotherapie (2 x 8-544) und intensive Chemotherapie (1 x 8-544)
- Portimplantation (5-399.5 und 5-399.6)
- Komplizierende Konstellationen I, R61 und T01 (eine Kombination aus Kurzzeitbeatmung, Gerinnungsstörung und aufwendigen Prozeduren)
- Knochenaffektionen (Osteolysen [nicht mehr bei Plasmozytom!] und path. Frakturen)
- Knochen(mark)befall (C79.5) bei bestimmten Lymphomen (Liste R61-9)
- Hirn(haut)metastasierung (C79.3)
- Tumorlysesyndrom (E88.3)
- Blastenkrise bei CML (C94.8!)
- Komplexe Diagnostik bei Leukämien (!) (1-941.-)
- Komplexbehandlungen bei MRE (8-987*) ab 7 Tagen, bei NON-MRE (8-98g*) ab 10 Tagen
- Patientenschweregrad äußerst schwer (PCCL = 4) und schwerst (PCCL > 4)
- COVID-19 nachgewiesen (U07.1!)
- **komplexe Diagnosen** (darunter sind eine Reihe von Lymphomen und myeloischen Leukämien als Hauptdiagnose zusammengefasst. Tabelle R61-9 und folgende im DRG-Handbuch Band 4)

Veränderungen in der Basis-DRG R61

- Burkitt-, lymphoblastisches und mediastinal großzelliges Lymphom bei hochkomplexer Chemotherapie von R61A und R61C in R63A bzw. R66Z (Kinder)

- Gleiche 3 Lymphome bei geringer komplexen Chemotherapien („bestimmte aufwendige Chemotherapie") von R61G in R61F aufgewertet.
- Fälle der R61E landen bei hochkomplexer oder intensiver Chemotherapie seit 2018 in R61D
- Aufwertung von Lymphomen mit KM-Biopsie (1-424) innerhalb der R61 (von H in F und G)
- Aufwertung HD Mastzelltumor (D47.0) innerhalb der R61 (von H in F und G)
- Streichung des Splits Portrevision mit Abwertung innerhalb R61
- Neue Funktion „Komplizierende Konstellation" in R61A seit 2019
- Ebenfalls seit 2019 Abwertung der Candida-Sepsis, von SIRS, der Blastenkrise und von MRE-Behandlungen in R61
- Dagegen Aufwertung von mittelgradig und nicht komplexer Chemotherapie in R61, Neubewertung seit 2022
- 2020 Aufwertung von Kinderfällen von R61E in R61D (dort neuer Kindersplit) wegen Herausnahme der Pflegekosten aus dem DRG-System
- 2021 Aufwertung von Fällen in R61 mit einer Komplexbehandlung Non-MRE (OPS 8-98g), von R61G/H in R61E
- Einbau der COVID-19-Fälle in R61B/D/G ab 2022 (U07.1!)
- Für 2023 Abwertung der ND Disseminierte Herpeserkrankung von R61A in R61F oder besser; gleichzeitig Aufwertung von Aplasiefällen zw. 4 und 6 Tagen von R61G in R61F
- 2024 erfolgte in R61 eine Abwertung der Tumorlyse von R61D und E oder F; ferner wurden Lymphomfälle mit COVID-19 und Komplexbehandlung NonMRE etwas abgewertet.

Durch eine Klarstellung in den Deutschen Kodierregeln gilt der Kode C79.5 für Knochenmetastasen nur noch für die Lymphome mit ICD-10-Kodes C81 bis C88, also für Hodgkin- und Non-Hodgkin-Lymphome, nicht mehr für (chronische) Leukämien und Multiple Myelome. Dies macht auch medizinisch Sinn, da sich diese

Erkrankungen praktisch immer im Knochenmark manifestieren, eine Kodierung hier also keinen Aufwandsunterschied abbildet. In seltenen Fällen können jedoch Aufwand verursachende Knochenmanifestationen wie pathologische Frakturen auch bei chronischen Leukämien kodiert werden. Näheres siehe Kapitel 3.4 „Multiples Myelom".

3.2.1 Diagnose-Kodes chronische Leukämien

Nach jahrelangen Vorarbeiten wurde im ICD-10 ab Version 2011 die WHO-Nomenklatur der Leukämien und Lymphome umgesetzt. In den folgenden Tabellen sind die aktuellen Kodes wiedergegeben.

ICD-10	Bezeichnung	Synonyme
C91.10	CLL ohne Angabe einer Remission	B-CLL Lymphoplasmozytoides Immunozytom (wenn CLL-Variante) Lymphoplasmozytoide Leukämie Richter-Syndrom
C91.11	CLL in CR	
C91.30	Prolymphozytäre Leukämie vom B-Zell-Typ ohne Angabe einer Remission	Prolymphozytenleukämie (Achtung, führt nicht in R63!)
C91.31	Prolymphozytäre Leukämie vom B-Zell-Typ in CR	
C92.10	CML (BCR-ABL-positiv) ohne Angabe einer Remission	CML, Philadelphia-Chromosom (Ph1) positiv CML, t(9;22) (q34;q11)
C92.11	CML (BCR-ABL-positiv) in kompletter Remission	

ICD-10	Bezeichnung	Synonyme
C92.20	Atypische chronische myeloische Leukämie, BCR/ABL-negativ, ohne Angabe einer Remission	CML, Philadelphia-Chromosom (Ph1) negativ
C92.21	Atypische chronische myeloische Leukämie, BCR/ABL-negativ in kompletter Remission	
C93.10	Chronisch myelomonozytäre Leukämie ohne Angabe einer Remission	Chronische monozytäre Leukämie CMML CMML 1 CMML 2 CMML mit Eosinophilie
C93.11	Chronisch myelomonozytäre Leukämie in CR	
D47.1	Chronische myeloproliferative Krankheit	Unklassifiziertes myeloproliferatives Syndrom Chronische Neutrophilenleukämie Myeloproliferative Krankheit, nicht näher bezeichnet
C94.8!	Blastenkrise bei chronischer myeloischer Leukämie [CML]	Nur zusätzlich zu einem Kode für CML bei Blastenkrise!

Die Kodes C91–93 erfordern an der 5. Stelle die Angabe des Remissionsstatus.

Auch bei den Chronischen Leukämien ist laut ICD der Kode

C95.8! Leukämie, refraktär auf Standard-Induktionstherapie

als Ergänzung verwendbar, findet bei chronischen Leukämien jedoch im klinischen Alltag keine Verwendung.

Das Richter-Syndrom als Übergang vom niedrigmalignen in ein hochmalignes Lymphom ist mit einem Schlüssel aus C91.1- [CLL] kodierbar. Kodiert wird in den Fällen das hochmaligne Lymphom, wenn dieses die Therapieveranlassung und damit den Grund für die stationäre Behandlung darstellt. Das niedrigmaligne Lymphom wird nur dann zusätzlich kodiert, wenn es Aufwand im Sinne der Nebendiagnosekriterien darstellt. Das ist in der Regel nicht der Fall.

3.2.2 Remissionsstatus bei chronischen Leukämien

Für chronische Leukämien wurde als komplette Remission definiert:

CML
Es existieren Kriterien für das hämatologische, zytogenetische und molekulare Ansprechen bei Erwachsenen und Kindern.

Die Remission wird hier als zytogenetische Remission kodiert = Elimination von Ph+ Metaphasen

Ausnahme: Es liegt keine CR liegt vor, wenn ein molekularbiologisches Rezidiv nach allogener KMT nachgewiesen wird

[Remissionskriterien der deutschen CML-Studiengruppe]

Sonderfall CLL in Remission:

- keine Lymphknoten > 1,5 cm
- keine Organmanifestationen
- neutrophile Granulozyten > 1,5/nl
- Lymphozyten < 4/nl
- Thrombozyten > 100/nl
- Hb > 11g/dl bzw. 6,8 mmol/l (ohne Transfusionen)
- Knochenmark < 30 % Lymphozyten

[nach Hallek, IWCLL Guidelines, Blood 2008]

3.3 Lymphome

3.3.1 Vorbemerkung

Die am Anfang dieses Kapitels besprochenen Punkte gelten auch für die Multiplen Myelome. Aufgrund der klinischen Besonderheiten werden diese anschließend in einem eigenen Kapitel abgehandelt.

Auch für die Lymphome wurde die ICD-10-Klassifikation auf das aktuelle WHO-System angepasst. Damit folgt die Kodierung der Lymphome der klinisch gebräuchlichen Nomenklatur. Die Auswahl hat unmittelbare Erlösrelevanz, da bestimmte Lymphome als „komplexe Diagnosen" als Hauptdiagnose in höher vergütete DRGs innerhalb der Basis-DRG R61 führen.

Für Lymphome und chronische Leukämien gibt es eine gemeinsame Basis-DRG. Diese wird nach komplexen Split-Kriterien geordnet (Auflistung siehe in Kap. 3.2 Chronische Leukämien). In den Vorjahren wurden die Hirn(haut)metastasierung und die komplexe Diagnostik bei Leukämien sowie das Tumorlysesyndrom (Abwertung 2024) als kostentrennende Sachverhalte aufgenommen, ebenso die Blastenkrise bei CML (Abwertung in 2019). Auf der anderen Seite wurden wiederholt unspezifische Kodes als Splitkriterien gestrichen, v. a. aus D70.- die Kodes für Aplasiezeiten unter 7 Tagen. Analog den akuten Leukämien wurden auch bei den Lymphomen als neue Splitkriterien seit 2016 die Komplexbehandlung bei MRE und ein PCCL von über 4 aufgenommen. Aufgrund finanzieller Fehlanreize wurde dagegen die PORT-Revision gestrichen. Für 2019 wurden einige Splitkriterien abgewertet (Details siehe Chron. Leukämien). Wesentliche Änderung 2021 war die Aufnahme eines neuen Splitkriteriums Komplexbehandlung Non-MRE (OPS 8-98g), mit entsprechender Aufwertung der Fälle. Seit 2022 sind die Neubewertung der Chemotherapiekodes (siehe Kapitel 8.5) und die Aufwertung von COVID-19-Fällen erwähnenswert. Für 2023 kam es zu einer Abwertung der disseminierten Herpeserkrankung sowie einer Aufwertung der Aplasie zwischen 4 und 6

Tagen in der Basis-DRG R61. Seit 2024 fanden lediglich Abwertungen des Tumorlysesyndroms und von COVID-19 mit Isolation statt.

Achtung: Zwischen Leukämien und Lymphomen gibt es fließende Übergänge! Formal wird z. B. zwischen lymphoblastischen B- und T-Precursor-Lymphomen und ALL bei einer Knochenmark-Infiltration von 25 % unterschieden (auch bei Burkitt-Lymphomen versus ALL!). Auch das PTLD entsteht fließend aus einer EBV-Reaktivierung und kann sich dann zu einem monomorphen „typischen" NHL weiterentwickeln, dies wurde durch neue Kodehinweise seit 2022 klargestellt. Ab 2018 werden daher Lymphoblastische und Burkitt-Lymphome sowie mediastinale B-Zell-Lymphome in bestimmten Situationen (hochkomplexe Chemotherapie) in die R63 umgeleitet.

3.3.2 Lymphom-Kodes

ICD-10	Bezeichnung	Synonyme
C81	**Hodgkin-Lymphom**	**Lymphogranulomatose**
C81.0	Noduläres lymphozytenprädominantes	
C81.1	Nodulär-sklerosierendes klassisches	
C81.2	Gemischtzelliges klassisches	
C81.3	Lymphozytenarmes klassisches	
C81.4	Lymphozytenreiches klassisches	
C81.7	sonstige Formen	Nicht typisiert
C82	**Follikuläres NHL**	**[Keimzentrums-NHL, cb/cc-Lymphom]**
C82.0	Follikuläres NHL Grad I	

ICD-10	Bezeichnung	Synonyme
C82.1	Follikuläres NHL Grad II	
C82.2	Follikuläres NHL Grad III, nicht näher bezeichnet	
C82.3	Follikuläres NHL Grad IIIa	
C82.4	Follikuläres NHL Grad IIIb	
C82.5	Diffuses Follikelzentrums-lymphom	Diffuses Follikuläres NHL Follikuläres NHL Grad IV
C82.6	Kutanes Follikelzentrums-lymphom	Kutanes Follikuläres NHL
C82.7	sonstige Typen	Follikuläres NHL ohne Gradangaben
C83	**Nicht follikuläres NHL**	
C83.0	Kleinzelliges B-Zell-Lymphom	Lymphoplasmozytisches Lymphom Nicht leukämische Variante der B-CLL Immunozytom, wenn kein M. Waldenström Nodales Marginalzonenlymphom Splenisches Marginalzonenlymphom [Achtung: nicht MALT-Lymphom, C86.4!]
C83.1	Mantelzell-Lymphom	Maligne lymphomatöse Polyposis Zentrozytisches Lymphom
C83.2	[gestrichen]	

ICD-10	Bezeichnung	Synonyme
C83.3	Diffuses großzelliges B-Zell-Lymphom	Anaplastisches CD30-positives Immunoblastisches Plasmablastisches Subtyp nicht differenziert T-Zell-reiches Zentroblastisches
C83.4	[gestrichen]	
C83.5	NHL diffus lymphoblastisch	B-Zell-Vorläufer-Lymphom Lymphoblastisches B-Zell-Lymphom Lymphoblastisches T-Zell-Lymphom Lymphoblastisches Lymphom o.n.A T-Zell-Vorläufer-Lymphom
C83.6	NHL diffus undifferenziert	Anaplastisches NHL
C83.7	Burkitt-Lymphom	Atypisches Burkitt-NHL Burkitt-like NHL NICHT: Reifzellige B-ALL vom Burkitt-Typ (C91.8-)
C83.8	sonstige nicht follikuläre Typen	B-Zell-Lymphom mit primärem Erguss Intravaskuläres großzelliges B-NHL Lymphomatoide Granulomatose Andere Sonderformen
C84	**Reifzellige T/NK-Zell-Lymphome**	
C84.0	Mycosis fungoides	
C84.1	Sézary-Syndrom	

ICD-10	Bezeichnung	Synonyme
C84.2	[gestrichen]	
C84.3	[gestrichen]	
C84.4	Peripheres T-Zell-Lymphom, nicht spezifiziert	Lennert-Lymphom Lymphoepitheloides Lymphom
C84.5	Sonstige reifzellige T/NK-Zell-Lymphome	Achtung: nicht die T-Zell-Lymphome aus C86.-
C84.6	Anaplastisches großzelliges Lymphom, ALK-positiv	Anaplastisches großzelliges Lymphom, CD30-positiv
C84.7	Anaplastisches großzelliges Lymphom, ALK-negativ	NICHT: Primäre kutane CD30-positive T-Zell-Proliferationen (C86.6)
C84.8	Kutanes T-Zell-Lymphom, nicht näher bezeichnet	
C84.9	Reifzelliges T/NK-Zell-Lymphom, nicht näher bezeichnet	NK/T-Zell-Lymphom, nicht näher bezeichnet
C85	**NHL sonstige und n. n. bezeichnete Typen**	
C85.0	[gestrichen]	
C85.1	B-Zell-Lymphom, n. n. bez.	Niedrig malignes B-NHL, n. n. bez.
C85.2	Mediastinales (thymisches) großzelliges B-Zell-Lymphom	
C85.7	Sonstige näher bez. Zypen des Non-Hodgkin-Lymphoms	
C86	**Weitere spezifizierte T/NK-Zell-Lymphome**	
C86.0	Extranodales T/NK-Zell-Lymphom, nasaler Typ	
C86.1	Hepatosplenisches T-Zell-Lymphom	Inkl. Alpha/beta- und gamma/delta-Typen
C86.2	T-Zell-Lymphom vom Enteropathietyp	Enteropathie assoziiertes T-Zell-Lymphom

ICD-10	Bezeichnung	Synonyme
C86.3	Subkutanes pannikulitisches T-Zell-Lymphom	
C86.4	Blastisches NK-Zell-Lymphom	Blastische plasmozytoide dendritische Zellneoplasie [BPDCN]
C86.5	Angioimmunoblastisches T-Zell-Lymphom	Angioimmunoblastische Lymphadenopathie mit Dysproteinämie (AILD)
C86.6	Primäre kutane CD30-positive T-Zell-Proliferationen	Lymphomatoide Papulose Primäres kutanes anaplastisches großzelliges Lymphom Primäres kutanes CD30-positives großzelliges T-Zell-Lymphom
C88	**Bösartige immunproliferative Krankheiten**	
C88.0-	Makroglobulinämie Waldenström	Lymphoplasmozytisches Lymphom mit IgM-Produktion Makroglobulinämie (primär) (idiopathisch)
C88.1-	[gestrichen]	
C88.2-	Sonstige Schwerkettenkrankheit	Franklin-Krankheit Gamma-Schwerkettenkrankheit My-Schwerkettenkrankheiten
C88.3-	Immunproliferative Dünndarmkrankheit	Alpha-Schwerkettenkrankheit Immunproliferative Dünndarmkrankheit vom Mittelmeer-Typ [Achtung: nicht mehr MALT-Lymphom, siehe C88.4-]

ICD-10	Bezeichnung	Synonyme
C88.4-	Extranodales Marginalzonen-B-Zell-Lymphom des Mukosa-assoziierten lymphatischen Gewebes [MALT-Lymphom]	Lymphom des Kutis-assoziierten lymphatischen Gewebes [SALT-Lymphom] Lymphom des Bronchus-assoziierten lymphatischen Gewebes [BALT-Lymphom] Bei Übergang in ein diffus großzelliges NHL zusätzlich Kode C83.3 verwenden! [Auch extranodale Manifastationen wie Haut, Lunge!]
C88.7-	Bösartige immunproliferative Krankheiten, sonstige	PTLD (Posttransplant lymphoproliferative disorder, polymorph) Polymorphe posttransplantationslymphoproliferative Krankheit [monomorphe PTLD werden histologisch kodiert, z. B. diffus großzellig] [Early lesions werden mit D47.7 kodiert] [reine EBV-Reaktivierungen werden nicht mit C88.7, sondern mit B27.0 oder B27.8 kodiert, bei Lymphom plus EBV werden Lymphomkode und EBV-Kode kombiniert]
D47.7	Sonstige näher bez. NB unsicheren oder unbekannten Verhaltens des lymphatischen, blutbildenden und verwandten Gewebes	Histiozytentumor unsicheren oder unbekannten Verhaltens PTLD, frühe Läsion PTLD, floride follikuläre Hyperplasie
C91.40	Haarzellenleukämie ohne Angabe einer Remission	Leukämische Retikuloendotheliose (Achtung, führt nicht in R63, sondern R61!)
C91.41	Haarzellenleukämie in CR	

Die Kodes C88 erfordern an der 5. Stelle die Angabe des Remissionsstatus.

Das Richter-Syndrom wird mit einem Kode aus C91.1- [CLL] kodiert. Kodiert wird aber in der Regel das hochmaligne Lymphom, da dieses die Therapieveranlassung und damit den Grund für die stationäre Behandlung darstellt. Das niedrigmaligne Lymphom wird nur dann zusätzlich kodiert, wenn es Aufwand im Sinne der Nebendiagnosekriterien darstellt. Das ist in der Regel nicht der Fall.

Post-Transplantationslymphome (PTLD)
Diese Lymphome treten nach Organ- oder allogener Stammzelltransplantation im Zusammenhang mit immunsuppressiver Therapie auf und werden vermutlich durch eine Infektion der B-Zellen durch das Ebstein-Barr-Virus (EBV) verursacht.

Die PTLD sind keine homogene Gruppe, sondern haben ein breites Spektrum von Ausprägungen im Hinblick auf Symptome, Histologie und molekulare Eigenschaften. Das Spektrum reicht von gutartigen Vermehrungen der T- und B-Lymphozyten bis hin zu malignen Lymphomen. Auf Vorschlag der DGHO wurde daher im ICD-10 2022 und erneut 2023 eine Klarstellung zur Kodierung aufgenommen, die folgendes Stufenschema mit fließenden Übergängen wiedergibt. Für die Kodierung ist v. a. die Histologie entscheidend:

ICD-Kode	Beschreibung
B27.0 oder B27.8	reine EBV-Reaktivierungen [bei Lymphom plus EBV werden Lymphomkode und EBV-Kode kombiniert]
D47.7	Posttransplantations-lymphoproliferative Krankheit, frühe Läsion, floride follikuläre Hyperplasie
C88.7	Polymorphe posttransplantations-lymphoproliferative Krankheit [„späte" Läsion]
[spez. NHL-Kode]	Weiterentwicklung zu einem monomorphen, definierten NHL, z. B. diffus großzellig

3.3.3 Remissionsstatus

Für Lymphome wurde als komplette Remission definiert:

Komplette Rückbildung von Lymphomen und Organmanifestationen

Inklusive CRu: Restbefund 3 Monate nach Therapieabschluss ohne Hinweis auf aktive Erkrankung (PET, Zunahme der Restbefunde usw.)

3.3.4 Ausbreitung

Unabhängig von Lokalisation und Stadium sind immer die Kodes aus C81 bis C90 zu wählen. Im Gegensatz zu den soliden Tumoren (Lokalisation vor Histologie) gilt bei Lymphomen wie auch bei den Leukämien **„Histologie, keine Lokalisation"**. Selbst rein extranodal auftretende Lymphome werden nach ihrer Histologie kodiert (z. B. MALT-Lymphome des Magens). [0215q] Für Magen-Darm-Lymphome und die Mykosis fungoides gibt es eigene Schlüssel.

Lymphome können per definitionem nicht metastasieren. Daher können auch keine Metastasen kodiert werden [0215q].

Ausnahmen:

- **Knochen(mark)befall**
- **Befall von Gehirn und Hirnhäuten**

Der Knochen(mark)befall bei Lymphomen (Achtung: nur noch Hodgkin- und Non-Hodgkin-Lymphome aus C81 bis C88, nicht Multiple Myelome [C90]) wird kodiert mit

C79.5 Sek. bösartige Neubildung des Knochens und Knochenmarks

Knochenmarkbefall wird laut ICD-Definition ebenfalls kodiert, auch wenn dies sicher nicht der Sinn der Einführung dieses Kodes war. Entgegen dem Text des ICD-10 wird in der Kodierregel [0215q] nur von „Knochenbeteiligung" gesprochen. Beabsichtigt war vermutlich, einen höheren Aufwand, z. B. bei lokaler Bestrahlung oder Fraktur eines befallenen Knochens zu erfassen. Es ist seit 2009 eindeutig geregelt, dass die Knochenmetastasierung nur bei den Lymphomkodes C81 bis C88 zu verwenden ist, nicht beim Plasmozytom und nicht bei sämtlichen Leukämien. Dies war schon immer Empfehlung der DGHO.

Der Befall von Hirn und Hirnhäuten bei allen hämatologischen Malignomen wird mit dem Kode

C79.3 Sek. bösartige Neubildung des Gehirns und der Hirnhäute

nach den Regeln der Metastasenkodierung erfasst.

Inzwischen wächst ein Konsens zwischen dem MD und den Fachgesellschaften, was die Kodierung dieser Fälle angeht. So werden Lymphome in Bezug auf die beiden Metastasierungen von Hirn(häuten) und Knochen(mark) formal genau wie solide Tumore kodiert. Das heißt, dass z.B. bei Behandlung nur der Hirnmanifestation diese HD und das Lymphom ND werden, auch wenn es sich um ein primäres ZNS-Lymphom handelt, also eigentlich „Primarius" und „Metastase" identisch sind. Bei Aufnahme zur systemischen Therapie wird entsprechend das Lymphom nach den Kodierregeln zur HD (Näheres siehe Kapitel 2 dieses Leitfadens). Für 2023 hat das InEK einen Vorschlag aufgegriffen und bei operativen Maßnahmen an einem ZNS-Lymphom dieses unabhängig von der Kodierung (Metastase oder Lymphom) in die Basis-DRG B01 aufgewertet (vorher in R01 bei HD Lymphom). Damit spielt die Wahl der HD zumindest bei operativen Eingriffen keine Rolle mehr.

Beispiel

Ein Patient mit bekanntem ZNS-Lymphom wird wegen Somnolenz eingewiesen. Ursächlich ist ein Progress des Hirnlymphoms, dieses wird lokal bestrahlt, ein weiteres Staging oder eine andere Therapie erfolgt nicht:

HD: C79.3 Sek. Neubildung Gehirn und Hirnhäute
ND: C83.3 Diffus großzelliges NHL
Proz: 8-52 [Kode für Strahlentherapie]

3.4 Plasmozytom/Multiples Myelom

3.4.1 Diagnose-Kodes

ICD-10	Bezeichnung	Synonyme
C90	**Plasmozytom und bösartige Plasmazell-Neubildungen**	
C90.00	Multiples Myelom, Plasmozytom ohne Angabe einer Remission	
C90.01	Multiples Myelom, Plasmozytom in kompletter Remission	
C90.10	Plasmazellleukämie ohne Angabe einer Remission	Plasmazytische Leukämie
C90.11	Plasmazellleukämie in kompletter Remission	
C90.20	Extramedulläres Plasmozytom ohne Angabe einer Remission	isolierter Weichteilbefall, ZNS-Befall
C90.21	Extramedulläres Plasmozytom in kompletter Remission	
C90.30	Solitäres Plasmozytom ohne Angabe eine Remission Lokalisiert-bösartiger Plasmazellentumor o.n.A. Plasmozytom o.n.A.	Solitäres Myelom
C90.31	Solitäres Plasmozytom in Remission	
D47.2	Monoklonale Gammopathie	MGUS

Die Kodes C90 erfordern an der 5. Stelle die Angabe des Remissionsstatus.

3.4.2 Remissionsstatus bei Multiplem Myelom

Für Multiple Myelome wurde als komplette Remission definiert (International Myeloma Working Group (IMWG) 2006, aktualisiert 2016):

- keine monoklonale Gammopathie mehr nachweisbar (weder Serum noch Urin) über 6 Wochen, (Immunfixation negativ)
- Freie Leichtketten (FLC-Quotient) normalisiert
- <5 % Plasmazellen im KM; keine klonalen Plasmazellen nachweisbar (Immunhistochemie)
- Verschwinden von Weichteilplasmozytomen (extramedullärer Befall).

Normale quantitative Immunglobuline bzw. unauffälliges peripheres Blutbild sind keine CR-Kriterien.

[Blade, Br J Haematol 1998; Durie et al., Leukemia 2006; Kumar et al., Lancet Oncol 2016]

3.4.3 Typische Manifestationen des Multiplen Myeloms

Die Knochenbeteiligung mit C79.5 ist beim Multiplen Myelom nicht kodierbar. Seit 2014 ist die Osteolyse beim Multiplen Myelom nicht mehr splitrelevant. Dafür gibt es eine Vielzahl weiterer Kodes für Knochen- und Organbeteiligung, die bei Aufwand kodiert werden können:

ICD-10	Bezeichnung	Synonyme
Knochenmanifestationen		
M89.5-	**Osteolysen**	
M89.50	Osteolysen Mehrere Lokalisationen	Multiple Osteolysen
M89.51	Osteolyse Schulterregion	
M89.52	Osteolyse Oberarm	
M89.53	Osteolyse Unterarm	
M89.54	Osteolyse Hand	
M89.55	Osteolyse Becken und Oberschenkel	
M89.56	Osteolyse Unterschenkel	

ICD-10	Bezeichnung	Synonyme
M89.57	Osteolyse Knöchel und Fuß	
M89.58	Osteolyse Schädel, WS, Rippen	
M90.7-	**Knochenfraktur bei Neubildungen**	
M90.70*	Fraktur bei Neubildung Mehrere Lokalisationen	Multiple Frakturen bei Neubildung
M90.71*	Fraktur bei Neubildung Schulterregion	
M90.72*	Fraktur bei Neubildung Oberarm	
M90.73*	Fraktur bei Neubildung Unterarm	
M90.74*	Fraktur bei Neubildung Hand	
M90.75*	Fraktur bei Neubildung Becken und Oberschenkel	
M90.76*	Fraktur bei Neubildung Unterschenkel	
M90.77*	Fraktur bei Neubildung Knöchel und Fuß	
M90.78*	Fraktur bei Neubildung Rippen, Sternum, Wirbelsäule	Achtung: Wirbelkörperkompression bei Neubildungen: M49.5-
M82.0-	**Osteoporose bei Plasmozytom**	
M82.00*	Osteoporose bei Plasmozytom Mehrere Lokalisationen	Multiple Lokalisationen
M82.01*	Osteoporose bei Plasmozytom Schulterregion	
M82.02*	Osteoporose bei Plasmozytom Oberarm	
M82.03*	Osteoporose bei Plasmozytom Unterarm	
M82.04*	Osteoporose bei Plasmozytom Hand	

ICD-10	Bezeichnung	Synonyme
M82.05*	Osteoporose bei Plasmozytom Becken und Oberschenkel	
M82.06*	Osteoporose bei Plasmozytom Unterschenkel	
M82.07*	Osteoporose bei Plasmozytom Knöchel und Fuß	
M82.08*	Osteoporose bei Plasmozytom Rippen, Sternum, Wirbelsäule	Achtung: Wirbelkörperkompression bei Neubildungen: M49.5
M49.5-	**Wirbelkörperkompression bei Neubildungen**	
M49.50*	Mehrere Lokalisationen der Wirbelsäule	
M49.51*	Okzipito-Atlanto-Axialbereich	
M49.52*	Zervikalbereich	
M49.53*	Zervikothorakalbereich	
M49.54*	Thorakalbereich	
M49.55*	Thorakolumbalbereich	
M49.56*	Lumbalbereich	
M49.57*	Lumbosakralbereich	
M49.58*	Sakral- und Sakrokokzygealbereich	
M36.1*	Arthropathie bei Neubildung	
Nierenmanifestation		
N08.1*	Glomeruläre Krankheiten bei Neubildungen	
N16.1*	Tubulointerstitielle Krankheiten bei Neubildungen	

Weitere Nebendiagnosen siehe Kapitel 7 dieses Leitfadens.

Die Verwendung der o. g. Kodes zur Beschreibung der häufigen Knochenmanifestationen bei einem Multiplen Myelom ist zwischen Krankenhäusern und dem MD oft umstritten. Der MD lehnt die Kodes aus M89.5- häufig aus formalen Gründen ab (die Kodes gehörten zur Resteklasse „Sonstige Krankheiten" und seien daher nicht kodierbar, siehe SEG 4-Empfehlungen Nr. 333 und 475), wohingegen nach Ansicht vieler Krankenhäuser die Osteolyse das Korrelat für die nicht kodierbare Knochenmetastase (C79.5) darstellt und daher analog einer solchen verschlüsselt werden könne. Die Diskussion konnte bisher auch auf Bundesebene nicht endgültig geklärt werden, hat aber wegen der Streichung der Osteolysekodes als Splitkriterien der Basis-DRG R61 an Relevanz verloren. Auch die Kodierregel Nr. 475 des MD befasst sich kontrovers mit dem Problem.

3.5 MDS und MPS

3.5.1 Diagnose-Kodes

Der Übergang der Klassifikation der MDS von der FAB-Systematik zur WHO-Einteilung brachte auch in der ICD-10-Systematik einige Verwirrung. Durch die Anpassung der ICD-10 sollten diese Unklarheiten beseitigt sein.

Eine wesentliche Verbesserung seit 2008 ist die Abbildung der Hochrisiko-MDS D46.2 als Hauptdiagnose in der Basis-DRG R60 (AML), da diese MDS oft wie eine AML behandelt werden.

ICD-10	Bezeichnung	Synonyme
Myelodysplastische Syndrome		**Inkl. Sek. MDS, Therapiebedingte MDS**
D46.0	RA ohne Ringsideroblasten, so bezeichnet	ohne Blastenvermehrung
D46.1	RA mit Ringsideroblasten	

ICD-10	Bezeichnung	Synonyme
D46.2	RA mit Blastenüberschuss [RAEB]	RAEB I RAEB II [>5 bis 20 % im KM]
D46.3	[gestrichen]	
D46.4	Refraktäre Anämie nicht näher bez.	
D46.5	Refraktäre Anämie mit Mehrliniendysplasie	
D46.6	Myelodysplastisches Syndrom mit isolierter del(5q)-Chromosomenanomalie	5q-minus-Syndrom
D46.7	Sonstige myelodysplastische Syndrome	
Myeloproliferative Syndrome		
C92.10	CML ohne Angabe einer Remission	Der Blastenschub wird mit dem Zusatzkode C94.8! kodiert
C92.11	CML in kompletter Remission	Details siehe Tabelle Chron. Leukämien
D45	Polycythaemia vera	
D47.1	Chronische myeloproliferative Krankheit	Chronische Neutrophilenleukämie Myeloproliferative Krankheit, nicht näher bezeichnet Achtung: nicht mehr Myelosklerose, Myelofibrose [D47.4]
D47.3	Essentielle (hämorrhagische) Thrombozythämie	Idiopathische hämorrhagische Tthrombozythämie

ICD-10	Bezeichnung	Synonyme
D47.4	Osteomyelofibrose	Chronische idiopathische Myelofibrose Myelofibrose (idiopathisch) (mit myeloider Metaplasie) Myelosklerose (megakaryozytär) mit myeloider Metaplasie Sekundäre Myelofibrose bei myeloproliferativer Erkrankung
D47.5	Chronische Eosinophilen-Leukämie [Hypereosinophiles Syndrom]	

Remissionskriterien siehe Kapitel 3.1.2 „Remissionsstatus akute Leukämien".

3.6 Anämie

Hier gab es in den letzten Jahren keine relevanten Änderungen. Als Ergänzung wurde bei D56.3 Thalassämie-Erbanlage auch die Thalassaemia minor aufgenommen. Dies macht Sinn, da diese heterozygote Form bis auf eine gelegentliche Milzvergrößerung klinisch inapparent verläuft. 2026 wurde der wichtige Kode D61.10 für die chemotherapiebedingte Anämie konkretisiert.

Aufgrund der Klarstellung des Bundesschlichtungsausschusses zu den nutritiven Anämien versus verursachender Mangelzustand wurden 2022 klarstellende Exklusiva im ICD-10-GM aufgenommen, Details siehe weiter unten in diesem Kapitel.

Eine Anämie entsteht oft als Folge mehrerer Einflüsse, v. a. der Grunderkrankung, der Chemo- und Strahlentherapie, bei Abstoßungen und als Folge von medikamentös-toxischen Effekten bzw. als Kombination verschiedener Mangelzustände. Die einzelnen Komponenten sind insbesondere bei Tumorpatienten selten klar voneinander zu trennen. Der Kodierende sollte prüfen, welcher Einfluss klinisch im Vordergrund stand.

Die Anämie wird als Nebendiagnose bei folgenden Bedingungen kodiert:

- Bei therapeutischem Aufwand, z. B.
  - Erythrozytenkonzentrat-Gabe
  - Erythropoietin-Gabe, parentale Eisen- oder Vitamingabe
  - Blutstillung

oder

- bei erhöhtem diagnostischem Aufwand, z. B.
  - Abklärung durch Knochenmarkpunktion
  - Aufwendige Blutungsdiagnostik: z. B. endoskopische Untersuchungen
  - Aufwendige Laboruntersuchung (Eisen + Ferritin, Hämolyse-Parameter, Vitaminspiegel, Coombs-Test usw.)

oder

- bei einem Hämoglobinwert <8,0 g/dl entsprechend <5,0 mmol/l (WHO Grad IV) oder einem Hb-Abfall über 2 g/dl in 24h bei engmaschigen Blutbildkontrollen und klinischem Überwachungsaufwand (Dokumentation!)

Lediglich die Kontrolle einiger Blutbilder genügt laut Deutschen Kodierrichtlinien nicht den Kriterien.

In einer Entscheidung des Bundesschlichtungsausschusses vom 16.12.2020 und entgegen der Kodierempfehlung Nr. 129 der SEG 4 kann eine Anämie auch schon bei Bereitstellung von gekreuzten Blutkonserven kodiert werden. Im strittigen Fall wurde bei einer Notfall-Gastroskopie eine Magenblutung festgestellt und 4 Konserven gekreuzt, aber während des stationären Aufenthaltes nicht gegeben. Laborchemisch war eine Anämie gesichert, Hb-Kontrollen wurden durchgeführt. Eine Behandlung der Anämie wurde letztlich nicht durchgeführt. Das alleinige Kreuzen von Konserven rechtfertigt nach SAB die Kodierung einer Anämie (hier von D62 Akute Blutungsanämie als Nebendiagnose).

3.6.1 Anämie als Hauptdiagnose

Wird ein Patient allgemein wegen einer Anämie oder deren Symptomen stationär aufgenommen, gilt es zu prüfen, ob die Anämie Haupt- oder Nebendiagnose ist:

Die Anämie ist **Hauptdiagnose**, wenn

- die Anämie nicht Symptom einer anderen Erkrankung (z. B. einer Leukämie oder einer GI-Blutung) ist, sondern eine eigenständige Krankheit darstellt (z. B. eine perniziöse Anämie, eine aplastische Anämie) oder
- *nur die Anämie behandelt wird, auch als Symptom einer anderen Erkrankung (z. B. stationäre Aufnahme nur zur Transfusion bei Anämie nach Chemotherapie).*

Ansonsten sind Anämien Nebendiagnosen und dürfen als solche nur kodiert werden, wenn sie einen Aufwand darstellen (Definition siehe oben). Eine weder diagnostisch noch therapeutisch behandelte Anämie wird nicht kodiert.

3.6.2 Anämie als Nebendiagnose

Folgende gängigen Anämiediagnosen stehen als Nebendiagnosen zur Verfügung:

Tumoranämie

D63.0 Anämie bei Neubildung*

Nur als Nebendiagnose in Verknüpfung mit einer Tumordiagnose aus C00 bis D48 kodieren. Anwendung, wenn der Tumor die Ursache der Anämie ist, z. B. durch Verdrängung im Knochenmark. Die Tumordiagnose kann Haupt- oder Nebendiagnose sein.

Erfolgt die stationäre Aufnahme ausschließlich zur Behandlung einer Tumoranämie, ist der Tumor trotzdem die Hauptdiagnose und D63.0* die Nebendiagnose, da diese eine Sterndiagnose ist!

Beispiel

Ein Patient wird für einen Tag zur Transfusion bei Anämie wegen einer AML M0 stationär aufgenommen. Weder die AML noch andere Symptome/Krankheiten werden behandelt:

HD: C92.00 Akute Myeloische Leukämie ohne Remission
ND: D63.0 Anämie bei Neubildung*

Anämie als Nebendiagnose bei anderen chronischen Krankheiten

(z. B. bei Niereninsuffizienz, GvHD; keine Tumordiagnose!):

D63.8 Anämie bei sonstigen chronischen, andernorts klassifizierten Krankheiten*

Dieser Kode wird auch für eine Anämie nach Stammzelltransplantation verwendet.

Nur als Nebendiagnose in Verknüpfung mit der genannten chronischen Krankheit kodieren! Die chronische Erkrankung kann Haupt- oder Nebendiagnose sein.

Bei chronischer Nierenkrankheit wird diese Anämiediagnose auf die Stadien größer oder gleich Stadium 3 (N18.3-N18.5†) begrenzt.

Anämie als Folge einer Chemotherapie

D61.10 Aplastische Anämie infolge zytostatischer Therapie

Dieser Kode kann als Haupt- und Nebendiagnose verwendet werden.

Der Begriff „Aplastische Anämie" ist etwas missverständlich, da dieser Begriff ursprünglich nicht die therapeutisch bedingte, direkt toxische, dosisabhängige und reversible Anämie nach Chemo- oder Strahlentherapie bezeichnet, welche hier gemeint ist. Der Kode D61.10 steht klassifikatorisch im „falschen" Kapitel, da dort die klassischen aplastischen Anämien verschlüsselt sind. Diese stellen komplett andere Krankheitsbilder dar, werden dosisunabhängig verursacht, manifestieren sich oft erst Wochen bis Monate nach einem auslösenden Ereignis und sind ursächlich noch nicht ganz eindeutig erforscht (vermutlich immunologische Prozesse). Da es aufgrund der Begrifflichkeit der „aplastischen" Anämie nach Chemotherapie immer wieder zu Diskussionen mit dem MD kam, wurde der Kode D61.10 ab 2026 mit einem Hinweis versehen, der ihn von den klassischen Aplastischen Anämien besser abgrenzt: Anämie bei gestörter Blutbildung infolge direkt toxischer, dosisabhängiger Knochenmarkschädigung durch Zytostatika.

Es gilt, in jedem Fall zu differenzieren, ob die Anämie eher vom Tumor oder durch die Therapie verursacht wurde, und entsprechend zu kodieren (Lag bereits vor Beginn der Therapie eine Anämie vor? Wie ist der zeitliche Zusammenhang zur Behandlung? Stützen andere Befunde wie hochgradige KM-Infiltration eher die Diagnose Tumoranämie? usw.). Siehe MD-Empfehlung Nr. 60.

Aplastische Anämie

Die klassische aplastische Anämie im engeren Sinn wird mit den Kodes

D60.- *Erworbene isolierte aplastische Anämie*
D61.18 *Sonstige arzneimittelinduzierte aplastische Anämie und*
D61.3 *Idiopathische Aplastische Anämie*

kodiert. Hier sind dann auch die aplastischen Anämien nach Einnahme von Medikamenten (z.B. Schmerzmittel, aber auch Zytostatika!) mit D61.18 zu kodieren. Die Abgrenzung zum Kode D61.10 ergibt sich durch den zeitlichen Zusammenhang, die Dosisabhängigkeit und den Verlauf (klassische aplastische Anämien dauern meist deutlich länger als die oft nach Tagen reversible, direkt toxisch verursachte Anämie durch Chemotherapie).

Die klassische Einteilung nach AA, SAA und VSAA ist nicht kodierbar.

Im Ergänzungstext wird bei der D61.1- auch die „Arzneimittelinduzierte Panzytopenie" genannt. Diese Ziffer wurde oft als Synonym für Störungen aller drei Zellreihen vom MD gefordert und damit die Kodierung von weiteren ICD-10-Kodes für Aplasie oder Thrombozytopenie abgelehnt. In einer Klarstellung ist seit 2010 jedoch nun eindeutig geregelt, dass neben der Anämie zusätzliche Schlüsselnummern für eine Agranulozytose und Thrombozytopenie angegeben werden können (bei Erfüllung der Nebendiagnosekriterien). Die Agranulozytose kann bei Aufwand also **zusätzlich** mit einem Kode aus D70.- erfasst werden. Ebenso kann die Thrombopenie bei Aufwand (Definition siehe unten) **zusätzlich** mit D69.-erfasst werden.

Alimentäre Anämien

Bei den Eisen- und Vitaminmangel-Anämien kann nicht zusätzlich der Eisen-/Vitaminmangel kodiert werden, dieser ist in der Anämiediagnose bereits enthalten. Ein Eisen- oder Vitaminmangel wird nur dann kodiert, wenn er ohne Anämie vorliegt und behandelt wird. Siehe MD-Empfehlungen Nr. 25 und 436. Diese Sicht wurde inzwischen auch vom Bundeschlichtungsausschuss am 19.08.2020 für den Folsäuremangel bestätigt: „Eine Anämie infolge eines Folsäuremangels ist nur mit dem Kode *D52.- Folsäure-Mangelanämie* spezifisch zu kodieren. Der Kode E53.8 ist für die Abbildung der Folsäuremangelanämie nicht zusätzlich zu kodieren." Diese Sichtweise ist auf alle alimentären Anämien zu übertragen und wurde nun vom BfArM durch Ergänzung von Exklusiva im ICD-10 ergänzt.

Für die Besonderheit einer kombinierten Mangelanämie gilt:

Wenn bei einer nutritiven Anämie 2 verschiedene Substratmangel vorliegen und beide behandelt werden, sollte der nach klinischer Abschätzung hauptsächlich die Anämie verursachende Substratmangel mit dem Anämiekode, der andere Substratmangel mit dem Substratmangelkode verschlüsselt werden. Voraussetzung: Beide Mangelzustände wurden mit Nebendiagnoseaufwand behandelt.

Beispiel:

Ein Patient hat eine ausgeprägte Vitamin-B12-Mangelanämie, kombiniert mit einem Folsäuremangel. Als führend wird der B12-Mangel angesehen. Beide Mangelzustände werden mittels parenteraler Substitution ausgeglichen. Aufgrund der Anämie muss der Patient stationär überwacht werden.

D51.3 Sonstige alimentäre Vitamin B12-Mangelanämie und

E53.8 Mangel an sonstigen näher bezeichneten Vitaminen des Vitamin B-Komplexes (Mangel an Folsäure)

Die Anämiediagnosen finden sich im ICD in den Kapiteln D50 bis D64. Aufgrund der Vielzahl können hier nur die wichtigsten genannt werden:

ICD-10	Bezeichnung
D50.0	Eisenmangelanämie nach Blutverlust (chronisch)
D51.0	B_{12}-Mangelanämie durch Mangel an Intrinsic Factor
D51.3	B_{12}-Mangelanämie alimentär (z. B. strikte Vegetarier)
D52.0	Folsäure-Mangelanämie alimentär
D52.1	Folsäure-Mangelanämie arzneimittelinduziert
D55.0	G6PD- Mangelanämie
D56.0	Alpha-Thalassämie
D56.3	Beta-Thalassämie, Thalassaemia minor, Thalassämie-Erbanlage
D57.0	Sichelzellanämie mit Krisen
D57.1	Sichelzellanämie ohne Krisen
D57.2	Sichelzell-Beta-Thalassämie
D59.0	Arzneimittelinduzierte autoimmunhämolytische Anämie
D59.10	Kälteagglutininkrankheit [CAD] Primäre autoimmunhämolytische Krankheit vom Kälte-autoantikörper-Typ (symptomatisch)

ICD-10	Bezeichnung
D59.18	Sonstige autoimmunhämolytische Anämie Kälteagglutinin-Syndrom [CAS] Kälteautoantikörper-Typ sekundär Wärmeautoantikörper-Typ sekundär
D59.2	Arzneimittelinduzierte nicht-autoimmunhämolytische Anämie
D59.3	HUS
D59.5	PNH
D59.8	Sonstige erworbene hämolytische Anämie
D60.0	Aplastische Anämie, erworben, isoliert, chronisch
D60.1	Aplastische Anämie, erworben, isoliert, transitorisch
D61.0	Aplastische Anämie, angeboren
D61.10	Aplastische Anämie, infolge zytostatischer Therapie
D61.18	Aplastische Anämie, arzneimittelinduziert, sonstige
D61.2	Aplastische Anämie, sonstige äußere Ursachen
D61.3	Aplastische Anämie, idiopathisch
D62	Akute Blutungsanämie
D63.0*	Anämie bei Neubildungen
D63.8*	Anämie bei sonstigen chronischen Erkrankungen
D64.8	Sonstige näher bezeichnete Anämien

3.7 Thrombozytopenie

Die Thrombopenie wird als Nebendiagnose im Rahmen einer onkologischen Behandlung bei folgenden Bedingungen kodiert:

- bei relevanten Maßnahmen, z. B.
  - Thrombozytenkonzentrat-Gabe
  - anderen therapeutischen Maßnahmen (blutungsstillenden Maßnahmen wie Nasentamponade bei Epistaxis)

oder

- bei Thrombozyten <50 000/µl (CTC °IV) mit klinischem oder apparativem Überwachungsaufwand (Dokumentation!)

oder

- bei weiterführender Diagnostik (KM-Punktion, HLA-AK usw.)

Folgende Kodes stehen zur Verfügung:

D69.57 Sonstige sekundäre Thrombozytopenien, als transfusionsrefraktär bezeichnet

D69.58 Sonstige sekundäre Thrombozytopenien, nicht als transfusionsrefraktär bezeichnet

Diese Kodes gelten auch für die Thrombozytopenie als Folge einer Chemotherapie.

Es gibt keine Unterteilung nach den Ursachen (tumorbedingt, therapiebedingt).

Diese beiden Kodes stehen nicht nur für Thrombopenien im Rahmen von Tumoren, Lymphomen, Leukämien oder als Behandlungsfolge zur Verfügung, sondern auch für eine Vielzahl weiterer ätiologisch unterschiedlicher sekundärer Thrombopenien (z. B. bei DIC, bei HUS usw.). Es gibt außerdem zwei Ziffern für die HIT Typ I und II.

Transfusionsrefraktär bezeichnet ein nicht adäquates Ansteigen der Thrombozytenwerte nach mindestens zweimaliger Transfusion, z. B. wegen thrombozytärer Antikörper. Auch die Indikation zur Verwendung patientenbezogener THK (z. B. HLA-gematcht) rechtfertigt die Kodierung als transfusionsrefraktär.

Liste wichtiger Thrombopenie-Kodes

ICD-10	Bezeichnung
D69.3	ITP/Evans-Syndrom/M. Werlhof, [Unterscheidung in der 5. Stelle zwischen transfusionsrefraktär und nicht transfusionsrefraktär 2009 gestrichen]
D69.40	Sonstige primäre Thrombozytopenie, transfusionsrefraktär Autoimmunthrombozytopenie, transfusionsrefraktär

ICD-10	Bezeichnung
D69.41	Sonstige primäre Thrombozytopenie, nicht transfusionsrefraktär Autoimmunthrombozytopenie, nicht transfusionsrefraktär
D69.52	Heparin-induzierte Thrombozytopenie Typ I (HIT I)
D69.53	Heparin-induzierte Thrombozytopenie Typ II (HIT II)
D65.1	Verbrauchskoagulopathie, DIC
M31.1	TTP [Moschcowitz]
D69.57	Sonstige sekundäre Thrombozytopenie, transfusionsrefraktär
D69.58	Sonstige sekundäre Thrombozytopenie, nicht transfusionsrefraktär
D69.59	Sekundäre Thrombozytopenie, nicht näher bezeichnet
D69.60	Thrombozytopenie, nicht näher bezeichnet, transfusionsrefraktär
D69.61	Thrombozytopenie, nicht näher bezeichnet, nicht transfusionsrefraktär
D82.0	Wiskott-Aldrich-Syndrom

3.8 Aplasie und Neutropenie

Im ICD-10 wird die Aplasiezeit definiert als „die kritische Phase der Agranulozytose, während der die Anzahl der neutrophilen Granulozyten weniger als 500/µl oder die Anzahl der Leukozyten weniger als 1000/µl beträgt". Diese Ergänzung folgt einer Empfehlung der DGHO, da bei diesen Werten oft kein Differentialblutbild mehr angefertigt wird. Die Erfassung der Aplasiezeit (als Summenwert über den gesamten Aufenthalt) erfolgt semiquantitativ in Bereichen bis 4, 4–6, 7–9, 10–19 und 20 und mehr Tage. Gezählt werden dabei die Tage während des stationären Aufenthaltes (auch addiert bei wiederholten Aplasiephasen), sowie die vor- oder nachstationären Aplasiezeiten, falls entsprechend § 115a SGB V vor- bzw. nachstationär abgerechnet wird. Erlösrelevant sind seit 2014 nur noch Aplasiezeiten ab 7 Tagen, seit 2016 bei akuten Leukämien nur noch Aplasiezeiten über 9 Tage.

Über die Addition mehrerer Aplasieepisoden zu einem „Summenkode" gab es zuletzt Diskussionen zwischen MD und Krankenhäusern, die der AK DRG der DGHO zum Anlass nahm, die Empfehlung noch einmal zu diskutieren. Letztlich bleibt es bei der Summation der Tage, auch über mehrere Episoden. Zwar ist klinisch eine Aplasiezeit von dreimal je 5 Tagen wahrscheinlich nicht dasselbe wie eine einzelne Episode von 15 Tagen. Aus Kodiersicht ist die Summenregel aber eindeutig und verhindert damit komplizierte Algorithmen, um mehrere Episoden erlösseitig zu bewerten. Sollten sich aus der Aplasie weitere Komplikationen ergeben, sind diese oft ebenso relevant für die Gruppierung des Falles, daher ist die Aplasiedauer alleine in der Regel nicht das definierende Splitkriterium.

Agranulozytose und Aplasie werden kodiert [Definition ICD und DRG-AG der DGHO]

- bei neutrophilen Granulozyten <500/µl

oder

- bei Leukozyten <1000/µl (WHO Grad IV)

Von **Neutropenie** sprechen wir [Definition der DRG-AG der DGHO] bei Unterschreiten des Normwertes

und

- weiterführender Diagnostik, z. B. KM-Punktion
- weiterführender Therapie, z. B.
  - Gabe von G-CSF
  - prophylaktische Antibiotikagabe (zusätzlich Nebendiagnose Z29.2 kodieren!).

Bei der Aplasie genügt also allein das Vorhandensein, da diese Situation per se mit einem höheren pflegerischen Aufwand, Überwachung, Prophylaxemaßnahmen usw. einhergeht. Dieser Aufwand sollte trotzdem sorgfältig dokumentiert werden. Siehe MD-Empfehlung Nr. 305.

Die Neutropenie allein rechtfertigt die Kodierung nur bei weiterem Aufwand, z.B. einer KM-Punktion oder G-CSF-Gabe. Die alleinige Laborkontrolle reicht nicht aus!

Folgende Kodes stehen zur Verschlüsselung der chemotherapieinduzierten Aplasie zur Verfügung:

D70.10 Arzneimittelinduzierte Agranulozytose kritische Phase unter 4 Tage

D70.13 Arzneimittelinduzierte Agranulozytose kritische Phase 4 Tage bis unter 7 Tage

D70.14 Arzneimittelinduzierte Agranulozytose kritische Phase 7 Tage bis unter 10 Tage

D70.11 Arzneimittelinduzierte Agranulozytose kritische Phase 10 Tage bis unter 20 Tage

D70.12 Arzneimittelinduzierte Agranulozytose kritische Phase 20 Tage und mehr

Für Aplasie als Krankheitsfolge, nach Stammzelltransplantationen, bei GvHD, nach Infekten sollte die Ziffer

D70.3 Sonstige Agranulozytose

verwendet werden, bei Neutropenie (Neutrophile >0,5/nl bzw. Leukos >1,0/nl und Mehraufwand) entsprechend mit

D70.6 Sonstige Neutropenie

Übersicht

Situation	**Aplasie Leukos <1, Neutros <0,5**	**Neutropenie Leukos <4**
nach Chemotherapie	D70.10 bis D70.14	D70.6
KM-Verdrängung	D70.3	D70.6
Symptom der Krankheit	D70.3	D70.6
Nach SZ-TPL	D70.3	D70.6
Bei GvHD	D70.3	D70.6
Infektfolge	D70.3	D70.6

3.9 Amyloidose

Die Kodierung der Amyloidose ist insbesondere aufgrund der zahlreichen möglichen Sterndiagnosen zum Teil recht komplex. 2026 wurden einige Kodes ergänzt, die nun klinisch deutlicher definiert und durch therapeutische Konsequenzen relevant sind.

Folgende Amyloidose-Kodes stehen zur Verfügung:

ICD-10	Bezeichnung
E85.0	Familiäres Mittelmeerfieber, Nichtneuropathisch heredofamiliäre Amyloidose, Hereditäre amyloide Nephropathie
E85.1	Amyloide Polyneuropathie (Portugiesischer Typ) Neuropathisch heredofamiliäre Amyloidose
E85.2	Heredofamiliäre Amyloidose
E85.30	Systemische AL-Amyloidose Systemische Leichtkettenamyloidose
E85.38	Sonstige sekundäre systemische Amyloidose Amyloidose in Verbindung mit Hämodialyse
E85.4	Lokalisierte (AL-)Amyloidose, organbegrenzte Amyloidose Amyloidtumor der Haut, Knotige Amyloidose, Primäre Haut-Amyloidose Makulöse Amyloidose, Lichen amyloidosus
E85.80	Wildtyp-ATTR-Amyloidose [wtATTR]
E85.88	AL-Amyloidose o.n.A. Sonstige Amyloidose, Generalisierte Amyloidose
E85.9	Nicht näher bezeichnete Amyloidose, primäre systemische Amyloidose Amyloidose mit Pseudosklerodermie, Idiopathische Amyloidose
Z86.3	Amyloidose in der Eigenanamnese

Einige Amyloidosekodes sind als Nebendiagnosen CCL-relevant. Für das Befallsmuster stehen zahlreiche Sternkodes zur Verfügung. Zusätzlich werden Symptome mit Aufwand kodiert, z.B. Niereninsuffizienz oder Arrhythmie.

Organbefall	ICD-10	Bezeichnung
Nierenbeteiligung	N08.4*	Glomeruläre Krankheiten bei sonstigen endokrinen, Ernährungs- und Stoffwechselkrankheiten
	N04.8	mit nephrotischem Syndrom? Dann Nephrotisches Syndrom, sonstige morphologische Veränderungen
		Niereninsuffizienz zusätzlich kodieren!
Herzbeteiligung	I43.1*	Kardiomyopathie bei Stoffwechselkrankheiten Kardiale Amyloidose
		Kardiale Symptome und SM/Defi zusätzlich kodieren!
Magen- und Darmbeteiligung	K93.8*	Krankheiten sonstiger näher bezeichneter Verdauungsorgane bei anderenorts klassifizierten Krankheiten Darmbeteiligung bei Amyloidose Magenbeteiligung bei Amyloidose
Hautbeteiligung	L99.0*	Kutane Amyloidose
Katarakt	H28.1	Katarakt bei sonstigen endokrinen, Ernährungs- und Stoffwechselkrankheiten [nicht bei Diabetes!]
Glaukom	H42.0*	Glaukom bei endokrinen, Ernährungs- und Stoffwechselkrankheiten Glaukom bei Amyloidose
Gelenkbeteiligung	M14.4*	Arthropathie bei Amyloidose
Beteiligung peripherer Nerven	G63.3*	Polyneuropathie bei sonstigen endokrinen und Stoffwechselkrankheiten
Beteiligung autonomer Nerven	G99.0*	Amyloide autonome Neuropathie
Muskelbeteiligung	G73.6*	Myopathie bei Stoffwechselkrankheiten

Organbefall	ICD-10	Bezeichnung
Blutungsneigung	D69.8	Blutungneigung bei Amyloidose
Leberbeteiligung	K77.8*	Leberkrankheiten bei sonstigen andernorts klassifizierten Krankheiten

3.10 Gerinnungsstörungen, Antikoagulation

Die Kodes zu den Gerinnungsstörungen sind im Wesentlichen im Kapitel 3 des ICD-10 unter D65 bis D69 zusammengefasst. Vereinzelt finden sich auch in den Kapiteln 9 und 16 entsprechende Diagnosekodes.

Für Gerinnungsstörungen in Schwangerschaft, bei Geburt und postpartal sowie bei Neugeborenen stehen eigene Kodes aus dem Kapitel O und P zur Verfügung.

3.10.1 Thrombophilien

Aufgrund der bisher unzureichenden Abbildung der Thrombophilien im ICD-10 wurden auf Vorschlag der DGHO wesentliche Änderungen umgesetzt. Ergänzend wurden auch bei den Thrombosen fehlende Kodes eingefügt.

Für Thrombophilien gibt es die Ziffern:

- D68.5 Primäre Thrombophilie
  - Mangel an Antithrombin
  - Protein C-Mangel
  - Protein S- Mangel
  - Prothrombin-Gen-Mutation
  - Faktor-V-Leiden-Mutation (Resistenz gegen aktiviertes Protein C)
- D68.6 Sonstige Thrombophilien
  - Antikardiolipin-Syndrom
  - Antiphospholipid-Syndrom
  - Vorhandensein des Lupus-Antikoagulans
- D68.9 Thrombophilie, Koagulopathie n. n. bez.

Siehe MD-Empfehlung Nr. 73 für erworbenen AT3-Mangel und Nr. 185 für Resistenz gegen aktiviertes Protein.

Die Hyperhomozyteinämie ist kodierbar mit

E72.1 Homozysteinurie

Die Ziffer I82.9 Thrombose o. n. A. ist für die reine Thromboseneigung nicht geeignet, auch wenn manche Diagnosekataloge diese Ziffer empfehlen.

3.10.2 Blutungsneigung und Antikoagulation

Blutungsneigungen und daraus folgende Blutungen werden im ICD-10 unterteilt in

- durch Antikoagulanzien und andere Medikamente ausgelöst
- durch Vermehrung von Antikörpern gegen Faktor VIIIa und andere Faktoren ausgelöst (Hemmkörperhämophilie)

Seit 2015 existieren Kodes, um insbesondere die Folgen blutverdünnender Medikamente besser verschlüsseln zu können.

Kodes für Blutungsneigung durch Medikamente und Antikörper		
Kode	**Bezeichnung**	**Bemerkung**
Medikamentenbedingt		
D68.33	Hämorrhagische Diathese durch **Cumarine** (Vitamin-K-Antagonisten) Blutung bei Dauertherapie mit Cumarinen (Vitamin-K-Antagonisten)	nur bei Blutung, Blutung zusätzlich kodieren
D68.34	Hämorrhagische Diathese durch **Heparine** Blutung bei Dauertherapie mit Heparinen	nur bei Blutung, Blutung zusätzlich kodieren

Kodes für Blutungsneigung durch Medikamente und Antikörper		
Kode	**Bezeichnung**	**Bemerkung**
D68.35	Hämorrhagische Diathese durch sonstige Antikoagulanzien Hämorrhagische Diathese durch **selektive Faktor-Xa-Hemmer** (z. B. Fondaparinux, Apixaban, Rivaroxaban, Edoxaban) Hämorrhagische Diathese durch **Thrombin (Faktor IIa)-Hemmer** (z. B. Dabigatran, Lepirudin, Desirudin, Bivariludin) Blutung bei Dauertherapie mit sonstigen Antikoagulanzien	nur bei Blutung, Blutung zusätzlich kodieren
D69.80	Hämorrhagische Diathese durch Thrombozytenaggregationshemmer Blutung bei Dauertherapie mit Thrombozytenaggregationshemmern	nur bei Blutung, Blutung zusätzlich kodieren
Antikörperbedingt		
D68.31	Hämorrhagische Diathese durch Vermehrung von Antikörpern gegen Faktor VIII Vermehrung von Anti-VIIIa	nur bei Blutung, Blutung zusätzlich kodieren
D68.32	Hämorrhagische Diathese durch Vermehrung von Antikörpern gegen sonstige Gerinnungsfaktoren Vermehrung von: • Anti-IXa • Anti-Xa • Anti-XIa • Antikörpern gegen Von-Willebrand-Faktor	nur bei Blutung, Blutung zusätzlich kodieren
D68.38	Sonstige hämorrhagische Diathese durch sonstige und nicht näher bezeichnete Antikörper	nur bei Blutung, Blutung zusätzlich kodieren ergänze Kode aus U69.1-

Kodes für Blutungsneigung durch Medikamente und Antikörper		
Kode	**Bezeichnung**	**Bemerkung**
Sonstige Kodes		
D69.88	D69.88 Sonstige näher bezeichnete hämorrhagische Diathesen Kapillarbrüchigkeit (hereditär) Vaskuläre Pseudohämophilie	
D69.9	Hämorrhagische Diathese, nicht näher bezeichnet	

Eine Antikoagulation (Neueinstellung, Wiedereinstellung usw.) und eine Thrombozytenaggregationshemmung **ohne das Vorhandensein einer Blutung** sind nicht als Prozedur, sondern mit der Diagnose

Z92.1 Dauertherapie (gegenwärtig) mit Antikoagulanzien in der Eigenanamnese
Z92.2 Dauertherapie (gegenwärtig) mit anderen Arzneimitteln in der Eigenanamnese

zu kodieren. Dabei beschreibt der Kode Z92.1 die Blutverdünnung mit Cumarinen, Heparinen, selektiven Faktor-Xa-Hemmern, Thrombin(Faktor IIa)-Hemmern und sonstigen Antikoagulanzien. Der Kodes Z92.2 steht für ASS und andere Thrombozytenaggregationshemmer. Damit ist die in den MD-Empfehlungen Nr. 157 und 158 formulierte Einschränkung gegenstandslos.

Gleichzeitig kann die zur Antikoagulation führende Erkrankung zusätzlich kodiert werden, es ist kein weiterer Aufwand erforderlich (Beispiele: Vorhofflimmern, Thrombosen). Dies gilt auch für die Gabe von Thrombozytenaggregationshemmern. Siehe MD-Empfehlungen Nr. 157 und 158. Bei der Indikation Lungenarterienembolie wurde diese zusätzliche Kodierung der zur Antikoagulation führenden Erkrankung jedoch von MD-Gutachtern abgelehnt. Trotz Bestätigung durch ein Sozialgericht steht hier eine zeitliche Abgrenzung des Erkrankungskodes (z.B. in den ersten therapeutischen Monaten) gegen den Prophylaxekode Z92.1 für die Dauertherapie (z.T. lebenslang) noch aus.

Tritt jedoch unter der Antikoagulation **eine Blutung** auf, wird diese mit der möglichst genauen Ursache und/oder dem Ort der Blutung (z. B. Magenulkus mit Blutung) und der zusätzlichen Ziffer aus

D68.3- Hämorrhagische Diathese durch Antikoagulanzien und Antikörper

kodiert. Siehe MD-Empfehlungen Nr. 23, 114 und 274 und 326. **Die zusätzliche Kodierung von D68.4 ist nicht zulässig.** Bei stationärer Aufnahme wegen einer Antikoagulanzienblutung wurde in der DKR eine Klarstellung aufgenommen, auch um widersprüchliche Gerichtsurteile zu diesem Thema (z. B. LSG Hessen L8 KR 128/13 vom 21.8.2014) zu beseitigen. Demnach ist nach DKR 1917u immer die Blutung die Hauptdiagnose, ein Kode aus D68.3- sowie optional Kode Y57.9 sind Nebendiagnosen. Diese Sichtweise hat der Bundesschlichtungsausschuss in einer seiner ersten Entscheidungen zur KDE 326 am 24.06.2020 bestätigt. In diesem Fall war aber v.a. der korrekte und damit spezifische Kode für die Blutung strittig.

Eine weitere Entscheidung des Bundesschlichtungsausschusses aus dem Jahr 2021 stellte klar, dass mit dem Kode *D65.0 Erworbene Afibrinogenämie* auch ein erworbener Mangel an Fibrinogen zu kodieren ist. Dies war immer wieder vom MD abgelehnt worden, da es hier definitorische Unsicherheiten gab, ob der (häufige) Mangel mit diesem Kode erfasst ist, der das komplette Fehlen von Fibrinogen im Text ausdrückt. Der SAB entschied, dass in Ermangelung eines eigenen Kodes für den Fibrinogenmangel dieser Kode am spezifischen auch den substituierten Mangel beinhaltet. Wie schon nach anderen Beschlüssen des SAB hat das InEK umgehend reagiert:

Die Diagnose für Erworbene Afibrinogenämie (D65.0) wird zukünftig nur noch zusammen mit der Gabe von Fibrinogenkonzentrat ab 10g in nur noch 8 Funktionen der Kompl. Konstellationen (KK) berücksichtigt, bisher galt das für alle Fälle mit diesem Kode in allen KK. Dies ist sachgerecht, da unter dieser Diagnose Fälle ohne relevante Mehrkosten neben solchen mit erheblichen

Mehrkosten standen. Durch den Umbau ist sichergestellt, dass die aufwendigen Fälle weiterhin vergütet werden und keine pauschale Abwertung passiert. Das Beispiel zeigt aber auch, dass Erfolge vor dem Bundesschlichtungsausschuss oft Phyrrus-Siege sind.

Das BfArM hat die Entscheidung des SAB 2026 umgesetzt und den Kode D65.0 umbenannt und differenziert:

D65.00 Erworbene Afibrinogenämie
D65.01 Erworbene Hypofibrinogenämie
Erworbener Fibrinogenmangel

3.10.3 Weitere erworbene Gerinnungsstörungen

Folgende weitere Kodes stehen neben den Medikamenten- und Antikörperbedingten Koagulopathien für die Verschlüsselung erworbener Gerinnungsstörungen zur Verfügung:

Liste der erworbenen Gerinnungsstörungen

Kode	Bezeichnung	Bemerkung
D65	**Disseminierte intravasale Gerinnung [Defibrinationssyndrom]**	Inkl.: Purpura fulminans
D65.00	Erworbene Afibrinogenämie	
D65.01	Erworbene Hypofibrinogenämie Erworbener Fibrinogenmangel	(siehe SAB-Entscheidung vom 23.06.21)
D65.1	Disseminierte intravasale Gerinnung [DIG, DIC] Verbrauchskoagulopathie	In der Regel temporär, da mit Überwindung der Sepsis auch die Gerinnungsstörung behoben ist.
D65.2	Erworbene Fibrinolyseblutung Purpura fibrinolytica	
D65.9	Defibrinationssyndrom, nicht näher bezeichnet	

Kode	Bezeichnung	Bemerkung
D68.01	Erworbenes Willebrand-Jürgens-Syndrom	
D68.09	Willebrand-Jürgens-Syndrom, n. n. bez.	
D68.4	Erworbener Mangel an Gerinnungsfaktoren Gerinnungsfaktormangel durch: • Leberkrankheit • Vitamin-K-Mangel	**Achtung: nicht gleichzeitig einen Kode aus D68.3- erfassen**
D68.9	Koagulopathie, nicht näher bezeichnet	
D69.9	Hämorrhagische Diathese, nicht näher bezeichnet	

Insbesondere der Kode D68.4 bereitet in der Vergütungsdiskussion Probleme, da unter diesem Sammelbegriff zahlreiche Gerinnungsstörungen mit sehr unterschiedlichem Aufwand erfasst werden. Gleichzeitig wird dieser Kode fälschlicherweise oft **zusätzlich** zu anderen Gerinnungsstörungen, z.B. bei einer Cumarinblutung erfasst. In Zukunft muss dieser Kode daher klarer definiert und ggf. unterteilt werden, um die Einteilung in die entsprechenden Zusatzentgelte zu vereinfachen.

3.10.4 Angeborene Gerinnungsstörungen

Ab 2013 wurden neue Kodes für angeborene Gerinnungsstörungen geschaffen durch Differenzierung des Kodes D68.2. Für 2015 wurde der von-Willebrand-Faktormangel geteilt, in angeboren und erworben. Dies hat Erlösrelevanz, da 2013 erstmals neben dem klassischen Bluterentgelt auch erworbene Gerinnungsstörungen erlösrelevant wurden. Daher werden die Diagnosen und die korrespondierenden Erlöse im Folgenden dargestellt. Im Kapitel 8.6 Gerinnungsfaktoren werden die entsprechenden Zusatzentgelte und die dazu gehörenden Abrechnungsregeln dargestellt.

Liste der angeborenen Gerinnungsstörungen

Kode	Bezeichnung	Bemerkung
D66	Hereditärer Faktor-VIII-Mangel Hämophilie A, klassische Hämophilie	nicht Faktor-VIII-Mangel mit Störung der Gefäßendothelfunktion (D68.0-)
D67	Hereditärer Faktor-IX-Mangel Hämophilie B Christmas Disease Mangel an: • Faktor IX (mit Funktionsstörung) • Plasma-Thromboplastin-Komponente [PTC]	
D68.00	Hereditäres Willebrand-Jürgens-Syndrom Angiohämophilie Faktor-VIII-Mangel mit Störung der Gefäßendothelfunktion Vaskuläre Hämophilie	
D68.1	Hereditärer Faktor-XI-Mangel Hämophilie C Plasma-Thromboplastin-Antecedent [PTA]-Mangel	
D68.20	Hereditärer Faktor-I-Mangel Angeborene Afibrinogenämie Dysfibrinogenämie (angeboren) Angeborener Fibrinogen-Mangel	
D68.21	Hereditärer Faktor-II-Mangel Prothrombin-Mangel	
D68.22	Labiler-Faktor-Mangel Owren-Krankheit Plasma-Ac-Globulin-Mangel Proakzelerin-Mangel	

Kode	Bezeichnung	Bemerkung
D68.23	Hereditärer Faktor-VII-Mangel Hypoprokonvertinämie Prokonvertin-Mangel Stabiler-Faktor-Mangel	
D68.24	Hereditärer Faktor-X-Mangel Stuart-Prower-Faktor-Mangel	
D68.25	Hereditärer Faktor-XII-Mangel Hageman-Faktor-Mangel	
D68.26	Hereditärer Faktor-XIII-Mangel Fibrinstabilisierender-Faktor-Mangel	
D68.28	Hereditärer Mangel an sonstigen Gerinnungsfaktoren	
D82.0	Wiskott-Aldrich-Syndrom	

3.10.5 Zusatzkodes für temporär und dauerhaft erworbene Gerinnungsstörungen

Notwendigkeit der Zusatzkodes

Bei 13 Diagnosekodes konnte sich die Selbstverwaltung bisher nicht einigen, ob diese bei Substitutionspflichtigkeit über das Bluterentgelt extrabudgetär oder über das Gerinnungsfaktorenentgelt intrabudgetär abgebildet werden sollen (Details und die Vergütungsregeln siehe Kapitel 8.6). Dieser Streit ist nicht medizinisch-inhaltlicher, sondern rein budgetärer Natur. Als Kompromiss wurde eine 3. Liste in Anlage 7 der Fallpauschalenvereinbarung (FPV) geschaffen. Die 13 Diagnosekodes aus dieser Liste müssen von den Krankenhäusern auf Fallebene bewertet werden: wenn es sich um dauerhafte, schwerere Gerinnungsstörungen handelt, münden diese in das Bluterentgelt, bei temporären Störungen wird für die gleiche Diagnose das Gerinnungsfaktorenentgelt abgerechnet. Leider fehlen klare nachvollziehbare Kriterien für die Einteilung, sodass die 13 Kodes im Kapitel 8.6. Vergütung mit erklärenden Hinweisen als Hilfestellung versehen sind.

Eine eindeutige Kodiermöglichkeit dieser Kodes der Mischtabelle ist möglich, indem 2 freie Schlüsselnummern des ICD-10 für die Kennzeichnung verwendet werden können:

U69.11! *Dauerhaft erworbene Blutgerinnungsstörung*
U69.12! *Temporäre Blutgerinnungsstörung*

Dieser Zusatzkode darf als Ausrufezeichenkode nur in Verbindung mit einer vorangestellten primären Diagnose aus Tabelle 3 der Anlage 7 zur FPV verwendet werden, um dadurch für U69.11! das Zusatzentgelt ZE2026-97, für U69.12! das Zusatzentgelt ZE2026-137 bis -139 bzw. ZE2026-219 bei postpartaler Blutung über die Kodierung eindeutig zu bestimmen.

Definition von temporär und dauerhaft

Die Einteilung von Fall zu Fall soll über das Kriterium „dauerhaft erworben“ (in Bluter-ZE 20XX-97) und „temporär“ (in ZE20XX-137 bis 139 und 219) erfolgen, ohne dass diese Begriffe medizinisch definiert wären. Dauerhaft erworben wäre auf alle Fälle eine Störung, die lebenslang besteht bzw. bei Lebererkrankungen nur durch eine Lebertransplantation heilbar wäre. Ebenso zählen chronische Erkrankungen mit Gerinnungsstörungen (z. B. Autoimmunerkrankungen) zu den dauerhaften Erkrankungen. Diese müssen jedoch sehr selten mit Gerinnungsfaktoren behandelt werden. Im Gegensatz dazu sind temporäre Störungen alle iatrogenen und periinterventionellen bzw. perioperativen Störungen sowie Gerinnungsstörungen bei schweren intensivpflichtigen Grunderkrankungen, die mit der Grunderkrankung auch wieder verschwinden. Hier wäre als Beispiel die DIC bei einer schweren Sepsis zu nennen.

Die klinisch nicht bekannte Unterscheidung bei Gerinnungsstörungen zwischen dauerhaft und temporär ist auf Dauer nicht praktikabel. Hier werden Nachbesserungen erforderlich sein, im Idealfall können sich die Selbstverwaltungspartner auf eine Aufteilung der Diagnosen aus Liste 3 auf die beiden anderen Listen verständigen, womit die Notwendigkeit dieser artifiziellen Einteilung entfiele.

4 Onkologie

4.1 Diagnose-Regeln

Der Kodierung von Neubildungen widmen die Deutschen Kodierrichtlinien 7 Regeln. Die Regeln sind in Kapitel 2 dieses Leitfadens zusammengefasst.

Die wichtigste Regel klärt, wann eine Metastase und wann der Primärtumor als Hauptdiagnose kodiert wird. Die Metastase ist nur dann HD, wenn die Aufnahme ausschließlich zu deren Behandlung erfolgte (z. B. lokale Chemotherapie, OP oder Bestrahlung einer Metastase). Bei Aufnahme zur systemischen Chemo-, Antikörper- und/oder Strahlentherapie ist der Primärtumor die HD, *alle* Metastasen Nebendiagnosen. Dies gilt auch für CUP-Syndrome (siehe Kapitel 2.2.4).

Die Angabe eines **Remissionsstatus** ist – im Gegensatz zu einigen Lymphomen und Leukämien – bei den soliden Tumoren nicht erforderlich. Allerdings ist sehr genau darauf zu achten, ob es sich um eine Primärbehandlung oder eine Nachuntersuchung nach Abschluss der Behandlung („Heilung") handelt. Näheres siehe Kapitel 2.2.7.

4.2 DRG-Systematik

4.2.1 Allgemeine Systematik bei soliden Tumoren

Für die Abbildung der nicht operativ oder strahlentherapeutisch behandelten soliden Tumore gibt es etwa 30 DRGs. Die Splitkriterien dieser DRGs werden zunehmend komplexer, sodass im Folgenden eine Übersichtstabelle helfen kann:

Lokalisation	Basis-DRG	Splitkriterien			
Auge	C65				[kein Split]
Gehirn	B66	VD	PCCL	Alter	Komplizierende Konstellation
HNO	D60	VD	PCCL		
Lunge	E71	VD	PCCL		Bronchoskopie, best. Lungenbiopsie, endoskopische Biopsie, Chemotherapie, Ösophagus-Stent
Darm	G60	VD	PCCL		Bestimmte hochaufwendige Behandlung (ohne Pflege)
Leber	H61	VD	PCCL	Alter	Komplexe Diagnose, Pfortaderthrombose
Sarkome	I65		PCCL	Alter	Hochkomplexe Chemotherapie
Mamma	J62	VD	PCCL		
Haut	J68				Komplexe Diagnose = Malignom
	J61	VD	PCCL	Alter	Hochkomplexe Diagnose
Männl GO	M60	VD	PCCL	Alter	Strahlentherapie, Nuklearmedizin
Weibl. GO	N60	VD	PCCL	Alter	Strahlentherapie
Harntrakt	L62		PCCL	Alter	
Thymom, CUP, LK-Metastasen, BNB unkl. Lokalisation u. a.	R62		PCCL	Alter	Komplizierende Diagnose (Sepsis, schwere Infektionen, Aplasie), Dialyse, Port, Knochenaffektionen (Osteolysen, Metastasen, path. Frakturen), komplexe Diagnose
Malignom bei HIV	S62				[kein Split]

VD=Verweildauer, PCCL=Patientenschweregrad

Man erkennt deutlich, dass neben den etablierten Splitkriterien Alter, Verweildauer (ein Tag versus mehr als ein Tag) und PCCL (in der Regel äußerst schwer versus alle anderen Schweregrade) zusätzliche Kriterien wie Chemotherapie, Endoskopien oder Biopsien hinzukommen. 2008 wurde die hochkomplexe Chemotherapie bei Sarkomen und Hodentumoren eingeführt, für 2012 konnte erstmals auch eine mittelgradig komplexe Chemotherapie bei der DRG M60B etabliert werden. Diese galt aber aufgrund inkonsistenter Definitionen im OPS anfangs nur für pädiatrische Patienten. Diese Unstimmigkeiten wurden durch Verschiebung der Chemoprotokolle (PEB, PE, PEI, PIV) seit 2015 zumindest bei den Hodentumoren beseitigt. 2020 wurde die mittelgradig komplexe Chemotherapie, 2021 auch die hochgradig komplexe Chemotherapie als Splitkriterium bei der M60 jedoch wieder gestrichen, sodass hier nur noch strahlentherapeutische und nuklearmedizinische Maßnahmen Kostentrenner sind. 2022 wurden die Chemotherapiekodes komplett neu definiert, dadurch erfolgte durch das InEK eine Neubewertung dieser Kodes in den entsprechenden DRGs. Die Kodes sind als Splitkriterien geblieben, sie führen nach neuer Definition nur in andere Fälle als bis 2021. Einzig die hochkomplexe Doppelinduktion bei ALL wurde inhaltlich verändert (siehe Kapitel 3). Bis 2026 konnte trotz differenzierter Kodierung der Chemotherapie kein weiteres Splitkriterium daraus definiert werden.

Eine weitere Korrektur betraf wiederholt die DRG E71 für Lungentumore, welche eine Neusortierung der Splitkriterien in 4 abrechenbare DRGs bewirkte: im A-Split werden Fälle mit PCCL von 4 und Verweildauer über einem Tag abgerechnet, der B-Split vergütet die Fälle mit aufwendigen Biopsien oder einfachen Biopsien plus Chemotherapie generell sowie ab 2021 auch Fälle mit Ösophagus-Stents, der C-Split die Fälle mit einfachen Biopsien und der D-Split die restlichen Fälle als einfache (Chemotherapie) fälle bzw. Eintagesfälle. 2021 erfolgte v.a. eine Abwertung der starren Bronchoskopie und bestimmter Biopsiekodes vom B- in den C-Splitt der E71. Ferner wurde der Kode 8-547.2 als Splitkriterium im Sinne einer Abwertung von E71B in E71C gestrichen.

Durch Streichung des Splitkriteriums der starren Endoskopie wegen fehlenden Kostenunterschieds in der Basis-DRG D60 (HNO-

Tumore) wurde diese DRG 2021 kondensiert. Kostentrenner zwischen A- und B-Split sind nur noch Belegungsdauer und PCCL. Seit 2023 gab es keine Änderungen mehr an der DRG-Systematik bei soliden Tumoren.

Zusammenfassend ist eine Chemotherapie nur noch in den Basis-DRGs E71 (Lungentumore) und I65 (Tumore Bewegungsapparat) als Splitkriterium verblieben.

2026 stand die Weiterentwicklung des Hybrid-DRG-Katalogs im Vordergrund, daher gab es bei den konservativen Fallpauschalen zu soliden Tumoren keine Veränderungen. Seit der DRG-Version 2025 bestehen allerdings drei Hybrid-DRGs, die verteilt auf verschiedene MDCs vor allem mediastinale Lymphknoten-Biopsien zur Abklärung oder Staging onkologischer Krankheitsbilder abbilden. Erstmals werden damit im Hybrid-DRG-Katalog nun auch onkologische Fälle berücksichtigt. Durch die Erweiterung der Verweildauer auf 2 Tage sind ab 2026 Lymphknotenbiopsien in 5 Hybrid-DRGs abgebildet, u.a. auch in einer neuen H-DRG R11M.

Achtung: zahlreiche weitere Maßnahmen und Diagnosen können dazu führen, dass Fälle nicht mehr in einer der o.g. DRGs, sondern an einer ganz anderen Stelle des DRG-Systems vergütet werden! Die Angaben gelten für den medizinischen „Standardfall". So werden gastrointestinale Malignome mit aufwändigen endoskopischen Interventionen meist nicht in der Basis-DRG G60, sondern in den die Endoskopie besser abbildenden DRGs aus G47 oder G48 vergütet.

4.3 Diagnose-Kodes

Bei der Kodierung von soliden Tumoren steht die Lokalisation im Vordergrund. Die Histologie ist oft zur Kodierung nicht erforderlich oder steht an 2. Stelle. Die Systematik der Kodes mit der Einteilung in Körperregionen spiegelt die Bedeutung des Ursprungsorts wider.

Folgende Bereiche finden sich im ICD zur Kodierung von Malignomen:

C00–C75	*Primäre bösartige Neubildungen (solide Tumore) an genau bezeichneten Lokalisationen*
C76	*Primäre bösartige Neubildungen (solide Tumore) mit ungenauer Lokalisation*
C77	*Lymphknoten-Metastasen (ICD-10-Terminus: sekundäre Neubildungen)*
C78–C79	*Alle übrigen Metastasierungen*
C80	*Bösartige Neubildung ohne Angabe einer Lokalisation CUP-Syndrom*
C97	*Primäre bösartige Neubildungen an mehreren Lokalisationen*
D00–D09	*In-situ-Neubildungen*
D10–D36	*Gutartige Neubildungen*
D37–D48	*Neubildungen unsicheren und unbekannten Verhaltens*

Die folgende Liste gibt häufige *primäre solide bösartige* Tumoren an, für spezielle und seltene Malignome muss der ICD-10-Katalog zu Rate gezogen werden (C00 bis C75).

Sollte ein Karzinom mehrere Teilbereiche überlappen, sind die dafür vorgesehenen Kodes (in der Regel „.8 mehrere Teilbereiche überlappend") zu verwenden.

Hier gilt es, genau zu trennen zwischen Organ überschreitendem Wachstum und Wachstum innerhalb eines Organs über mehrere Bereiche. Für beide Situationen gibt es eigene Kodierregeln (siehe Kapitel 2.2.6) und eigene ICD-Kodes.

ICD-10	Bezeichnung	Synonyme
C00–06	**[Mund, Mundhöhle, Zunge, zahlreiche detaillierte Kodes]**	
C07–09	**Speicheldrüsen, Tonsillen**	
C07	Parotis	
C08.0	Glandula submandibularis	

ICD-10	Bezeichnung	Synonyme
C08.1	Glandula sublingualis	
C08.8	Große Speicheldrüsen, mehrere Teilbereiche überlappend	
C09.0	Fossa tonsillaris	
C09.1	Gaumenbogen	
C08.8	Tonsille, mehrere Teilbereiche überlappend	
C14.2	Waldeyer'scher Rachenring	
C10–14	**[Pharynx, sonstige, zahlreiche detaillierte Kodes]**	
C14.8	Lippe, Mundhöhle und Pharynx, mehrere Teilbereiche überlappend	
C15	**Ösophagus-Karzinom**	
Hinweis: 2 alternative Subklassifikationen: anatomisch und Drittel		
C15.0	zervikal	
C15.1	thorakal	
C15.2	abdominal	
C15.3	oberes Drittel	
C15.4	mittleres Drittel	
C15.5	unteres Drittel	
C15.8	mehrere Teilbereiche überlappend	
C16	**Magen-Karzinom**	
Hinweis: MALT-Lymphome siehe Lymphome!		
C16.0	Kardia	ösophagogastrischer Übergang
C16.1	Fundus	
C16.2	Corpus	
C16.3	Antrum	
C16.4	Pylorus	
C16.5	kleine Kurvatur, nicht näher bez.	nicht unter C16.1 bis C16.4 einteilbar

ICD-10	Bezeichnung	Synonyme
C16.6	große Kurvatur, nicht näher bez.	nicht unter C16.0 bis C16.4 einteilbar
C16.8	mehrere Teilbereiche überlappend	
C17	**Dünndarm-Karzinom**	
C17.0	Duodenum	
C17.1	Jejunum	
C17.2	Ileum	
C17.3	Meckel-Divertikel	
C17.8	mehrere Teilbereiche überlappend	
C18	**Kolon-Karzinom**	
C18.0	Zaekum	Ileozäkalklappe
C18.1	Appendix	
C18.2	Colon ascendens	
C18.3	rechte Kolonflexur	
C18.4	Colon transversum	
C18.5	linke Kolonflexur	
C18.6	Colon descendens	
C18.7	Sigma	[nicht Rektosigmoid (C19)!]
C18.8	mehrere Teilbereiche überlappend	
C19	**Karzinom Übergang Colon-Rectum, Rectum**	
C19	Rektosigmoid	Kolon mit Rektum Übergang Sigma zu Rectum
C20	Rectum-Karzinom	
C21	**Anus und Anuskanal**	
c21.0	Anus, nnb	Nicht Haut, nicht Rand (C43.5, C44.5-)
c21.1	Analkanal	Inkl. Sphinkter
c21.2	Kloakenregion	

ICD-10	Bezeichnung	Synonyme
C22	**Leber-Karzinom**	
C22.0	Leberzell-Karzinom	Hepatozelluläres Karzinom (HCC)
C22.1	Intrahepatisches Cholangio-Ca	Intrahepatisches Gallengangs-Ca
C22.2	Hepatoblastom	
C22.3	Angio-Sarkom	Kupffer-Zell-Sarkom
C22.4	Sonstige Leber-Sarkome	
C22.7	Sonstige Leber-Karzinome	
C23	**Gallenblasen-Karzinom**	
C23	Gallenblasen-Karzinom	
C24	**Gallengangs-Karzinom**	
Hinweis: nur extrahepatisch, intrahepatisch C22.1!		
C24.0	Extrahepatischer Gallengang	
C24.1	Ampulla Vateri	
C24.8	Mehrere Teilbereiche überlappend	
C25	**Pankreas-Karzinom**	
C25.0	Pankreaskopf	
C25.1	Pankreaskörper	
C25.2	Pankreasschwanz	
C25.3	Ductus pancreaticus	
C25.4	Endokriner Teil	Langerhans-Inseln
C25.7	Sonstige Teile	Pankreashals
C25.8	Mehrere Teilbereiche überlappend	
C30–31	[Nase, Ohr, zahlreiche detaillierte Kodes]	
C32	**Kehlkopf (Larynx)**	
C32.0	Glottis	Stimmband, Ventriculus laryngis

ICD-10	Bezeichnung	Synonyme
C32.1	Supraglottis	u.a. Epiglottis, Taschenband,
C32.2	Subglottis	
C32.3	Larynxknorpel	
C33	**Trachea, Luftröhre**	
C34	**Bronchial-Karzinom**	
C34.0	Hauptbronchus	Carina, Hilusnah
C34.1	Oberlappen (-Bronchus)	
C34.2	Mittellappen (-Bronchus)	
C34.3	Unterlappen (-Bronchus)	
C34.8	Mehrere Teilbereiche überlappend	
C38	Herz, Mediastinum, Pleura	
Hinweis: hier werden alle Tumore rein nach Lokalisation kodiert, auch Keimzelltumore des Mediastinums (nicht als Hodentumor kodieren!)		
C38.0	Herz, Perikard	
C38.1	Vorderes Mediastinum	
C38.2	Hinteres Mediastinum	
C38.4	Pleura	
C40–41	**Bösartige Knochentumore**	
Hinweis: hier werden alle Tumore des Knochens und Knorpels nach Lokalisation kodiert: Ewing-Sarkome, Osteosarkome, Chondrosarkome, Fibrosarkome usw.		
C40.0	Skapula und lange Armknochen	
C40.1	Kurze Knochen des Armes	
C40.2	Lange Beinknochen	
C40.3	Kurze Knochen des Beines	
C40.8	Extremitäten, mehrere Teilbereiche überlappend	
C41.01	Hirnschädel	Kraniofazial

ICD-10	Bezeichnung	Synonyme
C41.02	Gesichtsschädel	Maxillofazial
C41.1	Unterkiefer	
C41.2	Wirbelsäule	nicht Kreuzbein, Steißbein (C41.4)
C41.30	Rippen	
C41.31	Sternum	
C41.32	Schlüsselbein	Klavikula
C41.4	Beckenknochen	Inkl. Kreuzbein, Steißbein
C41.8	Achsenskelett, mehrere Teilbereiche überlappend	
C43	**Malignes Melanom**	
C43.0	Lippe	
C43.1	Augenlid	
C43.2	Ohr und äußerer Gehörgang	
C43.3	Sonstige Teile Gesicht	
C43.4	Behaarte Kopfhaut und Hals	
C43.50	Perianalhaut	nicht Anus (C21.0)
C43.59	Rumpf, sonstige und n. n. bez Teile	auch Haut der Brustdrüse
C43.6	Schulter und Arm	
C43.7	Hüfte und Bein	
C43.8	mehrere Teilbereiche überlappend	
C44	**Sonstige bösartige Neubildungen der Haut**	
C44.0	Lippe	
C44.1	Augenlid	Inkl. Kanthus
C44.2	Ohr und äußerer Gehörgang	
C44.3	Sonstige Teile Gesicht	
C44.4	Behaarte Kopfhaut und Hals	

ICD-10	Bezeichnung	Synonyme
C44.50	Rumpf: perianal	
C44.59	Rumpf, sonstige und nnb	Inkl. Haut der Brustdrüse
C44.6	Schulter und Arm	
C44.7	Hüfte und Bein	
C45–49	**Weichteil-Tumore**	
Hinweis: hier werden alle bösartigen Weichteil-Tumore nach Lokalisation kodiert: Sarkome, Rhabdomyosarkome, Maligne fibröse Histiozytome, Angiosarkome usw. (Ausnahmen: Leber, Mamma)		
C45.0	Pleuramesotheliom	
C45.1	Mesotheliom des Peritoneums	
C45.2	Mesotheliom des Perikards	
C46	**[Kaposi-Sarkom, zahlreiche Kodes]**	
C47	**Periphere Nerven und autonomes Nervensystem**	
C47.0	Periph. Nerven Kopf, Gesicht, Hals	
C47.1	Periph. Nerven Arm, Schulter	
C47.2	Periph. Nerven Hüfte und Bein	
C47.3	Periph. Nerven Thorax	
C47.4	Periph. Nerven Abdomen	
C47.5	Periph. Nerven Becken	
C47.6	Periph. Nerven Rumpf, n. n. b.	
C47.8	mehrere Teilbereiche überlappend	
C48	**Peritoneum und Retroperitoneum**	
C48.0	Retroperitoneum	
C48.1	Peritoneum näher bez.	
C48.8	mehrere Teilbereiche überlappend	
C49	**Sonstige Binde- und Weichteilgewebe**	
C49.0	Kopf, Gesicht, Hals	

ICD-10	Bezeichnung	Synonyme
C49.1	Schulter und Arm	
C49.2	Hüfte und Bein	
C49.3	Thorax	[nicht Mamma (C50.-)]
C50.-	Sarkome der Mamma	
C49.4	Abdomen	
C49.5	Becken	
C49.6	Rumpf, nicht näher bez.	
C49.8	mehrere Teilbereiche überlappend	
C50	**Mamma-Karzinom**	
C50.0	Brustwarze und Warzenhof	
C50.1	Zentraler Drüsenkörper	
C50.2	Oberer innerer Quadrant	
C50.3	Unterer innerer Quadrant	
C50.4	Oberer äußerer Quadrant	
C50.5	Unterer äußerer Quadrant	
C50.6	Recessus Axillaris	
C50.8	mehrere Teilbereiche überlappend	
C51–58	**[Weibliche Genitalorgane]**	
C56	**Ovarial-Karzinom**	
C56	Ovarial-Karzinom	
C60–63	**[Männliche Genitalorgane]**	
C61	**Prostata-Karzinom**	
C61	Prostata-Karzinom	
C62	**Bösartiger Hoden-Tumor**	
Hinweis: hier werden alle bösartigen Hodentumore unterschieden nach deszendiert und nicht deszendiert kodiert, ohne Unterschied der Histologie: Teratome, Seminome, Teratokarzinom, Karzinom usw.		
C62.0	Nicht deszendiert	
C62.1	deszendiert	

ICD-10	Bezeichnung	Synonyme
C64–68	**[Harnorgane]**	
C64	Nieren-Karzinom	Nierenzellkarzinom, Hypernephrom, Nephroblastom, Nierensarkom usw.
C65	Nierenbecken-Karzinom	
C66	Ureter-Karzinom	
C67.0	Harnblase Trigonum vesicae	
C67.1	Harnblase Apex vesicae	
C67.2	Harnblase Laterale Wand	
C67.3	Harnblase Vordere Wand	
C67.4	Harnblase Hintere Wand	
C67.5	Harnblasenhals	
C67.6	Harnblase Ostium ureteris	
C67.8	mehrere Teilbereiche überlappend	
C69	[Auge, verschiedene Kodes]	
C70	**Bösartiger Tumor der Meningen**	
C70.0	Malignom Hirnhäute	
C70.1	Malignom Rückenmarkshäute	Mal. extramedullärer spinaler Tumor
C71	**Tumor Gehirn, Rückenmark, Hirnnerven**	
Hinweis: hier werden alle bösartigen Hirntumore nach Lokalisation kodiert, alle Histologien: Astrozytome, Glioblastome, Gliosarkome, Oligodendrogliome usw. (nicht Lymphome!)		
C71.0	Zerebrum	Supratentoriell
C71.1	Frontallappen	
C71.2	Temporallappen	
C71.3	Parietallappen	
C71.4	Okzipitallappen	
C71.5	Hirnventrikel ohne 4. Ventrikel	

ICD-10	Bezeichnung	Synonyme
C71.6	Kleinhirn	
C71.7	Hirnstamm und 4. Ventrikel	Infratentoriell
C71.8	mehrere Teilbereiche überlappend	
C72.0	Rückenmark	
C72.1	Cauda equina	
C72.2	1. Hirnnerv	N. olfactorius
C72.3	2. Hirnnerv	N. opticus
C72.4	8. Hirnnerv	N. olfactorius
C72.5	sonstige Hirnnerven	
C73–75	**Karzinome endokrine Drüsen**	
C73	Schilddrüse	medullär, papillär und follikulär
C74.0	NNR	
C74.1	NNM	
D44.8	MEN	(zusätzlich zu den Neoplasien kodieren)
C75.0	Nebenschilddrüse	
C75.1	Hypophyse	

4.4 Kodierung von Weichteil-Tumoren

Bei den Sarkomen besteht eine gewisse Unklarheit, was den korrekten Diagnosekode angeht. Bis auf Sarkome der Leber und der Mamma sind die Weichteil-Tumore nicht explizit bei den Lokalisationen aufgeführt. Daher kann es zu Schwierigkeiten kommen, ob beispielsweise ein GIST-Tumor des Magens mit einem Kode aus *C16.- Bösartige Neubildung des Magens* oder eher histologisch mit dem Kode *C49.4 BNB Bindegewebe und andere Weichteile des Abdomens* zu verschlüsseln ist. Um die Frage zu beantworten, muss man sich die Hierarchie der ICD-10-Kodes im Kapitel der Malignome vergegenwärtigen. Dort gibt es eine „biologische Ebene", auf der große Gruppen zusammengefasst werden:

C00–C75 *BNB an genau bezeichneten Lokalisationen (solide Tumore)*

C76–C80 *Metastasen, BNB ungenau bezeichneter Lokalisation, CUP*

C81–C96 *Lymphome, Multiples Myelom, Leukämien (hämatologische Tumore)*

C97 *BNB an mehreren Lokalisationen gleichzeitig*

Innerhalb dieser biologischen Gruppen erfolgt dann die Einteilung, von wenigen Ausnahmen abgesehen, nach Lokalisation. In einigen Ausnahmefällen wird die Morphologie noch zusätzlich mit angegeben. Ansonsten wird die Morphologie nur durch eigene Schlüsselnummern des ICD-O erfasst. Seit 2016 ist die ICD-O-Klassifikation nicht mehr Bestandteil des ICD-10 GM, sondern als eigenständige Version auf der Homepage des BfArM als Download erhältlich. Entsprechend wurden alle Verweise auf die Morphologieschlüssel im ICD-10 gestrichen. Diese waren sowieso nicht mehr aktuell. Durch die Trennung lassen sich beide Klassifikationen unabhängig voneinander einfacher aktualisieren.

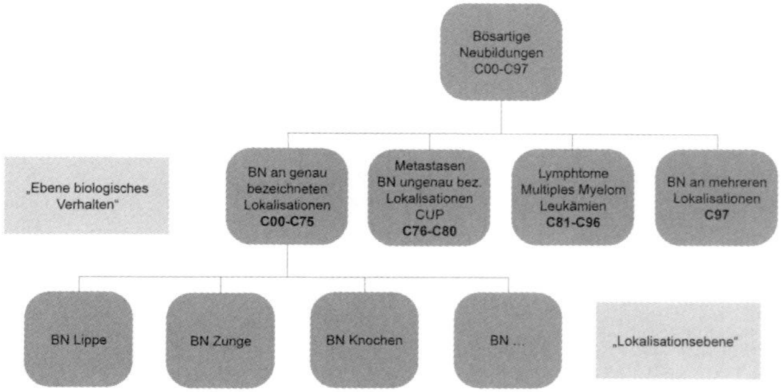

Die soliden Tumore werden im ICD-10-Katalog als primär nach der Lokalisation kodiert, erst in zweiter Linie über die Histologie. Siehe auch Punkt 6 „Bösartige Neubildungen ektopen Gewebes" in den Hinweisen am Anfang von Kapitel II „Neubildungen" des ICD-10.

Wenn nicht explizit ein Inklusivum oder Exklusivum genannt wird, sind die Sarkome der inneren Organe daher nach ihrer Lokalisation zu kodieren. Das hieße, für den GIST des Magens einen Kode aus *C16.- Bösartige Neubildung des Magens* zu verwenden. Gleiches gilt für einen Keimzelltumor im Mediastinum oder Pankreaskarzinomgewebe im Ovar. Vergleiche hierzu auch MD-Empfehlungen Nr. 219 und 229. Hilfreich wäre es, vergleichbar den Inklusiva bei Leber- oder Mammamalignomen auch bei den übrigen Entitäten eine Klarstellung im ICD-10 zu ergänzen.

Folgende Ausnahmen von der Lokalisationsregel bestehen für Sarkome im ICD-10:

C22.3	*Angiosarkom der Leber*
C22.4	*Sonstige Sarkome der Leber*
C50.-	*Sarkom Brust*
C45.0	*Mesotheliom Pleura*
C45.1	*Mesotheliom Peritoneum*
C45.2	*Mesotheliom Perikard*
C46.-	*Kaposi Sarkom*
C48.0	*BNB Retroperitoneum*
C48.1	*BNB Mesenterium, Mesokolon, Peritoneum*

4.5 Metastasen

Im Gegensatz zur Kodierung der Leukämien und Lymphome (außer C79.3 und C79.5 keine Erfassung der Metastasen, siehe Kapitel 3.3.4) sind bei den soliden Tumoren vorhandene Metastasen zu kodieren, wenn sie einen diagnostischen oder therapeutischen Aufwand darstellen bzw. zur Beschreibung des Tumors bei systemischer Therapie dienen. Eine histologische Sicherung von Primärtumor oder Metastasen ist für die Kodierung nicht zwingend erforderlich. Siehe MD-Empfehlung Nr. 357, 409, 418, 557. Unter bestimmten Umständen ist eine Metastase auch die Hauptdiagnose. Näheres siehe Kapitel 2.

Durch eine Entscheidung des Bundesschlichtungsausschusses 2020 ist eine Metastase auch dann als Nebendiagnose zu kodieren, wenn ausschließlich eine Besprechung in einer Tumorkonferenz stattgefunden hat und dort das weitere Vorgehen in Hinblick auf die Metastase beraten wurde (MD-Empfehlung 357 dadurch korrigiert).

2017 wurden zwei neue Metastasenkodes für Bindegewebe und Weichteile an Hals und Extremitäten geschaffen. Diese helfen insbesondere bei den immer wieder erforderlichen Rezidiveingriffen, z. B. nach Neck dissection bei Kopf-Hals-Tumoren, wenn keine Lymphknoten mehr entfernt werden können, die Situation genauer zu beschreiben. 2021 wurde mittels Querverweis bei C79.88 klargestellt, dass mit C79.4 auch die Metastase der Aderhaut des Auges kodiert wird. Für 2025 wurde explizit klargestellt, dass die Metastasenkodes auch bei Karzinosen von Pleura oder Peritoneum anzuwenden sind, Näheres und Kodes dazu siehe Kapitel 2.2.5. Dies lässt sich auch auf andere Metastasenkodes übertragen, wenn es sich um eine Aussaat auf serösen Häuten oder Ansammlung von malignen Zellen in Hohlräumen handelt (z. B. eine Meningeosis carcinomatosa mit C79.3).

Eine wesentliche Neuerung gab es für 2022: Metastasen mehrerer Lymphknotenregionen (C77.8) können nun mittels eines Zusatzkodes genauer hinsichtlich Lokalisation verschlüsselt werden:

U69.5-!	*Sekundäre Schlüsselnummern zur Angabe mehrerer Regionen bei sekundärer und nicht näher bezeichneter bösartiger Neubildung der Lymphknoten*
U69.50!	*Lymphknoten des Kopfes, des Gesichtes und des Halses Supraklavikuläre Lymphknoten*
U69.51!	*Intrathorakale Lymphknoten*
U69.52!	*Intraabdominale Lymphknoten*
U69.53!	*Axilläre Lymphknoten und Lymphknoten der oberen Extremität Pektorale Lymphknoten*
U69.54!	*Inguinale Lymphknoten und Lymphknoten der unteren Extremität*
U69.55!	*Intrapelvine Lymphknoten*

4.5.1 Metastasen bei Lymphomen und Leukämien

Bei Lymphomen und Leukämien gibt es per definitionem keine Metastasierung, auch wenn sich klinisch ähnliche Befunde erheben lassen (z. B. Weichteil-Tumor bei Plasmozytom oder Hodenbefall bei akuten Leukämien). Selbst rein extranodal wachsende Lymphome (z. B. MALT-Lymphom im Magen) werden immer nach der Lymphomziffer (C81 bis C95) kodiert.

Dazu gibt es zwei Ausnahmen: Für die Verschlüsselung der Knochenbeteiligung und Knochenmarkinfiltration bei malignen Lymphomen (Achtung: nur C81 bis C88, nicht Multiple Myelome oder Leukämien!) ist

C79.5 *Sek. bösartige Neubildung des Knochens und des Knochenmarks*

anzugeben [0215q]. Näheres siehe im Kapitel 3.3.4.

Ferner kann bei Lymphomen und Leukämien eine Beteiligung von Gehirn und Hirnhäuten erfasst werden mit der Schlüsselnummer:

C79.3 *Sek. bösartige Neubildung des Gehirns und der Hirnhäute*

4.5.2 Metastase als Haupt- oder Nebendiagnose

Erfolgt die stationäre Aufnahme nur zur Behandlung der Metastase(n), ist eine von diesen als Hauptdiagnose zu wählen (Beispiel: Jahre nach Resektion eines Mamma-Karzinoms wird eine Patientin wegen Knochenmetastasen behandelt). Der zugrundeliegende Primärtumor wird immer zur Nebendiagnose, auch wenn er bereits vor Langem entfernt wurde. Näheres siehe Kapitel 2.2.2.

Bei stationärer Aufnahme zur systemischen Chemo-, Antikörper- und/oder Strahlentherapie können alle Metastasen kodiert werden, dann ist das Malignom die Hauptdiagnose. Näheres siehe Kapitel 2.2.3. Achtung: diese Regel gilt nicht, wenn die Veranlassung für die stationäre Behandlung eine andere war und die Chemo-/Antikörper-/Strahlentherapie zusätzlich bzw. nachrangig durchgeführt wird!

4.5.3 Maligne Ergüsse

Für die Kodierung maligner Ergüsse stehen die Kombinations-Kodes zur Verfügung:

maligner Pleuraerguss	*C78.2+*	*Sekundäre bösartige Neubildung der Pleura*
	*J91**	*Pleuraerguss bei andernorts klass. Krankheiten*
maligner Aszites	*C78.6*	*Sekundäre bösartige Neubildung des Peritoneums*
	R18	*Aszites*
maligner Pleuraerguss	*C79.83*	*Sekundäre bösartige Neubildung des Perikards*
	I31.3	*Perikarderguss*

Zu beachten ist, dass bei Verwendung dieser Kodes keine ähnlichen Ziffern wie z. B. J90 Pleuraerguss zusätzlich verwendet werden können. Weitere Angaben, auch zur Differenzierung von J90 und J91*, siehe Kapitel 2.2.5.

4.5.4 Systematik der Metastasen

Die Systematik der Metastasen folgt ebenfalls der Grundregel: Lokalisation vor Histologie.

Die ICD-10-Systematik gebraucht für Metastasen den etwas sperrigen Ausdruck „sekundäre bösartige Neubildung".

Diagnosenkodes Metastasen

Kode	Bezeichnung
Lymphknoten	
C77.0	Lymphknotenmetastasierung Kopf, Gesicht, Hals, supraklavikulär
C77.1	Lymphknotenmetastasierung intrathorakal
C77.2	Lymphknotenmetastasierung intraabdominell
C77.3	Lymphknotenmetastasierung axillär, Arm, pektoral

Kode	Bezeichnung
C77.4	Lymphknotenmetastasierung inguinal, Bein
C77.5	Lymphknotenmetastasierung intrapelvin, iliacal, pelvin
C77.8	Lymphknotenmetastasierung mehrere Regionen, disseminiert Zusätzlich für die Lokalisation
U69.50!	LK Kopf, Gesicht, Hals, supraklavikulär
U69.51!	LK intrathorakal
U69.52!	LK intraabdominal
U69.53!	LK axillär, obere Extremität, pektoral
U69.54!	LK inguinal, untere Extremität
U69.55!	LK intrapelvin
Atmungs- und Verdauungsorgane	
C78.0	Lungenmetastasen
C78.1	Metastasen im Mediastinum
C78.2	Pleurametastasen, Pleurakarzinose, Lymphangiosis carcinomatosa
C78.3	Metastasen in sonstigen und n. n. bez. Atmungsorganen
C78.4	Dünndarmmetastasen
C78.5	Kolon- und Rektummetastasen
C78.6	Retroperitoneale und peritoneale Metastasen, Peritonealkarzinose
C78.7	Lebermetastasen Metastasen der intrahepatischen Gallenwege
C78.8	Metastasen in sonstigen und n. n. bez. Verdauungsorganen
Sonstige Lokalisationen	
C79.0	Nieren(becken)metastasen
C79.1	Metastasierung an der Harnblase und anderen Harnorganen
C79.2	Hautmetastasen
C79.3	Hirnmetastasen, Meningeosis carcinomatosa, maligne Zellen im Liquor, Meningeosis leucaemica

Kode	Bezeichnung
C79.4	Metastasen an sonstigen Lokalisationen des Nervensystems, Rückenmarkmetastase, intraspinale Weichteilmetastase u. ä. inkl. Orbita (Aderhaut, Bindegewebe)
C79.5	Knochenmetastase Auch: Knochen(mark)herde bei malignen Lymphomen
C79.6	Ovarialmetastase
C79.7	Nebennierenmetastase
C79.81	Metastase an der Brustdrüse (ohne Haut!)
C79.82	Metastase an den Genitalorganen (nicht Ovar!)
C79.83	Metastase Perikard
C79.84	Metastase sonstige Lokalisation Herz (Endokard, Myokard)
C79.85	Metastase des Bindegewebes und anderen Weichteilgewebe des Halses (ohne Haut, ohne LK!)
C79.86	Metastase des Bindegewebes und andere Weichteilgewebe der Extremitäten (inkl. Schulter, Hüfte) (ohne Haut, ohne LK, ohne Knochen!)
C79.88	Metastase an sonstigen näher bez. Lokalisationen, auch des Bindegewebes und anderer Weichteilgewebe, z. B. Augenlid, Ohr, Thoraxwand, Bauchwand, Schilddrüse

4.6 Allgemeiner Kodier-Algorithmus

Der folgende, allgemein gehaltene Kodieralgorithmus soll vor allem dem Anfänger helfen, an alle wichtigen Aspekte bei der Kodierung zu denken. Er erhebt keinen Anspruch auf Vollständigkeit, kann aber als Vorlage für eigene immer wiederkehrende Fälle dienen.

Auswahl der Hauptdiagnose	
Malignom als Hauptdiagnose	Aufnahme zur Abklärung von Beschwerden, als deren Ergebnis das Malignom diagnostiziert wird.
	Aufnahme zum Zwischenstaging und Abschlussstaging

	Aufnahme zur systemischen Chemotherapie, Antikörpertherapie und/oder Bestrahlung
	Aufnahme zu operativen Maßnahmen, auch diagnostisch
	Aufnahme zu Überwachungsmaßnahmen
	Aufnahme zur Behandlung mehrerer Folgen von Tumor u/o Behandlung (siehe Bundesschlichtungsausschuss)
	Aufnahme zur Stammzelltransplantation
Nicht bei:	Reiner Symptombehandlung, z. B. nur EK-Gabe → Anämie
Nicht bei:	Behandlung nur einer Folge von Tumor/Therapie, dann diese Folge HD
Nicht bei:	Metastasenbehandlung, z. B. lok. Bestrahlung einer Metastase
Nicht bei:	Aufnahme zur Nachsorgeuntersuchung nach Behandlungsabschluss, dann HD Z08.- Nachuntersuchung nach Behandlung wegen BNB
Nebendiagnosen in Zusammenhang mit der Hauptdiagnose	
Probleme durch Malignom	Zerebrale Ausfälle bei zerebralem Befall/Metastasierung?
	Obere Einflussstauung bei Lymphomen/Metastasen?
	Thrombose/Gefäßkompression?
	Tracheal-/Bronchialkompression mit Luftnot?
	Knochenmarkinfiltration? [auch bei Lymphomen, nicht bei Multiplem Myelom oder Leukämien!]
	Anämie, Thrombopenie? Leukopenie?
	Pathologische Frakturen? Osteolysen?
	Hyperkalzämie und deren Probleme?
	Antikörpermangel? Infektneigung?
	Ikterus? Hepatomegalie? Splenomegalie?
	Harnstau durch Tumormassen?
	Kompression von Magen/Darm? Ileus?
	Pleuraerguss? Aszites? Perikarderguss?
	Transplantatversagen bei TPL-Aufenthalt?
Metastasen	alle kodieren bei Aufnahme zur syst. Chemo-/Strahlen-/Antikörpertherapie

	Metastasen mit Behandlungsrelevanz?
	Metastase evtl. Hauptdiagnose?
	Knochen(mark)- oder ZNS-Befall bei Lymphomen? ZNS-Befall bei Lymphomen, MM und Leukämien
Tumorlyse-Symptome	Hyperurikämie? Hyperkaliämie?
	Niereninsuffizienz? Tumorlyse?
B-Symptomatik	Wird nur kodiert, wenn ein zusätzlicher Aufwand bestand, z. B. bei extremer Kachexie und parenteraler Ernährung
Nebendiagnosen unabhängig von der Hauptdiagnose	
Kodierung nur bei Aufwand, keine Alt-Diagnosen!	
Vorerkrankungen	Siehe Anamnesebogen.
Neurologisch	Apoplex? Neurologische Residuen?
Herz-Kreislauf	COPD, KHK, AVK, Thrombose, Hypertonus?
Endokrinolog. Störungen	Hypothyreose? Struma? Diabetes mellitus?
GI-Trakt	Ulkus, Gastritis?
Nebendiagnosen/Komplikationen in Zusammenhang mit der Therapie	
Chemotherapie	Anämie, Thrombopenie, Aplasie?
Bestrahlungsfolgen	Übelkeit/Erbrechen über das übliche Maß hinaus?
	Mukositis?
	Durchfall? Darminfektion? Costridium diff.-Kolitis?
	Pneumonitis? Reizhusten? Dyspnoe?
	Nierenversagen? Leberinsuffizienz?
	Polyneuropathie? Ursache?
	Dermatitis? Paravasat mit Nekrosen?
Infektionen, Fieber	FUO? Fokus? Keimnachweis? Aplasie?
	Positive Blutkultur? Pilznachweis?
	Pneumonie? **Sepsis?** Katheterinfekt ZVK/PORT?

Nebendiagnosen/Komplikationen unabhängig von der Hauptdiagnose	
	Thrombose/Lungenembolie?
	Sturz, Fraktur, Verletzung?
	Neu diagnostizierte Erkrankungen
Pflegerelevante Diagnosen	
Ausscheidung	Harninkontinenz? Stuhlinkontinenz?
	Künstliche Körperöffnungen?
Ernährung	Kachexie?
Haut/Schleimhaut	Dekubitus? Mukositis? Soor?
	Wundheilungsstörungen nach OP?
Neurologie	Tremor? Schluckstörungen? Demenz? Senilität?
Mobilität	Lähmungen? Verlust einer Extremität? Rollstuhl?
Übereinstimmung Diagnosen – Medikamente	
Medikation während des Aufenthalts	Gibt es zu jedem aufwendigen Medikament eine entsprechende kodierrelevante Diagnose?
	Antibiotika/Antimykotika und Infekt?
	Parenterale Ernährung – Kachexie/Mukositis?
	Schmerztherapie – Schmerzursache?
	Elyt-Substitution – Elyt-Mangel?
Übereinstimmung Diagnosen – Untersuchungsergebnisse	
Auffällige Laborbefunde	**Achtung: Aufwand prüfen!** Weitere Abklärung erfolgt?
Sonstige Untersuchungen	Röntgen und CT?
	Sonographie und ECHO?
	Externe Befunde
	Hygiene: Positive Blutkulturen? Virusnachweis?
Übereinstimmung Diagnosen – Prozeduren	
Vollständigkeit	Sind alle Prozeduren vorhanden?
	Chemotherapie/Bestrahlung? Gabe von Antikörpern?
	OP: Tumorentfernung? PORT-Implantation? Biopsie?
	Tox- Untersuchungen? Staging-Untersuchungen?

	Anlage ZVK? **PORT-Explantation?**
	Punktionen: LP, Pleura, Aszites, Hautstanze, KMP?
	Transplantationsprozedur? Stammzellsammlung?
	Dialyse?
	Gabe von Blut und Blutprodukten?
	Gabe von Antimykotika, Gabe von G-CSF
	Notfallprozeduren: Intubation, Rea, Defi?
Gibt es zu jeder Prozedur eine passende Diagnose?	„Paare" bilden! Näheres siehe Kapitel 1
	Anämie – EK-Gabe
	Thrombopenie – THK-Gabe
	Komplikationen bei Prozeduren? (z. B. ZVK-Anlage)
Probegruppierung	
Passt die DRG zum Fall?	DRG **je nach Malignomlokalisation/Prozeduren**
Welcher Split?	Entspricht der Split dem Aufwand?
	Entspricht der Split den Nebendiagnosen, z. B. Aplasie
	Entspricht der Split den Prozeduren, z. B. Dialyse
	Entspricht der Split der Verweildauer und dem Pat.-Alter?

5 Stammzelltransplantation und Zelltherapie

5.1 Definitionen

5.1.1 HLA-Identität von Stammzelltransplantaten

Bis etwa 2015 bestand HLA-Identität, wenn HLA A-, HLA B- und HLA C- zweistellig (auf Antigenebene) und DR, DQ vierstellig (auf Allelebene) übereinstimmten.

Mit der flächendeckenden Verbreitung der hochauflösenden Typisierung in allen 5 Loci sind die meisten Zentren inzwischen dazu übergegangen, die HLA-Übereinstimmung mittels hochauflösender Technik zu ermitteln.

Parallel dazu wurde der neue Deutsche Konsensus 2013 zur immungenetischen Spenderauswahl für die allogene Stammzelltransplantation veröffentlicht. Nach diesem Konsensus werde nun bei der Spenderauswahl die Bestimmung von 5 HLA-Loci vierstellig (hochauflösend) vorausgesetzt.

In den letzten Jahren wurde es zum Standard, dass neben den etablierten 5 Loci auch ein 6. Lokus (HLA-DP) standardmäßig erfasst wird. Daher haben die Fachgesellschaften einen Vorschlag zur Kodierung von hochauflösend in 6 Loci eingereicht, der 2026 umgesetzt wurde. Danach ist die Diagnostik in allen 6 Loci und hochauflösend durchzuführen, um in den Kode 1-941.3 für eine hochauflösende HLA-Typisierung zu gelangen. Screening- und Spendersuche-Typisierungen sind weiterhin in einer Mischung aus niedrig- und hochauflösender Typisierung an bis zu 5 Loci durchführbar, dann kodierbar mit 1-941.2.

Somit empfehlen DGHO und DAG-HSZT, zur Kodierung die vierstellige Auflösung in 6 Loci heranzuziehen. Damit werden einige bisher HLA-idente Transplantationen seit 2015 formal als nicht ident kodiert.

Damit stimmt diese Definition endlich mit der Definition von HLA-Typisierung überein, wie sie für den OPS-Kode 1-941.3- definiert wird (hochauflösend in allen 6 Loci). Der Kode 1-941 Komplexe Diagnostik bei myeloischen und lymphatischen Neubildungen wurde 2021 entsprechend umgebaut: Die komplexe Diagnostik wird nun separat mit 1-941.0 verschlüsselt, zusätzlich lässt sich eine HLA-Typisierung nun differenziert kodieren nach niedrig- (3 bis 5 Loci) und hochauflösend (alle 6 Loci), getrennt danach, ob sie beim Patienten oder einem Verwandten durchgeführt wird. Bei der niedrigauflösenden Messung müssen mindestens die drei Loci A, B und DR bestimmt werden, es können aber bis zu 5 Loci bestimmt werden (egal, in welcher Auflösung). Der Kode 1-941.3 kann nur kodiert werden, wenn alle 6 Loci hochauflösend bestimmt werden:

1-941.2 Niedrigauflösende HLA-Typisierung [Einfeldauflösung] oder hochauflösende HLA-Typisierung [Zweifeldauflösung] mit Bestimmung von HLA-A, HLA-B und HLA-DR

HLA-Typisierung mit Bestimmung von mindestens 3 und höchstens 5 Loci

.20 Beim Patienten

.21 Bei einem oder mehreren Verwandten

Hinw.: Mit einem Kode aus diesem Bereich ist die HLA-Typisierung zur Identifikation eines möglichen verwandten Spenders für eine allogene Stammzelltransplantation zu kodieren.

1-941.3 Hochauflösende HLA-Typisierung [Zweifeldauflösung] mit Bestimmung von HLA-A, HLA-B, HLA-C, HLA-DR, HLA-DP und HLA-DQ

.30 Beim Patienten

.31 Bei einem oder mehreren Verwandten

Hinw.: Mit einem Kode aus diesem Bereich ist die hochauflösende HLA-Typisierung (Zweifeldauflösung) als Voraussetzung zur Einleitung einer Fremdspendersuche für eine allogene Stammzelltransplantation zu kodieren.

Näheres siehe Kapitel 8.7.

Eine fehlende Übereinstimmung im Allelbereich wird auch als Subtyp mismatch oder Allel mismatch bezeichnet und ist als nicht-HLA-ident zu verschlüsseln.

Die Begrifflichkeiten (HLA-Kompatibilität, HLA-Identität) sind genau zu beachten. Diese können unabhängig von der Stammzellquelle oder der Spenderauswahl (verwandt, nicht verwandt) vorliegen.

Inzwischen wird ein 6. HLA-Merkmal (HLA-DPB1) bei der Spenderauswahl berücksichtigt. Hier werden bei einer fehlenden Übereinstimmung (mismatch) zwischen permissivem HLA-DPB1 mismatch und non-permissivem mismatch differenziert.

Ein permissiver HLA-DPB1 mismatch wird mit den Kodes für HLA-Identität verschlüsselt, der non-permissive HLA-DPB1 mismatch mit HLA-Nichtidentität. Dies entspricht ab 2026 wieder den bisherigen OPS-Definitionen von 6/6 übereinstimmenden Loci, bildet die Situation und den Aufwand bezüglich HLA-Identität somit gut ab.

Beispiel für fehlende HLA-Identität (alle anderen Loci übereinstimmend):

- Empfänger: HLA-DQ1*0202, *06**02**
- Spender: HLA-DQ1*0202, *06**03**

Ein Mismatch auf der 3. und 4. Stelle galt in der Kodierung bei DR und DQ auch bisher schon als nicht HLA-ident.

Beispiel für fehlende HLA-Identität seit 2015 (neu, wäre 2014 noch als ident bezeichnet worden):

- Empfänger: HLA-A*0301, *24**07**
- Spender: HLA-A*0301, *24**03**

Da der 2stellige Kode auf dem A-Locus ident ist (24), galten Spender und Empfänger bisher als HLA-ident. Seit 2015 führt der Mismatch an der 3. und 4. Stelle zu einer fehlenden HLA-Identität (neu!).

5.1.2 In-vitro-Aufbereitung

Die Verwendung eines Kodes für In-vitro-Aufbereitung hat bei allogenen und autologen Transplantationen Relevanz. Die In-vitro-Aufbereitung ist bei (aufwendigen) Methoden der Transplantatverarbeitung wie

- *CD34-Anreicherung*
- *T- oder B-Zell-Depletion*
- *Erythrozytendepletion*
- *Verwendung antikörperbeladener Säulen*

und ähnlichen Methoden kodierbar. Aufgrund eines 2016 eingeführten Splitkriteriums bei den Stammzelltransplantations-DRGs A04 und A15 sind nur noch die CD34-Anreicherung und die T- und B-Zelldepletion splitrelevant. Die Erythrozytendepletion wurde als Splitkriterium in der DRG A04C gestrichen. Damit ist das Problem gelöst, dass die Erythrozytendepletion im Vergleich zu den anderen Methoden sehr günstig ist und daher nicht mehr in einen höheren Erlös mündet.

Nicht ausreichend für die Kodierung sind ebenfalls vergleichsweise einfache Methoden wie

- *Qualitätssicherungsmaßnahmen*
- *Sterilitätskontrollen.*

Zur Erfassung gibt es einen Zusatzkode, der die Art der In-vitro-Aufbereitung beschreibt. Dieser Kode war bis 2024 aufgeteilt in eine Aufbereitung unmittelbar nach der Sammlung der Zellen und eine Aufbereitung erst unmittelbar vor der Transplantation der Stammzellen. Diese Aufteilung hat sich nicht bewährt, sondern führte zu Abrechnungsstreitigkeiten und Unsicherheiten, welcher Kode bei welchem Fall anzuwenden sei. Auch war nur ein Kode erlösrelevant, der andere nicht. Daher wurde auf Antrag der DGHO die Situation vor 2016 wiederhergestellt, in der nur ein Kode für die In-vitro-Aufbereitung im Transplantationsaufenthalt erfasst wird, wenn dem Zentrum dafür Kosten entstanden sind (unabhängig von Art und Zeitpunkt der Kosten), sofern diese Kosten nicht anderweitig erstattet werden. Damit lassen sich die vielfältigen Situationen in der Beschaffung und Aufbereitung der Stammzellen gut zusammenfassen: manche Zentren bereiten die Zellen selbst auf, andere kaufen diese Dienstleistung extern ein. Manche Zellen werden jahrelang in-vitro-aufbereitet gelagert, andere erst kurz vor der Transplantation aufbereitet. Das Zentrum muss nun nur noch prüfen, ob die Kosten selbst getragen wurden, muss dies ggf. in einer MD-Prüfung dann auch nachweisen (z. B. durch eine externe Rechnung für die In-vitro-Aufbereitung).

In-vitro-Aufbereitung:

5-410.2-	*Art der In-vitro-Aufbereitung*
.20	*Positivanreicherung*
.21	*T- und/oder B-Zell-Depletion*
.22	*Erythrozytendepletion*
.2x	*Sonstige*

Diese Kodes sind Zusatzkodes. Sie können zusätzlich zu den Kodes für Stammzellentransplantation von dem Krankenhaus angegeben werden, bei dem der Aufwand für die In-vitro-Aufbereitung von hämatopoetischen Stammzellen entstanden ist.

Die redundanen Kodes aus 5-411.7 wurden 2025 wieder gestrichen.

Aufgrund der Unklarheiten bei der Verwendung der alten redundanten Kodes hatte das BfArM in seinen FAQ eine Erläuterung herausgegeben (https://www.bfarm.de/DE/Kodiersysteme/Services/Kodierfragen/OPS/Kapitel-5/ops-5009.html). Diese wurde nun für 2025 an die vereinfachten Kodes angepasst. Unter Nr. 5009 wird u. a. erläutert, dass die Behandlung mit unterschiedlich aufbereiteten Transplantaten – unabhängig vom Aufbereitungsaufwand selbst – ggf. zu unterschiedlichem Behandlungsaufwand (z. B. durch unterschiedliche Komplikationsraten) und damit auch zu unterschiedlichen Kosten führen kann. In Beispielen wird die Kodierung erklärt anhand verschiedener Szenarien zur Leistungserbringung und dem Ort der Kosten:

- In Klinik A werden die Stammzellen bei einem Spender entnommen und es erfolgt eine In-vitro-Aufbereitung in Form einer T-Zell-Depletion. In Klinik B erfolgt die Transplantation der Stammzellen.
  Kodierung: Klinik A gibt den Kode für die Entnahme, z.B. 5-410.11, und den Kode 5-410.21 für die T-Zell-Depletion an, weil dieser Klinik die Kosten für die In-vitro-Aufbereitung entstanden sind. Klinik B gibt einen Kode für die Transplantation, z.B. 5-411.42, aber keinen Kode für die In-vitro-Aufbereitung des Transplantates an (da dort ja keine Kosten entstanden waren).

- In Klinik A werden die Stammzellen bei einem Spender entnommen. In Klinik B erfolgen die In-vitro-Aufbereitung in Form einer T-Zell-Depletion und die Transplantation der Stammzellen.
  Kodierung: Klinik A gibt den Kode für die Entnahme, z.B. 5-410.11, an. Klinik B gibt den Kode 5-410.21 für die T-Zell-Depletion an, weil dieser Klinik die Kosten für die In-vitro-Aufbereitung entstanden sind. Außerdem gibt sie einen Kode für die Transplantation, z.B. 5-411.42, an.

- In Klinik A werden die Stammzellen bei einem Spender entnommen und es erfolgt die In-vitro-Aufbereitung in Form einer T-Zell-Depletion. Klinik A stellt die Kosten für die In-vitro-Aufbereitung Klinik B in Rechnung. In Klinik B erfolgt die Transplantation der Stammzellen.
  Kodierung: Klinik A gibt den Kode für die Entnahme, z.B. 5-410.11, an, aber keinen Kode für In-vitro-Aufbereitung, da ihr diese Kosten ja erstattet werden. Klinik B gibt den Kode 5-410.21 für die T-Zell-Depletion an, weil dieser Klinik die Kosten für die In-vitro-Aufbereitung entstehen (Rechnung!). Außerdem gibt sie einen Kode für die Transplantation, z.B. 5-411.42, an.

5.2 Stammzellsammlung und Sammlung peripherer Blutzellen

Durch die Entwicklung der CAR-T-Zellen ist 2019 endlich ein lang gehegter Wunsch der DGHO erfüllt worden, die Entnahme und Rückgabe von peripheren Blutzellen separat kodierbar zu machen. Daher wird in diesem Kapitel unterschieden zwischen der Stammzellsammlung wie bisher und (neu) der Sammlung peripherer Blutzellen.

5.2.1 Stammzellsammlung

Für die Sammlung und Beschaffung von hämatopoetischen Stammzellen aus Blut und Knochenmark gibt es eigene DRGs bzw. Zusatzentgelte. Dies war u.a. deswegen notwendig, da es immer wieder nach erfolgter Stammzellsammlung nicht zur Transplantation gekommen war und die Kosten der Sammlung somit nicht sachgerecht abgerechnet werden konnten. Aus Kalkulationssicht ist es sinnvoll, den Aufwand der Stammzellsammlung von dem der eigentlichen Transplantation, welche oft erst Monate nach der Sammlung der Zellen und nicht immer in derselben Klinik stattfindet, zu trennen.

Zur besseren Abbildung wurde die periphere Stammzellsammlung in eine DRG **mit** Chemotherapie und eine **ohne** Chemotherapie geteilt. Seit 2014 erfolgt eine weitere Unterteilung der Sammlung ohne vorherige Chemotherapie nach Alter (unter 16 bzw. über 15 Jahre) und Fallschweregrad.

Technisch führen die jeweiligen Prozeduren in die korrekte DRG, die Diagnosen sind bei der Sammlung der Stammzellen nicht Erlös relevant. Für die Knochenmark- und Stammzellentnahme gilt die Kodierrichtlinie [P015u]. Diese Regelungen gelten formal auch bei Sammlung von peripheren Stammzellen zur späteren gentechnischen Manipulation und Rückgabe (Gentherapie).

5.2.2 Sammlung peripherer Blutzellen

Mit Beginn der Anwendung von CAR-T-Zellen ab 2018 war es auch erforderlich, die ausschließliche Entnahme von T-Zellen zur Herstellung von CAR-T-Zellprodukten zu regeln. Hier entsteht für die Krankenhäuser ein nicht unerheblicher Aufwand, der vorher nicht kodierbar und damit auch nicht bewertbar war. Im Rahmen der Einführung dieser Entnahmekodes wurde auch gleich die ausschließliche Entnahme von T-Zellen zur späteren Verwendung als Donor-Lymphozyten-Infusion (DLI) definiert, was der Umsetzung eines langjährigen Vorschlags der DGHO und der DAG-HSZT entsprach und auch hier eine Lücke in der Kodierung schließt.

Es handelt sich um die beiden Kodes

5-410.3- [Entnahme von] Periphere[n] Blutzellen, Lymphozyten
.30 Autogen, T-Zellen zur Ex-vivo-Kultur und antigenspezifischen In-vitro-Aufbereitung
Entnahme von T-Zellen zur Herstellung von CAR-T-Zellen
.31 Allogen (verwandt oder nicht verwandt)

Diese Kodes steuern keine DRG an und sind somit nicht erlösrelevant. Seit diese Leistungen mit entsprechend versehenen Kosten erbracht und kodiert werden, könnte das InEK eine Zuordnung im DRG-Katalog vornehmen. Allerdings hat der G-BA im Jahr 2019 überraschend bei der AMNOG-Bewertung der beiden ersten kommerziellen CAR-T-Produkte die Entnahme der peripheren T-Zellen dem Herstellprozess zugeordnet. Damit sind die Kosten vom jeweiligen Hersteller zu tragen und nicht Bestandteil einer DRG. Inzwischen zahlen die Hersteller den Zentren zumindest einen großen Teil der Entnahmekosten. Eine Abbildung im DRG-System ist damit nicht mehr möglich bzw. erforderlich. Die Bezeichnung für die Entnahme von CAR-T-Zellen wurde 2026 etwas neutraler in „antigenspezifisch" umbenannt, da inzwischen auch CAR-T zur Behandlung nicht onkologischer Indikationen (z.B. von Autoimmunerkrankungen) vorhanden sind und der alte Begriff „tumorspezifisch" diese ausgeschlossen hätte.

5.2.3 Übersicht

DRGs	
A42A	Stammzellentnahme bei Eigenspender mit Chemotherapie oder mit schwersten CC, Alter > 15 Jahre
A42B	Stammzellentnahme bei Eigenspender, Alter < 16 Jahre oder ohne schwerste CC
A42C	Stammzellentnahme bei Eigenspender ohne Chemotherapie, Alter > 15 Jahre, ohne schwerste CC, ohne Sepsis, ohne komplizierende Konstellation
Z41Z	Knochenmarkentnahme bei Eigenspender
Z42Z	Stammzellentnahme bei Fremdspender
Z43Z	Knochenmarkentnahme bei Fremdspender
-	Entnahme von peripheren Blutzellen
Zusatzentgelte	
ZE2026-35	Fremdbezug von hämatopoetischen Stammzellen
Diagnosen	
Z52.01	Stammzellenspender
Z52.3	Knochenmarkspender
Prozeduren	
5-410	Entnahme von hämatopoetischen Stammzellen aus Knochenmark und peripherem Blut zur Transplantation und von peripheren Blutzellen zur Transfusion
5-410.00	Hämatopoetische Stammzellen aus Knochenmark, zur Eigenspende
5-410.01	Hämatopoetische Stammzellen aus Knochenmark zur allogenen Spende (verwandt und nicht verwandt)
5-410.10	Hämatopoetische Stammzellen aus peripherem Blut, zur Eigenspende
5-410.11	Hämatopoetische Stammzellen, zur allogenen Spende (verwandt und nicht-verwandt)
5-410.20	Art der In-vitro-Aufbereitung bei Entnahme von hämatopoetischen Stammzellen: Positivanreicherung

5-410.21	Art der In-vitro-Aufbereitung bei Entnahme von hämatopoetischen Stammzellen: T- und B-Zell-Depletion
5-410.22	Art der In-vitro-Aufbereitung bei Entnahme von hämatopoetischen Stammzellen: Erythrozytendepletion
5-410.2x	Art der In-vitro-Aufbereitung bei Entnahme von hämatopoetischen Stammzellen: sonstige
5-410.3	Periphere Blutzellen, Lymphozyten
5-410.30	Autogen, T-Zellen zur Ex-vivo-Kultur und antigenspezifischen In-vitro-Aufbereitung Entnahme von T-Zellen zur Herstellung von CAR-T-Zellen
5-410.31	Allogen (verwandt oder nicht verwandt) Entnahme von T-Zellen für eine DLI

Diese Tabelle vermittelt einen Überblick über Diagnosen und Prozeduren der verschiedenen Sammlungen bei verschiedenen Quellen. Im Folgenden werden diese ausführlich beschrieben.

	Periphere Stammzellen	Knochenmark	Periphere Blutzellen
Eigenspende	Z52.01 Stammzellenspender	Z52.3 Knochenmarkspender	Z52.08 Spender sonstiger Blutbestandteile Lymphozyten
	5-410.10 Stammzellentnahme zur Eigenspende	5-410.00 Knochenmarkentnahme zur Eigenspende	5-410.30 T-Zellen zur Ex-vivo-Kultur und antigenspezifischen In-vitro-Aufbereitung [CAR-T]
Fremdspende	Z52.01 Stammzellenspender	Z52.3 Knochenmarkspender	Z52.08 Spender sonstiger Blutbestandteile Lymphozyten
	5-410.11 Stammzellentnahme zur Fremdspende	5-410.01 Knochenmarkentnahme zur Fremdspende	5-410.31 Allogen (verwandt oder nicht verwandt) [Entnahme von T-Zellen für eine DLI]

5.2.4 Sammlung peripherer Stammzellen beim Patienten selbst

Diagnosen		
HD	Z52.01	Stammzellenspender
ND		Erkrankung, derentwegen die Transplantation durchgeführt werden soll
	Z51.81	Apherese [Ziffer optional]
		Weitere Diagnosen, die während des Aufenthaltes zu diagnostischem und/oder therapeutischem Aufwand führten, z. B.

Diagnosen		
	T82.5	Verschluss/Dislokation eines Sammelkatheters
	T82.7	Infektion eines Sammelkatheters
	T81.1	Schock/Kollaps während der Stammzellsammlung
	T81.2	Verletzung von Organ/Nerv/Gefäß durch Sammelkatheter
	T88.6	Anaphylaktischer Schock durch Medikament
Prozeduren		
HP	5-410.10	Entnahme von hämatopoetischen Stammzellen zur Transplantation, zur Eigenspende
NP	5-410.2-	Art der In-vitro-Aufbereitung bei Entnahme von hämatopoetischen Stammzellen .20 Positivanreicherung .21 T- und/oder B-Zell-Depletion .22 Erythrozytendepletion .2x Sonstige
	8-831.04	Legen eines großlumigen Katheters zur extrakorporalen Blutzirkulation [falls über zentralen Katheter gesammelt wird]
		weitere kodierfähige Prozeduren

Definitionsgemäß gehören die Kosten der medikamentösen Stimulation (G-CSF) und die apparative Aufbereitung der Stammzellen zur DRG. Gesondert abrechenbar sind nach § 4 Abs. 1 Fallpauschalenvereinbarung (FPV) folgende Leistungen:

- Transportkosten für Knochenmark oder Stammzellen
- Voruntersuchungen bei möglichen Spendern (nicht bei den tatsächlichen Spendern, diese Kosten sind in der Entnahme-Fallpauschale enthalten!)
- Kontrolluntersuchungen bei Empfänger und Spender.

Nicht genannt sind die Lagerungskosten, die in der Regel beim transplantierenden Zentrum in Rechnung gestellt werden.

Die Kosten der stationären Transplantatgewinnung können auch dann abgerechnet werden, wenn sich während oder nach der Entnahme herausstellt, dass es nicht zur Transplantation kommen wird (§ 4 Abs. 3 Fallpauschalenvereinbarung).

Zu der „Sammel-DRG" aus A42 kann zusätzlich ein Zusatzentgelt für G-CSF abgerechnet werden. Hierzu heißt es im OPS unter Ziffer 5-410.1: „Das Medikament zur Stimulation mit einem eigenen Kode in Kapitel 6 ist gesondert zu kodieren." Das heißt allerdings auch, dass sichergestellt werden muss, dass die Mobilisierungskosten nicht in anderen stationären Aufenthalten oder ambulant verbucht werden.

Bei Mobilisierungschemotherapie und Stammzellsammlung in einem Aufenthalt muss die Grunderkrankung als HD, die Ziffer Z52.01 (Stammzellenspender) bzw. Z52.3 (Knochenmarkspender) als Nebendiagnose verwendet werden, als zusätzliche Prozedur wird die Chemotherapie erfasst. Dadurch wird die höher bewertete DRG A42A Stammzellsammlung **mit** Chemotherapie generiert.

Sollte die stationäre Aufnahme ausschließlich zur Stammzellsammlung erfolgen (z. B. da die Chemotherapie in einem früheren Aufenthalt oder ambulant durchgeführt wurde), ist der Kode Z52.01 Hauptdiagnose, die Erkrankung, welche die Indikation zur Stammzellsammlung darstellt, Nebendiagnose.

Hinw.: Es gibt bezüglich der Kodierung keine Unterscheidung zwischen Eintages- und Mehrtagesfall, d. h., die Transplantatgewinnung in einem Belegungstag ist mit entsprechenden Abschlägen ebenso abrechnungsfähig wie der 5-wöchige Aufenthalt mit Chemotherapie, an dessen Ende die Stammzellsammlung liegt.

Wird die Vorbereitung des Stammzellspenders stationär durchgeführt, kann der Kode

Z00.5 Untersuchung eines potenziellen Organ- und Gewebespenders

angegeben werden. Die Entnahme der Stammzellen darf dann nicht im gleichen Aufenthalt erfolgen, ebenso wenig die Verwendung der Kodes Z52.01 und Z52.3.

Werden bei einem Patienten während **eines** Aufenthaltes die Entnahme der Stammzellen und die Transplantation durchgeführt, darf der Diagnosekode Z52.01 nicht verwendet werden. In diesem Fall sind nur die Prozeduren für die Stammzellentnahme und -transplantation sowie als Hauptdiagnose die Erkrankung, welche Indikation zur Transplantation ist, zu verschlüsseln. Ansonsten gelten die Regeln der autologen Stammzelltransplantation (siehe Kapitel 5.3) [P015u].

5.2.5 Sammlung peripherer Stammzellen bei Fremdspendern

Der Begriff „Fremdspender" meint im DRG-Sinn jeden Spender, der nicht der Patient selbst ist, macht also keinen Unterschied zwischen verwandten und nicht verwandten Spendern.

Diagnosen		
HD	Z52.01	Stammzellenspender
ND	Z51.81	Apherese [Ziffer optional]
		Weitere Diagnosen, die während des Aufenthaltes zu diagnostischem und/oder therapeutischem Aufwand führten, z. B.
	T82.5	Verschluss/Dislokation eines Sammelkatheters
	T82.7	Infektion eines Sammelkatheters
	T81.1	Schock/Kollaps während der Stammzellsammlung
	T81.2	Verletzung von Organ/Nerv/Gefäß durch Sammelkatheter
	T88.6	Anaphylaktischer Schock durch Medikament

Prozeduren		
HP	5-410.11	Entnahme von hämatopoetischen Stammzellen zur Fremdspende
NP	5-410.2-	Art der In-vitro-Aufbereitung bei Entnahme von hämatopoetischen Stammzellen .20 Positivanreicherung .21 T- und/oder B-Zell-Depletion .22 Erythrozytendepletion .2x Sonstige
	8-831.04	Legen eines großlumigen Katheters zur extrakorporalen Blutzirkulation [falls über zentralen Katheter gesammelt wird]
		weitere kodierfähige Prozeduren

Mit der DRG Z42Z wird die Sammlung peripherer Stammzellen bei verwandten Spendern erfasst, für den Bezug hämatopoetischer Stammzellen von nicht-verwandten Spendern (Entnahme in einem externen Zentrum) existiert das Zusatzentgelt ZE2026-35 (Fremdbezug von hämatopoetischen Stammzellen).

Die entsprechende DRG Z42Z „Stammzellentnahme bei Fremdspender" ist nicht kalkuliert, sie muss krankenhausindividuell verhandelt werden. Die Vergütung liegt trotz jährlicher Anpassung an die Veränderungsrate bei unter 5.000 EUR und ist damit nicht mehr kostendeckend. Achtung: die Kosten der Kryokonservierung können sehr stark schwanken. Kosten für Transplantatmanipulationen (In-vitro-Aufbereitungen, z. B. CD34-Aufbereitung und Depletionen) werden den Transplantations-DRGs als Splitkriterium zugeordnet (siehe Kapitel 5.4) und von dem Zentrum kodiert, bei dem die Kosten anfallen. Details siehe Kapitel 5.1.2

5.2.6 Entnahme von Knochenmark beim Patienten

Diagnosen		
HD	Z52.3	Knochenmarkspender
ND		Erkrankung, derentwegen die Transplantation durchgeführt werden soll
		Weitere Diagnosen, die während des Aufenthaltes zu diagnostischem und/oder therapeutischem Aufwand führten, z. B. OP-Komplikationen, Nachblutungen, Begleiterkrankungen, die mitbehandelt werden.
Prozeduren		
HP	5-410.00	Entnahme von Knochenmark zur Transplantation, zur Eigenspende
NP	5-410.2-	Art der In-vitro-Aufbereitung bei Entnahme von hämatopoetischen Stammzellen .20 Positivanreicherung .21 T- und/oder B-Zell-Depletion .22 Erythrozytendepletion .2x Sonstige
		weitere kodierfähige Prozeduren

Es gelten die Regeln wie bei der peripheren Stammzellentnahme.

Die resultierende DRG Z41Z „Knochenmarkentnahme bei Eigenspender" ist nicht kalkuliert, sie muss krankenhausindividuell verhandelt werden. Die Vergütung liegt hier ebenfalls in der Regel bei unter 5.000 EUR und ist damit auch bei jährlicher Anpassung nicht kostendeckend. Auch hier können die Kosten der Kryokonservierung sehr stark schwanken und müssen von den Kliniken berechnet werden. Kosten für Transplantatmanipulationen (In-vitro-Aufbereitungen, z. B. CD34-Aufbereitung) werden später den Transplantations-DRGs als Split zugeordnet (siehe Kapitel 5.4) und von dem Zentrum kodiert, bei dem die Kosten anfallen. Details siehe Kapitel 5.1.2. Leider gibt es hier keine entsprechenden Abrechnungsziffern im ambulanten Bereich (HSA, EBM).

5.2.7 Entnahme von Knochenmark bei Fremdspendern

Diagnosen		
HD	Z52.3	Knochenmarkspender
		Weitere Diagnosen, die während des Aufenthaltes zu diagnostischem und/oder therapeutischem Aufwand führten, z. B. OP-Komplikationen, Nachblutungen, Begleiterkrankungen, die mitbehandelt werden.
Prozeduren		
HP	5-410.01	Entnahme von Knochenmark zur Transplantation, zur Fremdspende
NP	5-410.2-	Art der In-vitro-Aufbereitung bei Entnahme von hämatopoetischen Stammzellen .20 Positivanreicherung .21 T- und/oder B-Zell-Depletion .22 Erythrozytendepletion .2x Sonstige
		weitere kodierfähige Prozeduren

Diese Ziffern gelten für die Knochenmarkentnahme bei verwandten Spendern, die von der transplantierenden Klinik in der Regel selbst durchgeführt wird. Die zugehörige DRG Z43Z „Knochenmarkentnahme bei Fremdspender" ist ebenfalls nicht kalkuliert und wird in der Größenordnung der o. g. Fallpauschalen vergütet (siehe Anmerkungen zur Knochenmarkentnahme bei Eigenspender, Kapitel 5.2.4).

Für den Bezug von Knochenmark über Spenderdateien (auch bei Bezug von Stammzellen von nicht in Deutschland lebenden Familienspendern) kommt das Zusatzentgelt ZE2026-35 zur Anwendung. Das Transplantat wird von der transplantierenden Klinik in der Regel über die Spenderdatei bezahlt und später als Zusatzentgelt abgerechnet. Leider fehlen auch hier entsprechende Abrechnungsziffern für die ambulante Entnahme.

Allgemeine Anmerkung:

Die Bezugs- und Aufbereitungskosten der Stammzellen im Zusammenhang mit einer Stammzelltransplantation sind weiterhin noch nicht vollständig sauber abgebildet. So sind die Beschaffungskosten von Zellen fremder und/oder ausländischer Spender über ein ZE, solche von verwandten Spendern in der DRG vergütet. Die Entnahme selbst wird immer stärker reguliert, damit immer teurer, kann gleichzeitig aber immer häufiger ambulant erfolgen. Gleiches gilt für die Aufbereitung der Stammzellen, die an verschiedenen Stellen zu verschiedenen Zeitpunkten im TX-Prozess erfolgt und daher nicht einfach abzubilden ist. Diese Trends müssen noch im DRG-System angepasst werden, wozu das InEK in Kontakt mit den Fachgesellschaften steht.

5.2.8 Fremdbezug von hämatopoetischen Stammzellen

Das Zusatzentgelt ZE2026-35 „Fremdbezug von hämatopoetischen Stammzellen" erstattet die Kosten für den Fremdbezug von hämatopoetischen Stammzellen (peripher und Knochenmark) über Spenderdateien bei nicht-verwandten Spendern. Es gilt auch für den Fremdbezug von hämatopoetischen Stammzellen von Familienspendern, die weit entfernt leben und nicht zur Stammzellentnahme anreisen, sondern ein heimatnahes Entnahmezentrum aufsuchen.

In einer Erhebung der DAG-HSZT bei 15 Transplantationszentren im Jahr 2003 unterschieden sich die Kosten hauptsächlich nach der Herkunft der Zellen, weshalb sich ein dreigestuftes Erstattungssystem herausgebildet hat (Preise für ein größeres Zentrum Stand 2025):

Bezug aus Deutschland	ca. 14.000 EUR
Bezug aus Europa	ca. 22.000 EUR
Bezug außerhalb Europas	ca. 34.000 EUR

Für Familienspender im Ausland gibt es teilweise noch separate Vereinbarungen, die etwas unter den o. g. Entgelten liegen.

Voruntersuchungen sind einkalkuliert, Transportkosten von im Mittel 2.000 bis 3.000 EUR müssen noch addiert werden. Dieses Zusatzentgelt müssen die Kliniken je nach Transplantatherkunft individuell kalkulieren und verhandeln. Die oben genannte Unterteilung in national, europäisch und international wird empfohlen und auch häufig angewandt. Die NMDP (USA) hat wiederholt die Preise deutlich erhöht, sodass bei zusätzlichem Währungsrisiko die Kosten für Stammzell-Bezug aus den USA regelmäßig überprüft werden müssen.

5.2.9 Gewinnung und Gabe von Lymphozyten zur DLI

Spende von Lymphozyten für eine Donor-Lymphozyten-Infusion (DLI)

Die stationäre **Gewinnung** von Lymphozyten und anderen Blutbestandteilen kann nur über einen Diagnosekode verschlüsselt werden:

Z52.08 Spender sonstiger Blutbestandteile (Lymphozyten)

Die Prozedur für die Lymphozytenspende wurde 2019 neu geschaffen und lautet:

5-410.31 Entnahme von peripheren Blutzellen, Lymphozyten: Allogen (verwandt oder nicht verwandt)

Die Diagnose Z52.08 ist als Hauptdiagnose zulässig, die stationäre Aufnahme zur Lymphozytensammlung führt in die DRG

Z64D Andere Faktoren, die den Gesundheitszustand beeinflussen und Nachbehandlung nach abgeschlossener Behandlung ohne Radiojoddiagnostik, mit bestimmtem Kontaktanlass.

Die stationäre Aufnahme eines Patienten zur Lymphozyten-Apherese dürfte aber eher die Ausnahme darstellen, da ein solcher Fall in der Regel als stationäre Fehlbelegung gewertet wird. Als Nebendiagnose hat der Kode Z52.08 in der CCL-Matrix leider keine Bedeutung (CCL-Wert von Null in allen DRGs).

Gabe von Lymphozyten als Donor-Lymphozyten-Infusion (DLI)

Für diese Maßnahmen gibt es Prozedurenkodes im Kapitel 8-802. Diese wurden 2016 erweitert um eine 6. Stelle, in welcher die Spezifität der In-vitro-Aufbereitung angegeben werden kann. Dabei kann zwischen Virus-, Pilz- und Tumorspezifischer Aufbereitung differenziert werden. Für 2019 erfolgt eine weitere klinisch relevante Differenzierung nach DLI vom gleichen Spender aus im Rahmen der Stammzellentnahme gewonnenen T-Lymphozyten, welche kryokonserviert waren, und solchen Zellen, für die eine erneute Apherese erforderlich war, differenziert nach Entnahme vom gleichen Spender und Entnahme von einem neuen Spender. Damit sind nun alle in der Praxis vorkommenden Entnahme- und Rückgabemethoden in der Hämatologie und Onkologie mit einem spezifischen Kode versehen. Durch eine Umbenennung von tumorspezifisch in antigenspezifisch bilden die Kodes seit 2026 die gleichen Methoden auch in der Rheumatologie, z. B. für CAR-T gegen Autoimmunerkrankungen, ab.

Für die DLI gibt es folgende Kodes:

8-802.4-	*Transfusion von Lymphozyten ohne erneute Gewinnung von demselben Spender nach Stammzelltransplantation*
.40	*ohne In-vitro-Aufbereitung*
.42	*mit virusspezifischer In-vitro-Aufbereitung*
.43	*mit pilzspezifischer In-vitro-Aufbereitung*
.44	*mit tumorspezifischer In-vitro-Aufbereitung*
.46	*mit depletierender In-vitro-Aufbereitung*
.4x	*mit sonstiger In-vitro-Aufbereitung*
8-802.7-	*Transfusion von Lymphozyten nach erneuter Gewinnung von demselben Spender nach Stammzelltransplantation*
.70	*ohne In-vitro-Aufbereitung*
.71	*mit virusspezifischer In-vitro-Aufbereitung*
.72	*mit pilzspezifischer In-vitro-Aufbereitung*
.73	*mit tumorspezifischer In-vitro-Aufbereitung*
.75	*mit depletierender In-vitro-Aufbereitung*

.7x	*mit sonstiger In-vitro-Aufbereitung*
8-802.8-	*Transfusion von Lymphozyten* **nach** *erneuter Gewinnung von einem* **anderen** *Spender nach Stammzelltransplantation*
.80	*ohne In-vitro-Aufbereitung*
.81	*mit virusspezifischer In-vitro-Aufbereitung*
.82	*mit pilzspezifischer In-vitro-Aufbereitung*
.83	*mit tumorspezifischer In-vitro-Aufbereitung*
.84	*mit depletierender In-vitro-Aufbereitung*
.8x	*mit sonstiger In-vitro-Aufbereitung*

Wenn der stationäre Aufenthalt nur der DLI dient: Als Hauptdiagnose wird die Erkrankung kodiert, deren Ursache die DLI war. Bei vorausgegangener allogener Stammzelltransplantation wird als Nebendiagnose noch

Z94.80 *Zustand nach hämatopoetischer Stammzelltransplantation ohne gegenwärtige Immunsuppression*

oder

Z94.81 *Zustand nach hämatopoetischer Stammzelltransplantation mit gegenwärtiger Immunsuppression*

kodiert.

Die Ziffern

8-802.2- *Transfusion von Lymphozyten, 1-5 TE*
8-802.3- *Transfusion von Lymphozyten, mehr als 5 TE*

können als weniger spezifisch bei der DLI nicht verwendet werden.

Für den Fremdbezug von Donor-Lymphozyten steht das Zusatzentgelt ZE2026-99 Fremdbezug von Donor-Lymphozyten zur Verfügung. Dieses muss krankenhausindividuell vereinbart werden. Falls bereits mit dem Transplantat vorsorglich Donor-Lymphozyten bezogen und zwischenzeitlich kryokonserviert wurden, entstehen i. d. R. keine zusätzlichen Kosten. In diesem Fall ist die Abrechnung des ZE20XX-99 nicht statthaft.

5.2.10 Gewinnung und Gabe von Lymphozyten bei CAR-T-Behandlung

Folgende weitere OPS-Kodes für die Lymphozytengabe stehen neben der DLI ebenfalls grundsätzlich zur Verfügung:

8-802 **Transfusion von Lymphozyten**
8-802.2- *Transfusion von Lymphozyten, 1-5 TE*
.20 *ohne In-vitro-Aufbereitung*
.21 *mit virusspezifischer In-vitro-Aufbereitung*
.22 *mit pilzspezifischer In-vitro-Aufbereitung*
.23 *mit tumorspezifischer In-vitro-Aufbereitung,* **ohne gentechnische In-vitro-Aufbereitung**
.24 *mit tumorspezifischer In-vitro-Aufbereitung,* **mit gentechnischer In-vitro-Aufbereitung**
.25 *mit antigenspezifischer In-vitro-Aufbereitung, mit gentechnischer In-vitro-Aufbereitung*
Inkl.: CAR-T-Zellen
.2x *mit sonstiger In-vitro-Aufbereitung*
8-802.3- *Transfusion von Lymphozyten, mehr als 5 TE*
.30 *ohne In-vitro-Aufbereitung*
.31 *mit virusspezifischer In-vitro-Aufbereitung*
.32 *mit pilzspezifischer In-vitro-Aufbereitung*
.33 *mit tumorspezifischer In-vitro-Aufbereitung,* **ohne gentechnische In-vitro-Aufbereitung**
.34 *mit tumorspezifischer In-vitro-Aufbereitung,* **mit gentechnischer In-vitro-Aufbereitung**
.35 *mit antigenspezifischer In-vitro-Aufbereitung, mit gentechnischer In-vitro-Aufbereitung*
Inkl.: CAR-T-Zellen
.3x *mit sonstiger In-vitro-Aufbereitung*
8-802.50 *Transfusion von T-Zellen nach ex-vivo-Kultur*
8-802.51 *Transfusion von NK-Zellen nach ex-vivo-Kultur*
8-802.52 *Transfusion von Dendritischen Zellen nach ex-vivo-Kultur*

Leider sind diese Kodes teilweise nicht sauber voneinander zu trennen, die wesentlichen Leistungen sind aber dadurch eindeutig erfassbar.

Wesentliche Bedeutung hat aus dieser Gruppe die CAR-T-Therapie gewonnen:

Spende von Lymphozyten für eine CAR-T-Zellbehandlung
Die stationäre Gewinnung von Lymphozyten für eine geplante CAR-T-Zellbehandlung wird wie bei der DLI über den Diagnosekode

Z52.08 Spender sonstiger Blutbestandteile (Lymphozyten)

verschlüsselt.

Die Prozedur für die Lymphozytenspende zur Herstellung eines CAR-T-Produktes wurde für 2019 neu geschaffen und lautet:

5-410.30 Entnahme von peripheren Blutzellen, Autogen, T-Zellen zur Ex-vivo-Kultur und antigenspezifischen In-vitro-Aufbereitung
Inkl.: Entnahme von T-Zellen zur Herstellung von CAR-T-Zellen

Die Diagnose Z52.08 ist als Hauptdiagnose zulässig, die stationäre Aufnahme zur Lymphozytensammlung führt auch hier in die DRG

Z64D Andere Faktoren, die den Gesundheitszustand beeinflussen und Nachbehandlung nach abgeschlossener Behandlung ohne Radiojoddiagnostik, mit bestimmtem Kontaktanlass.

Die stationäre Aufnahme eines Patienten zur Lymphozyten-Apherese dürfte aber eher die Ausnahme darstellen, da ein solcher Fall in der Regel als stationäre Fehlbelegung gewertet wird. Als Nebendiagnose hat der Kode Z52.08 in der CCL-Matrix leider keine Bedeutung (CCL-Wert von Null in allen DRGs). Auch werden die Kostenträger eine solche DRG ablehnen, da der G-BA im Rahmen der AMNOG-Beschlüsse zu den kommerziellen CAR-T-Produkten festgelegt hat, dass die Entnahmekosten vom Hersteller zu tragen sind.

Gabe von CAR-T-Zellen

Für diese neue Behandlungsmethode gibt es seit 2019 eigene Prozedurenkodes im Kapitel 8-802, unterteilt nach der Menge der verabreichten T-Zellen (Umbenennung mit Kodeverschiebung 2026):

8-802.25 Transfusion von Lymphozyten, 1-5 TE
Mit antigenspezifischer In-vitro-Aufbereitung, mit gentechnischer In-vitro-Aufbereitung
Gabe von CAR-T-Zellen

8-802.35 Transfusion von Lymphozyten, mehr als 5 TE
Mit antigenspezifischer In-vitro-Aufbereitung, mit gentechnischer In-vitro-Aufbereitung
Gabe von CAR-T-Zellen

Weiterhin haben diese Kodes keine spezielle Erlösrelevanz. Das CAR-T-Produkt selbst wird seit 2019 über ein NUB-Entgelt abgebildet, was bei den hohen Kosten für eine sachgerechte Vergütung sorgt. Die CAR-T-Gabe selbst wird in den angesteuerten DRGs (meist R61 oder R63) nicht vollständig abgebildet, daher wurde 2024 ein ergänzendes Zusatzentgelt (ZE20XX-220) für diese Differenzkosten geschaffen.

Zur Erleichterung der Abrechnung dieser EMA-zugelassenen Arzneimittel hat das BfArM 2024 endlich auch entsprechende Kodes aus dem Kapitel 6 des OPS geschaffen. Das macht die Identifikation der verschiedenen CAR-T-Produkte für verschiedene Zwecke (Qualitätssicherung, Abrechnung usw.) leichter möglich. In der Kodierung kommen diese Ziffern einfach zu den bisherigen dazu:

6-00h.0 Axicabtagen ciloleucel, parenteral (Yescarta®)
6-00h.1 Brexucabtagen autoleucel, parenteral (Tecartus®)
6-00h.2 Ciltacabtagen autoleucel, parenteral (Carvykti®)
6-00h.3 Idecabtagen vicleucel, parenteral (Abecma®)
6-00h.4 Lisocabtagen maraleucel, parenteral (Breyanzi®)
6-00h.5 Tisagenlecleucel, parenteral (Kymriah®)
6-00h.6 Obecabtagen autoleucel, parenteral [noch nicht in Europa verfügbar]

Zusatzkode für die Genehmigung von CAR-T-Zellen

Gleichzeitig mit der Einführung der Kodes für die Entnahme und Gabe von Lymphozyten bzw. zu CAR-T-Zellen modifizierten Lymphozyten wurde auch ein Zusatzkode eingeführt, der die unterschiedlichen Zulassungs- und Genehmigungsverfahren dieser sogenannten ATMP (Advanced Therapy Medicinal Products) abbildet. Bei ATMP handelt es sich um neuartige Arzneimittel, die auf Basis von Gentherapie, somatischer Zelltherapie oder zur biotechnologischer Gewebezüchtung oder -regeneration hergestellt werden. Diese Medikamente stellen vielversprechende neue Behandlungsmöglichkeiten für Krankheiten und Verletzungen am menschlichen Körper dar, haben aber anderseits auch ein höheres Risiko, sodass diese Medikamente einem speziellen Überwachungsprogramm unterliegen. In Deutschland ist das Paul-Ehrlich-Institut (PEI) für diese Produkte zuständig und veröffentlicht regelmäßig eine Liste mit ATMP [https://www.pei.de/DE/arzneimittel/atmp-arzneimittel-fuer-neuartige-therapien/atmp-arzneimittel-fuer-neuartige-therapien-inhalt.html]. Bei ATMP gibt es Produkte mit einer EU-weiten Zulassung, welche sozialrechtlich wie alle anderen Medikamente gewertet werden. Hierunter befinden sich Stand Ende 2025 auch mehrere CAR-T-Zellprodukte. Daneben gibt es auf der Liste auch Medikamente mit einer gültigen nationalen Genehmigung des PEI nach § 4b AMG (so auch ein CAR-T des UK Heidelberg), weiterhin Produkte, die lediglich für die Verwendung an den eigenen Patienten vom Krankenhaus hergestellt, aber nicht nach § 4b Abs. 3 Arzneimittelgesetz an andere abgegeben werden dürfen. Dazu zählen auch CAR-T-Produkte einzelner Universitätskliniken. Gegenstand intensiver Diskussionen ist zurzeit, inwieweit diese unterschiedlichen Zulassungs- und Genehmigungsverfahren auch sozialrechtliche Bedeutung im Hinblick auf die Vergütung dieser oft sehr teuren Produkte haben. Mit dem neuen Zusatzkode soll der Genehmigungsstatus dieser Medikamente auch in den Abrechnungsdaten transparent gemacht werden.

Der neue Zusatzkode gilt für alle ATMP, also nicht nur für CAR-T-Zellen, sondern z.B. auch für Chondrozyten-Implantationen im Kniegelenk, allogene mesenchymale Stromazellen oder das Medikament Blinatumumab:

5-936	*Verwendung von Arzneimitteln für neuartige Therapien*	*Bemerkungen*
5-936.0	*Nationale Genehmigung*	*Für alle Produkte mit einer Genehmigung nach § 4b Arzneimittelgesetz anzugeben (PEI-Genehmigung)*
5-936.1	*Internationale Zulassung*	*Für alle Produkte mit einer Zulassung entsprechend der Verordnung Nr. 1394/2007 des europäischen Parlaments und des Rates anzugeben (EMA-Zulassung)*
5-936.1	*Herstellungserlaubnis nach § 13 Abs. 4 Arzneimittelgesetz*	*Für alle Produkte, die im Krankenhaus hergestellt, aber nicht nach § 4b Abs. 3 Arzneimittelgesetz an andere abgegeben werden dürfen*

Vergütung der CAR-T-Gabe

Die Gabe von CAR-T-Zellen ist für die Kliniken bisher eher defizitär. Die entsprechenden OPS-Kodes führen nicht in eigens kalkulierte „CAR-T-DRGs", sondern werden entsprechend der Indikation praktisch alle in den Basis-DRGs R61 und R63 einsortiert. Diese sind jedoch aus verschiedenen Gründen dafür nicht ausreichend kalkuliert. So sind die Verweildauer insgesamt (ca. 14-20 Tage) und Überwachungszeiten auf einer Intensivstation bei CAR-T-Gabe länger als bei sonstigen Lymphombehandlungen, das Komplikationsmanagement ist aufwändiger, teure Medikamente waren bis vor wenigen Jahren in den Dosisstufen der entsprechenden ZE nicht ausreichend abgebildet (vor allem Tocilizumab gegen CRS). Aus diesem Grund wurde schon ab 2019 zwischen dem Verband der Uniklinika Deutschlands (VUD) und dem vdek (Verband der Ersatzkassen) zur Schließung dieser Kostenlücke eine Empfehlung für einen Zuschlag auf die DRG-Vergütung in

Höhe von bis zu 15.000 EUR ausgesprochen, abgebildet in einem Zusatz-NUB-Entgelt. Viele Zentren konnten diese Komponente auch vereinbaren.

Leider war es dem InEK aufgrund der mangelhaften Kostendaten der Kalkulationshäuser nicht möglich, die Mehrkosten der CAR-T-Behandlung sachgerecht zu kalkulieren. Dass die Fallkosten nicht in den DRGs aus R61 abgebildet sind, konnte das InEK jedoch aus den Daten ableiten. Gleichzeitig verschwand bei den Kassen die Bereitschaft, das „Zusatz-NUB-Entgelt" über 2023 hinaus zu finanzieren, schon für 2023 sank dieses deutlich auf 5.000 bis 7.500 EUR in vielen Zentren. Die (Zwischen-)Lösung ab 2024 ist ein vom InEK neu geschaffenes unbepreistes Zusatzentgelt für diese ungedeckten Mehrkosten. Das ZE2026-220 „Zusatzaufwand bei Behandlung mit Gabe von CAR-T-Zellen" muss in vielen Zentren noch vereinbart werden und wird das NUB ablösen. Die Bewertung des Zusatzentgeltes erfolgt mittels einer Differenzkostenbetrachtung in Abhängigkeit der abzurechnenden DRG-Fallpauschale. Die Kosten des CAR-T-Produkts selbst bleiben dabei außen vor, diese sind ja durch ein NUB-Entgelt gedeckt. Bisherige Verhandlungsergebnisse liegen im Bereich von 5.000 bis 7.500 EUR pro Fall.

Somit gibt es seit 2024 folgende vier stationäre Erlöskomponenten bei CAR-T-Behandlung für die Zentren:

Entnahme der Zellen:	*Finanzierung durch Hersteller*
CAR-T-Produkt:	*NUB-Entgelt*
Gabe der Zellen:	*DRG (meist aus R61)*
	ZE2026-220 für nicht in der DRG gedeckte Restkosten

Dazu kommen noch Entgelte für die ambulante Vorbereitung und Nachsorge der Patienten, an Universitätskliniken meist in Form einer speziellen Hochschulambulanz-Pauschale.

5.2.11 Zellapherese

Dieses Zusatzentgelt (ZE2026-15) wird definiert über die OPS-Prozeduren 8-823 „Zellapherese" bzw. 8-825.- „Spezielle Zellaphereseverfahren" und hat nichts mit der Entnahme von Stammzellen oder peripheren Blutzellen zur Behandlung zu tun. Das Zusatzentgelt kommt dann zur Anwendung, wenn Zellen aus therapeutischen Gründen entnommen und anschließend verworfen werden, z. B. aus rheologischen Gründen bei sehr hohen Leukozytenzahlen im Rahmen einer akuten Leukämie.

Jede einzelne Zellapherese ist zu kodieren.

Sollen spezielle Zellaphereseverfahren mit Adsorption von Granulozyten, Lymphozyten und Monozyten an Zelluloseperlen oder Polypropylen-Adsorptionsfilter erfasst werden, stehen dazu eigene Kodes aus 8-825.- zur Verfügung.

5.3 Autologe Transplantation

5.3.1 Allgemeine Hinweise

Die autologe Transplantation von hämatopoetischen Stammzellen wird über die Erfassung der entsprechenden Prozeduren in der Transplantations-DRG A15 vergütet:

Transfusion von peripher gewonnenen hämatopoetischen Stammzellen	
8-805.00	autolog ohne In-vitro-Aufbereitung
8-805.03	autolog nach In-vitro-Aufbereitung
8-805.7	[zusätzlich bei Bedarf] Retransplantation während desselben stationären Aufenthalts - periphere Stammzellen
Transfusion von aus Knochenmark gewonnenen hämatopoetischen Stammzellen	
5-411.00	autolog ohne In-vitro-Aufbereitung

5-411.02	autolog nach In-vitro-Aufbereitung
5-411.6	[zusätzlich bei Bedarf] Retransplantation während desselben stationären Aufenthalts - Knochenmark
Stammzell-Boost	
8-805.60	Stammzellboost nach erfolgter Stammzell-Transplantation ohne In-vitro-Aufbereitung
8-805.62	Stammzellboost nach erfolgter Stammzell-Transplantation nach In-vitro-Aufbereitung (ZE2026-44)

Der Kode für Stammzellsupport wurde 2009 gestrichen, da er nur zu Verwirrung führte und keine aufwandsgerechte Abgrenzung von der Transplantation bzw. dem Boost ermöglichte.

Genaueres siehe Kapitel 8.4.7 Stammzellsupport und Stammzellboost.

Für die autologe Therapie mit hämatopoetischen und mesenchymalen Stammzellen in anderen Organen (Leber, Herz usw.) stehen weitere Schlüsselziffern im Kapitel 8-86 OPS (Therapie mit besonderen Zellen und Blutbestandteilen) zur Verfügung. Diese sollen hier nicht weiter vertieft werden.

Es gibt eine Hierarchie der Prozeduren: im gleichen Aufenthalt wertet das System in absteigender Reihenfolge:

- Langzeitbeatmung über 999 Stunden + Stammzelltransplantation
- Intensivkomplexpunkte (Achtung, diese werden MDC-übergreifend abgefragt)
- Allogene Transplantation
- Autologe Transplantation
- Stammzellentnahme (autolog)
- Versagen/Abstoßung hämatopoetischer Stammzellen

Die oberen Prozeduren „schlagen“ die unteren bei der DRG-Generierung, z. B.

- bei autologer und allogener Transplantation in einem Aufenthalt führt die allogene Transplantation zur DRG,
- bei Abstoßung noch im Aufenthalt der Transplantation zählt die Transplantation für die DRG,
- bei Sammlung und Transplantation in einem Aufenthalt zählt die Transplantation usw.

Andere Prozeduren und Diagnosen können u. U. bei der Berechnung des Splits eine Rolle spielen, nicht aber für die Bestimmung der Basis-DRG. 2011 wurde eine Neusortierung MDC-übergreifend dahingehend vorgenommen, dass die Stammzellsammlung nicht mehr zur Abwertung aufwendigerer Chemotherapien, z. B. von Induktionschemotherapien bei akuten Leukämien, führt.

Die Hauptdiagnosen sind bei den Transplantations-DRGs mit Ausnahme des Plasmozytoms nicht mehr splitrelevant.

5.3.2 Retransplantation im gleichen Aufenthalt

2014 wurde sowohl bei der autologen als auch bei der allogenen Transplantation eine unbewertete A-DRG geschaffen, welche die seltenen Retransplantationen im gleichen Aufenthalt abbildet:

A04A Knochenmarktransplantation/Stammzelltransfusion, allogen, mit zweiter Knochenmarktransplantation/Stammzelltransfusion im selben Aufenthalt

A15A Knochenmarktransplantation/Stammzelltransfusion, autogen, mit zweiter Knochenmarktransplantation/Stammzelltransfusion im selben Aufenthalt

Angesteuert werden diese DRGs über OPS-Kodes, welche **zusätzlich** zu den eigentlichen Transplantationskodes verschlüsselt werden:

Bezeichnung	Kode
Retransplantation während desselben stationären Aufenthalts – Knochenmark	5-411.6
Retransplantation während desselben stationären Aufenthalts – periphere Stammzellen	8-805.7

Aufgrund von Unklarheiten bei der Verwendung dieser beiden Kodes wurde für 2015 ein Hinweis zur Klarstellung im ICD-10 aufgenommen:

Hinw.: Dieser Kode ist ein Zusatzkode. Eine Retransplantation meint nicht die fraktionierte Gabe eines Transplantats über mehrere Tage verteilt. Mit diesem Kode ist nur eine komplett neue Transplantation hämatopoetischer Stammzellen nach Versagen der vorherigen Transplantation während desselben stationären Aufenthaltes (ungeplante Retransplation) zu kodieren. Dabei wird nach Ausschöpfung aller Mittel zur Erhaltung des ersten Transplantats eine neue Transplantation mit erneuter Konditionierung und/oder einem Wechsel des Stammzellspenders durchgeführt.

Bei der autologen Transplantation spielen für die Ermittlung des Splits Alter, Retransplantation im gleichen Aufenthalt und Indikation sowie ein Aufenthalt auf einer Intensivstation und bestimmte In-vitro-Aufbereitungen eine Rolle und sollten daher genau geprüft werden:

Kriterium		**DRG**
Retransplantation im gleichen Aufenthalt		A15A
Alle anderen Hauptdiagnosen	Alter > 15 Jahre	A15B
	In-vitro-Aufbereitung	
	Stammzellboost	
	Intensivmed. Komplexbehandlung	
alle anderen Hauptdiagnosen	Alter < 16 Jahre	A15C
	Ohne In-vitro-Aufbereitung	
	Ohne Stammzellboost	
	Intensivmed. Komplexbehandlung	
Hauptdiagnose Plasmozytom	Mit In-vitro-Aufbereitung	
	Mit Stammzellboost	
Hauptdiagnose Plasmozytom		A15D

5.3.3 Zustand nach autologer Transplantation

Siehe Zustand nach allogener Transplantation, Kapitel 5.4.2.

5.3.4 Versagen eines Transplantats

Siehe Allogene Transplantation – Versagen eines Transplantats, Kapitel 5.4.3.

5.4 Allogene Transplantation

5.4.1 Allgemeine Hinweise

Auch die DRGs der allogenen Transplantation werden über Prozeduren- und Diagnosenkodes getriggert. Hierbei geht es um folgende Splitkriterien:

- Alter (< 18 Jahre)
- Grad der HLA-Übereinstimmung
- Graft-versus-host-Krankheit Grad III und IV (T86.02)
- In-vitro-Aufbereitung des Transplantats
- Bestimmte In-vitro-Aufbereitung bei Entnahme oder Stammzellboost
- Aufenthalt auf einer Intensivstation (in Form von TISS/SAPS-Punkten)
- MRE-Komplexbehandlung von mindestens 21 Tagen (8-987.03 und 8-987.13)
- Hauptdiagnose Plasmozytom versus alle anderen Indikationen.

Auch wenn das Plasmozytom nicht mehr namentlich im DRG-Text genannt wird, da die beiden DRGS A04D bis A04F aufgrund fehlender Kostenunterschiede über die Jahre „kondensiert" (verschmolzen) wurden, sind Fälle mit unkompliziertem Verlauf und mit HD Plasmozytom in der DRG A04D enthalten.

Der Verwandtschaftsgrad spielt keine Rolle. Bei der nicht HLA-identen Transplantation von verwandten Spendern wurden 2012 zusätzliche Mismatch-Kodes aufgenommen (Details siehe Tabelle).

Konditionierung und Ganzkörperbestrahlung (TBI)

Die Konditionierung mittels Chemotherapie und Ganzkörperbestrahlung muss ebenfalls kodiert werden. Die Regelung zur Kodierung der entsprechenden Chemietherapiekodes steht im Kapitel Prozeduren.

Kode	Ganzkörperbestrahlung
8-523.40	Gesamtdosis unter 4 Gy
8-523.41	Gesamtdosis 4 Gy bis unter 10 Gy
8-523.42	Gesamtdosis 10 Gy und mehr

ATG-Gabe bei Fremdspendertransplantation wird mit den Ziffern

8-812.3 Anti-Human-T-Lymphozyten-Immunglobulin vom Kaninchen, parenteral

8-812.4 Anti-Human-T-Lymphozyten-Immunglobulin vom Pferd, parenteral

kodiert. Zusätzlich besteht die Möglichkeit, ein Zusatzentgelt für die Gabe von ATG mit den Kostenträgern zu verhandeln (ZE2026-46 „Gabe von Anti-Human-T-Lymphozyten-Immunglobulin").

Allogene Transfusion von aus KM gewonnenen hämatopoetischen Stammzellen			
5-411.26	nicht HLA-identisch	verwandt	ohne In-vitro-Aufbereitung bei Differenz in einem Antigen
5-411.27			ohne In-vitro-Aufbereitung bei Differenz in 2-3 Antigenen (haploident)
5-411.24			nach In-vitro-Aufbereitung Differenz in 1 Antigen
5-411.25			nach In-vitro-Aufbereitung Differenz in 2-3 Antigenen
5-411.30		nicht verwandt	ohne In-vitro-Aufbereitung
5-411.32			nach In-vitro-Aufbereitung
5-411.40	HLA-identisch	verwandt	ohne In-vitro-Aufbereitung
5-411.42			nach In-vitro-Aufbereitung
5-411.50		nicht verwandt	ohne In-vitro-Aufbereitung
5-411.52			nach In-vitro-Aufbereitung
5-411.6	[zusätzlich bei Bedarf] Retransplantation während desselben stationären Aufenthalts - Knochenmark		
Allogene Transfusion von peripher gewonnenen hämatopoetischen Stammzellen			
8-805.26	nicht HLA-identisch		ohne In-vitro-Aufbereitung bei Differenz in einem Antigen
8-805.27			ohne In-vitro-Aufbereitung bei Differenz in 2-3 Antigenen (haploident)
8-805.24			nach In-vitro-Aufbereitung Differenz in 1 Antigen
8-805.25			nach In-vitro-Aufbereitung Differenz in 2-3 Antigenen
8-805.30		nicht verwandt	ohne In-vitro-Aufbereitung
8-805.32			nach In-vitro-Aufbereitung

Allogene Transfusion von peripher gewonnenen hämatopoetischen Stammzellen			
8-805.40	HLA-identisch	verwandt	ohne In-vitro-Aufbereitung
8-805.42			nach In-vitro-Aufbereitung
8-805.50		nicht verwandt	ohne In-vitro-Aufbereitung
8-805.52			nach In-vitro-Aufbereitung
8-805.7	[zusätzlich bei Bedarf] Retransplantation während desselben stationären Aufenthalts - periphere Stammzellen		

Zusätzlich zu diesen Prozeduren wird der Status syngen und die AB0-Kompatibilität mit folgenden Ziffern beschrieben:

5-930.1 Art des Transplantats: syngen
5-930.20 Art des Transplantats: allogen, AB0-kompatibel
5-930.21 Art des Transplantats: allogen, AB0-nicht kompatibel

Diese Kodes dürfen nur als Ergänzung zum Transplantationskode verwendet werden.

Seit 2015 muss zusätzlich noch ein bei Transplantation entstandener Aufwand für die In-vitro-Aufbereitung kodiert werden. Der Kode 5-410.2- ist ab 2025 wieder als einziger anzugeben, und zwar von der Klinik, der der Aufwand für die In-vitro-Aufbereitung entstanden ist. Der zwischen 2016 und 2024 existierende redundante Kode 5-411.7 wurde wieder gestrichen.

Auch dieser Kode ist ein Zusatzkode. Die Transplantation oder Transfusion ist gesondert zu kodieren. Näheres zur In-vitro-Aufbereitung siehe Kapitel 5.1.2.

Zur Hierarchie der Prozeduren siehe Allgemeine Hinweise bei Autologe Transplantation, Kapitel 5.3.1. Auch bei der allogenen Transplantation wurde 2016 ein neuer A-Split definiert für eine selten erforderliche Retransplantation im gleichen Aufenthalt, welche über neu geschaffene OPS-Kodes angesteuert wird. Details siehe unter Retransplantation im Kapitel 5.3.2.

5.4.2 Zustand nach allogener Transplantation

Für die Zeit nach der Transplantation stehen zwei Kodes zur Verfügung:

Z94.80 Zustand nach hämatopoetischer Stammzelltransplantation **ohne** *gegenwärtige Immunsuppression*

Z94.81 Zustand nach hämatopoetischer Stammzelltransplantation **mit** *gegenwärtiger Immunsuppression*

Die Verwendung der Ziffern unterliegt der Nebendiagnoseregel, es muss also ein Aufwand damit abgebildet werden.

Die Ziffer Z94.81 stellt in der Regel allein aufgrund der teuren Medikamente für die Immunsuppression eine kodierbare Nebendiagnose dar. Schwerer ist es bei der Ziffer Z94.80. Wenn die stationäre Aufnahme im Rahmen einer Komplikation/Nebenwirkung/Langzeitfolge einer allogenen oder autologen Transplantation erfolgte, kann diese Ziffer als Nebendiagnose kodiert werden. Die Komplikation (z.B. Infekt, GvHD) ist dann Hauptdiagnose. Die Erkrankung, die Ursache der Transplantation war, ist als Grunderkrankung Nebendiagnose. Dabei sollte sowohl der medizinisch-inhaltliche Zusammenhang zur Transplantation (Beispiel: Aufnahme 5 Monate nach autologer TPL mit Herpes zoster; nicht aber Aufnahme wegen Herzinfarkt oder Beinfraktur) als auch der zeitliche Bezug gewahrt sein, bei einer autologen Transplantation also die ersten Monate danach, bei einer allogenen Transplantation durchaus deutlich länger.

Diese Ziffern triggern als Nebendiagnosen einige Infektions-DRGs „nach Transplantation", die wesentlich besser vergütet werden als normale Infektions-DRGs. Daher haben die Kodes eine hohe Erlösrelevanz. Näheres siehe Kapitel 6 Infektionen.

Beispiel

Ein Patient wird 8 Monate nach allogener Transplantation wegen einer CMV-Reaktivierung (Nachweis von Kernen) stationär behandelt. Die AML als Ursache der TPL ist in CR, die Immunsuppression seit 6 Wochen abgesetzt:

HD: B25.88 Sonstige CMV-Infektion
ND: Z94.80 Zustand nach hämatopoetischer Stammzelltransplantation ohne gegenwärtiger Immunsuppression
C92.01 AML in kompletter Remission

Für Wiederaufnahmen nach autologer Transplantation gelten die gleichen Regeln. Es kann nur die Ziffer Z94.80 verwendet werden.

Weitere Informationen siehe unter Immunkompromittierung und Immunsuppression in diesem Kapitel unter 5.6.2.

5.4.3 Versagen eines Transplantats

Kommt es nach erfolgreicher allogener Transplantation **zur Wiederaufnahme** wegen einer Abstoßung, wird als **Hauptdiagnose** T86.00 Versagen eines Transplantats hämatopoetischer Stammzellen kodiert, Z94.8- und die Grunderkrankung werden zur Nebendiagnose [P015u Punkt 5]:

HD: T86.00 Versagen eines Transplantats hämatopoetischer Stammzellen
ND: Z94.8- Zustand nach hämatopoetischer Stammzelltransplantation mit/ohne gegenwärtiger Immunsuppression
C--.-- Grunderkrankung

Erfolgt die Abstoßung noch während des Transplantationsaufenthaltes, wird T86.00 als Nebendiagnose kodiert, Hauptdiagnose bleibt die Erkrankung, die zur Transplantation führte:

HD: C--.-- Hämatologisch/onkologische Grunderkrankung
ND: T86.00 Versagen eines Transplantats hämatopoetischer Stammzellen

Zusätzlich muss bei **Retransplantation im gleichen Aufenthalt** ein Transplantationskode und ein Kode für die Retransplantation (5-411.6 bei Knochenmark, 8-805.7 bei peripheren Stammzellen) kodiert werden, siehe Kapitel 5.3.2. Diese Kodes führen in die unbewertete DRG A04A bzw. A15A. Diese Regel gilt für autologe und allogene Transplantationen.

Sollten bei unvollständigem Anwachsen der Stammzellen erneut Stammzellen (bei allogener TPL des gleichen Spenders) gegeben werden, wird als Prozedur zusätzlich kodiert

8-805.6- Stammzellboost nach erfolgter Stammzell-Transplantation [5. Ziffer: 1 = ohne In-vitro-Aufbereitung, 2 = mit In-vitro-Aufbereitung] **Achtung:** *dann zusätzlich ZE2026-44 abrechnen!*

Die Abgrenzung zwischen Retransplantation und Boost könnte zu Streitigkeiten führen, da die Retransplantation ggf. erlösrelevant ist. Daher wurden die Retransplantation und der Boost mittels Hinweistexten genauer definiert (Retransplantation siehe Kapitel 5.3.2).

Unter einem Stammzellboost versteht man die erneute Gabe von hämatopoetischen Stammzellen nach erfolgter allogener oder autogener Stammzelltransplantation, um die unzureichende Rekonstitution (Engraftment) der vorherigen Transplantation auszugleichen. Dazu werden Stammzellen desselben Spenders verwendet. Eine erneute Konditionierung erfolgt nicht. Ein Stammzellboost kann in demselben stationären Aufenthalt, in dem die Stammzelltransplantation erfolgte, oder in einem Folgeaufenthalt durchgeführt werden.

Vor allem die fehlende erneute Konditionierung grenzt beide Maßnahmen voneinander ab. Außerdem erfolgt ein Boost immer vom gleichen Spender, eine Retransplantation nicht zwingend. Bei einem Boost liegt auch kein Rezidiv der Grunderkrankung vor, auch dies ist bei einer Retransplantation nicht ausgeschlossen.

Um Missverständnisse zu vermeiden, ist auf sorgfältige Verwendung ver Begrifflichkeiten in der Kodierung und der Dokumentation zu achten. Die folgende Tabelle fasst die Unterschiede der Kodierung von Retransplantation und Boost zusammen:

Retransplantation	Stammzell-Boost
5-411.6 (Knochenmark) und 8-805.7 (periphere Stammzellen) [Zusatzkode!	8-805.6 (ohne/nach in-vitro Aufbereitung) [Zusatzentgelt 20XX-44]
Eine Retransplantation meint nicht die fraktionierte Gabe eines Transplantates über mehrere Tage verteilt. Es geht um eine komplett neue Transplantation hämatopoetischer Stammzellen nach Versagen der vorherigen Transplantation während desselben stationären Aufenthaltes (ungeplante Retransplantation) nach Ausschöpfung aller Mittel zur Erhaltung des ersten Transplantates.	erneute Gabe von hämatopoetischen Stammzellen nach erfolgter allogener oder autogener Stammzelltransplantation, um die **unzureichende Rekonstitution** (Engraftment) der vorherigen Transplantation auszugleichen.
Stammzellen desselben Spenders oder eines neuen Spenders	Stammzellen desselben Spenders
erneute Konditionierung	**Keine** erneute Konditionierung
während desselben stationären Aufenthaltes [Retransplantation in Folgeaufenthalt wird wie eine neue TX kodiert]	in demselben stationären Aufenthalt, in dem die Stammzelltransplantation erfolgte, oder in einem Folgeaufenthalt

Wird die Diagnose T86.00 kodiert, müssen die einzelnen Zytopenien als Folge der Abstoßung nicht mehr kodiert werden, sofern nicht ein eigenständiger Aufwand bestand (z.B. Transfusionen) oder die Zytopenie zuvor im Rahmen der Konditionierung schon kodiert wurde.

5.5 Graft versus Host Erkrankung (GvHD)

Dieses Kapitel hat 2006 eine grundlegende Überarbeitung erfahren, sodass Stadien und Grad der GvHD genau kodiert werden können. 2016 wurde die Einteilung und Kodierung der chronischen GvHD vollständig überarbeitet.

Zur Erfassung der Graft-versus-Host-Erkrankung nach allogener Transplantation hämatopoetischer Stammzellen gibt es die Kodes

T86.01 Akute Graft-versus-Host-Krankheit, Grad I und II
T86.02 Akute Graft-versus-Host-Krankheit, Grad III und IV
T86.05 Chronische Graft-versus-Host-Krankheit, mild
T86.06 Chronische Graft-versus-Host-Krankheit, moderat
T86.07 Chronische Graft versus Host-Krankheit, schwer
T86.09 Graft-versus-Host-Krankheit, nicht näher bezeichnet

Diese sind Kreuzkodes und als Haupt- und Nebendiagnosen zu verwenden. Zusätzlich sind die Organmanifestationen einer GvHD als Sterndiagnosen – bei der chronischen Form mit neu geschaffenen Kodes – zu erfassen, die Kodes für Z.n. Knochenmarktransplantation und die maligne Grunderkrankung als Anlass der allogenen Transplantation zu kodieren [P015u]. Näheres im Kapitel 5.5.2.

Tritt im Zusammenhang mit der GvHD eine Anämie auf, so ist die Ziffer

D63.8 Anämie bei sonstigen chronischen, andernorts klassifizierten Krankheiten*

zu kodieren.

Wird ein Patient wegen der GvHD stationär aufgenommen, so ist diese die **Hauptdiagnose:**

HD: T86.0- [5. Ziffer 1–7] Akute/Chronische Graft-versus-Host-Krankheit
ND: [Organmanifestationen der GvHD, siehe unten]
Z94.8- [5. Ziffer 0–1] Zustand nach hämatopoetischer Stammzelltransplantation mit/ohne gegenwärtiger Immunsuppression
C--.-- [Grunderkrankung]

Es kommt zur Eingruppierung in die DRG A61 „Versagen und Abstoßung eines Transplantates hämatopoetischer Zellen". Diese DRG ist trotz der extrem unterschiedlichen klinischen Verläufe vom InEK 2009 erstmals kalkuliert worden und wurde für 2018 um weitere Splitkriterien erweitert und differenziert. Kostentrenner und damit Splitkriterien sind:

- PCCL
- Akute GvHD Grad III und IV
- Alter (< 10 bzw. >9 Jahre)

A36 – Intensivmedizinische Komplexbehandlung bei Abstoßung oder GvHD

Da weiterhin Extremkostenfälle nicht sachgerecht abgebildet waren, führte das InEK für 2011 neue DRGs A36A und A36B (durch Teilung der alten DRG A36Z) ein, in denen ebenfalls sehr teure GvHD-Fälle abgebildet werden können. In die A36A migrierten auch Transplantationsfälle, sodass es zu nicht unerheblichen Umverteilungen in der Prä-MDC kam. 2014 wurde diese DRG weiter gesplittet in eine A36C. Für 2018 kam es zu weiteren Veränderungen in der DRG A36A. Durch Streichung der chronischen GvHD als Splitkriterium kam es zu Wanderbewegungen von Fällen im Sinne einer Abwertung in A36B, andere DRGs der Prä-MDC und die R36Z. Durch diese Umsortierung stieg der Erlös der A36A an. Inzwischen sind mit diesen Umbauten die GvHD-Fälle im Wesentlichen abgebildet, insbesondere lange steroidrefraktäre Verläufe einer akuten GvHD von kurzen Aufenthalten für Diagnostik und Steroidstoß besser abgrenzbar. In einem weiteren größeren Umbau hat das InEK für 2019 die DRG R36Z gestrichen und deren Fälle zum großen Teil in die A36 einsortiert, wo nun eine bessere Vergütung der teuren intensivmedizinischen Fälle ohne Beatmung erfolgt. Vereinzelt wurden Fälle auch in Beatmungs-DRGs und A15B (autologe Stammzelltransplantation) umsortiert. Die Basis-DRG A36 ist MDC-übergreifend vernetzt. Bei der Erfassung der GvHD-Fälle gilt es daher zu beachten, dass diese weiterhin in verschiedenen MDC und DRG auftauchen können. In die A36 führende Hauptdiagnosen sind akute und chronische GvHD aller Stadien und Abstoßungen eines allogenen Stammzelltransplantats, wenn gleichzeitig ausreichend Intensivkomplexpunkte oder bestimmte Komplizierende Konstellationen (I oder A36) auf Prozedurenseite vorliegen.

Splitkriterien der A36 sind dann:

- Aktute GvHD Stadiium I bis IV (T86.01-02) oder Transplantatabstoßung (T86.00)
- Intensivmed. Komplexbehandlung (andere Werte)

Die Grad- und Stadieneinteilung der akuten GvHD erfolgt nach dem Consensus von 1994, der der chronischen Form nach dem National Institutes of Health Consensus von 2005.

5.5.1 Akute GvHD Stadieneinteilung

In der folgenden Tabelle sind die Definitionen und die dazugehörenden ICD-Kodes vereint.

	Haut: Makulopapulöses Exanthem		Leber: Bilirubinerhöhung		Darm: Durchfälle, anhaltende Übelkeit	
Kriterium	**Befall der KOF**	**ICD**	**Bilirubin**	**ICD**	**Stuhlvolumen/ Tag**	**ICD**
Stadium 1	< 25 % der KOF	L99.11*	2–3 mg/dl (34 bis 52 µmol/l)	K77.11*	500–1000 ml	K93.21*
Stadium 2	25–50 % der KOF	L99.12*	3–6 mg/dl (53 bis 104 µmol/l)	K77.12*	1000–1500 ml	K93.22*
Stadium 3	> 50 % der KOF	L99.13*	6–15 mg/dl (105 bis 259 µmol/l)	K77.13*	> 1500 ml	K93.23*
Stadium 4	Hautdesquamation und Blasenbildung	L99.14*	> 15 mg/dl (> 259 µmol/l)	K77.14*	Ileus	K93.24*

5.5.2 Gesamt-Gradeinteilung der akuten GvHD (nach Consensus)

Der Gesamt-Grad ist erreicht, wenn mindestens ein Stadium der Organ-GvHD bei Haut, Leber oder Darm erreicht ist (Ausnahme: bei Grad III spielt das Stadium 1–3 der Haut keine Rolle).

	Haut	**Leber**	**Verdauungs-trakt**
Grad I	Stadium 1–2	keine	keine
Grad II	Stadium 3 oder	Stadium 1 oder	Stadium 1
Grad III	–	Stadium 2–3 oder	Stadium 2–3
Grad IV	Stadium 4 oder	Stadium 4 oder	Stadium 4

Quelle: Glucksberg, Transplantation 1974 und Przepiorka Bone Marrow Transpant 1995, abgedruckt in Sullivan, Graft versus Host Disease, In: Thomas ED, Blume KG, Forman SJ (eds.) Hematopoietic Cell Transplantation, 2nd ed. 1999.

Da nur die GvHD-Grade III und IV im Transplantationsaufenthalt abrechnungsrelevant sind, ist auf eine exakte Dokumentation der klinischen GvHD-Grade zu achten. Insbesondere das Ausmaß des Hautbefalls und die täglichen Durchfallmengen werden erfahrungsgemäß nicht immer exakt erfasst und können dann zu Erlösverlust führen. Gegebenenfalls sind eine Fotodokumentation und/oder ein gesondertes Formblatt zum Erfassen der GvHD-Symptome hilfreich.

5.5.3 Chronische GvHD

Eine in Jahr 2005 erfolgte Neueinteilung der chronischen GvHD in milde, moderate und schwere Formen (NIH-Konsensus) ist nun seit 2016 im ICD-10 umgesetzt worden.

Analog der Systematik der akuten GvHD gibt es für die Einteilung in mild, moderat und schwer verschiedene Kombinationen von Organbeteiligungen. Der Organbefall selbst wird mittels spezifischer Sternkodes in jeweils 3 Schweregraden erfasst.

Folgende Organbeteiligungen sind in jeweils drei Ausprägungen kodierbar:

- Auge
- Bindegewebe
- Haut
- Mundeschleimhaut
- Leber
- Verdauungstrakt
- Vulvovaginal
- Lunge

Organmanifestationen bei chronischer GvHD

Manifestation	Stadium 1	Stadium 2	Stadium 3
Auge	H58.21*	H58.22*	H58.23*
Bindegewebe	M36.51*	M36.52*	M36.53*
Haut	L99.21*	L99.22*	L99.23*
Mundschleim-haut	K93.41*	K93.42*	K93.43*
Leber	K77.21*	K77.22*	K77.23*
Verdauungstrakt	K93.31*	K93.32*	K93.33*
Vulvovaginal	N77.21*	N77.22*	N77.23*
Lunge	J99.21*	J99.22*	J99.23*

Für die Stadieneinteilung nimmt die Lungenbeteiligung eine Sonderstellung ein.

Milde Form der cGvHD

Die milde Form der chronischen GvHD ist erreicht, wenn

- eine oder zwei der genannten Organ-GvHD ohne Lunge im Stadium 1 vorliegen.

Moderate Form der cGvHD

Die moderate Form der chronischen GvHD ist erreicht, wenn

- eine Lungenbeteiligung im Stadium 1

oder

- mindestens eine der anderen Organ-GvHD (außer Lunge) im Stadium 2

oder

- mindestens drei der anderen Organ-GvHD (außer Lunge) im Stadium 1 vorliegen

Schwere Form der cGvHD

Die schwere Form der chronischen GvHD ist erreicht, wenn

- eine Lungenbeteiligung im Stadium 2 oder 3

oder

- mindestens eine der anderen Organ-GvHD im Stadium 3 vorliegen.

Klinische Stadien der Chronischen GvHD

Stadium	0	I	II	III
Haut	Keine Veränderungen	< 18 % KOF mit lichenoiden, oder Ichthyosisartigen Veränderungen, keine Sklerodermiformen Veränderungen	18–50 % KOF mit lichenoiden oder sklerodermiformen oder Ichthyosis-artigen Veränderungen aber keine „gefesselte Haut", (Falten können noch erzeugt werden)	> 50 % KOF mit lichenoiden od. sklerodermiformen od. Ichthyosisartigen Veränderungen. Keine Faltenbildung möglich, gefesselte Haut" oder Einschränkung der Aktivitäten des täglichen Lebens durch eingeschränkte Beweglichkeit der Gelenke oder Ulzerationen oder extremen Pruritus
ICD-Kode		L99.21*	L99.2*	L99.23*
Mund	keine Symptome Keine Veränderungen oder minimale unspezifische Veränderungen	milde Symptome mit typischen Veränderungen, aber normale orale Ernährung möglich	moderate Symptome und partielle Einschränkung der oralen Einfuhr	schwere Symptome mit typischen Veränderungen erhebliche Einschränkung der oralen Einfuhr
ICD-Kode		K93.41*	K93.42*	K93.43*
Augen	Keine Veränderungen	milde Augentrockenheit -ohne Beeinträchtigung der allgemeinen Lebensqualität, < 3 ×/Tag Augentropfen, asymptomatische Keratokonjun. – sicca	moderate symptomatische Keratokonjunktivitis, > 3 ×/Tag Augentropfen oder Verschluss Tränenkanal ohne Beeinträchtigung des Sehvermögens	schwere Beeinträchtigung des Sehvermögens durch Pseudomembranen oder Cornealulcera oder Sehverlust oder Schmerzen, welche spezielle Brillengläser erfordern

Stadium	0	I	II	III
ICD-Kode		H58.21*	H58.22*	H58.23*
GI-Trakt	Keine Veränderungen	Schluckbeschwerden, Anorexie, Übelkeit, Erbrechen, abdominelle Schmerzen, Durchfall ohne signifikanten Gewichtsverlust (Gewichtsverlust < 5 %)	Symptome mit Gewichtsverlust 5–15 %	Symptome mit Gewichtsverlust > 15 %. Parenterale Zusatz-ernährung erforderlich oder Ösophagiale Dilatation erforderlich
ICD-Kode		K93.31*	K93.32*	K93.33*
Genital-Trakt -(Vulvovagnial)	keine Symptome Keine Veränderungen oder minimale unspezifische Veränderungen	Symptome mit milden typischen Veränderungen aber kein Effekt auf Koitus und minimale Beschwerden bei gyn. Untersuchung	Symptome mit typischen Veränderungen und Schmerzen bei Koitus oder gyn. Untersuchung	Symptome mit schweren typischen Veränderungen (Strikturen, Verwachsungen d. Labien, schwere Ulzerationen, Einführen des Spekulum nicht möglich)
ICD-Kode		N77.21*	N77.22*	N77.23*
Leber	Keine Veränderungen, normale Leberfunktion	Bili, ALAT, ASAT, AP < als 2 × oberer Normwert (NW) (Bili < 3 mg/dl bzw. 51 µmol/l)	Bili > 3 mg/dl (> 51 µmol/l) oder Bilirubin und ALAT, ASAT, AP 2–5 × oberer NW	Bili (> 110 µmol/l, > 5,5 mg/dl) oder ALAT, ASAT, AP > 5 × oberer Normwert

Stadium	0	I	II	III
ICD-Kode		K77.21*	K77.22*	K77.23*
Lunge	keine Symptome, FEV1 < 80 % oder LFS = 2	milde Symptome (z. B. Luftnot bei Treppensteigen), FEV1 60–79 % oder LFS 3–5	moderate Symptome (z. B. Luftnot bei Gehen auf ebener Fläche) FEV1 40–59 % oder LFS 6–9	Ruhedyspnoe (O2 Bedarf) FEV1 < 39 % oder LFS 10–12
ICD-Kode		J99.21*	J99.22*	J99.23*
Gelenke/ Fascien (Bindegewebe)	Keine Kontrakturen	leichte Steifheit der Arme und Beine, leichte Bewegungseinschränkung ohne Beeinträchtigung der Aktivitäten des täglichen Lebens	Steifheit der Arme und Beine oder Gelenkkontrakturen oder Erythem durch Fasciitis, moderate Beeinträchtigung der Beweglichkeit, (milde Beeinträchtigung der ATL)	Schwere Gelenkkontrakturen mit Beeinträchtigung der ATL (Unfähigkeit sich die Schuhe zuzubinden, Knöpfe aufzuknöpfen oder sich anzuziehen)
ICD-Kode		M36.51*	M36.52*	M36.53*

Zusätzlich können, wenn die ND-Kriterien erfüllt sind, bestimmte Ausprägungen und Folgen der cGvHD kodiert werden (Auswahl):

Bei cGvHD der Leber	
K72.1	Chronisches Leberversagen
Bei cGvHD der Haut	
L65.8	Sonstiger näher bez. Haarausfall ohne Narbenbildung
L81.8	Sonstige näher bez. Störungen der Hautpigmentation
Bei cGvHD des Verdauungstrakts	
R43.2	Geschmacksstörung
K11.7	Störungen der Speichelsekretion
K08.0	Zahnverfall durch systemische Ursachen
R13.9	Schluckbeschwerden ohne nähere Angaben
K90.8	Sonstige intestinale Malabsorption
Bei cGvHD der Lunge	
J44.8-	Bronchiolitis obliterans Sonstige näher bezeichnete chronische obstruktive Lungenkrankheit 5. Stelle: Grad der Obstruktion mittels FEV1
J84.8-	Sonstige näher bezeichnete interstitielle Lungenkrankheiten
Bei cGvHD weiterer Organe	
D63.8*	Anämie bei sonstigen chronischen, andernorts klassifizierten Krankheiten

Beispiel

Ein Patient wird 4 Monate nach allogener Transplantation wegen ALL mit einer Bilirubinerhöhung bis maximal 7,8 mg/dl bei V.a. Leber-GvHD wiederaufgenommen. Die Verdachtsdiagnose wird histologisch bestätigt. Die seit Transplantation bestehende Immunsuppression wird intensiviert. Die ALL befindet sich inzwischen in kompletter Remission.

HD: T86.02 Akute Graft-versus-Host-Krankheit, Grad III und IV

*ND: K77.13**	*Stadium 3 der akuten Leber-Graft-versus-host-Krankheit*
Z94.81	*Zustand nach hämatopoetischer Stammzelltransplantation mit gegenwärtiger Immunsuppression*
C91.01	*ALL in kompletter Remission*
PD: 1-441.0	*Perkutane Biopsie der Leber*
8-547.31	*Immunsuppression, sonstige Applikation*

5.6 Weitere Komplikationen nach Stammzell- und CAR-T-Zellgabe

5.6.1 Engraftmentsyndrom

Das Engraftment-Syndrom ist eine Komplikation nach Stammzelltransplantation, die mit dem Anstieg der Spender-Granulozyten auftreten kann und mit Fieber, Hautausschlag, Gewichtszunahme und Dyspnoe einhergeht. Ursächlich ist vermutlich ein Capillary-leak-Syndrom mit erhöhter Permeabilität der Kapillaren durch die plötzliche Ausschüttung von Zytokinen im Rahmen eines stabilen Transplantatanwachsens (Engraftment), sodass Flüssigkeit u.a. in die Lunge übertritt. Da es keinen spezifischen Kode für das Engraftmentsyndrom gibt, sollten die Manifestationen kodiert werden. Für das Capillary-leak-Syndrom existiert der Schlüssel

I78.8 Sonstige Krankheiten der Kapillaren.

Der Kode D89.3 Immunrekonstitutions-Syndrom ist für andere Erkrankungen reserviert, auch wenn er auf den ersten Blick geeignet erscheint.

5.6.2 Zytokin-Release-Syndrom (CRS)

Das Zytokin-Release-Syndrom, auch Zytokin-Sturm, ist eine nicht seltene und gefürchtete Komplikation der CAR-T-Zellgabe. Sehr selten war dieses Syndrom auch schon nach Chemo- und Antikörpertherapien beschrieben worden. Diese entzündliche Reaktion ist eigentlich ein positives Zeichen: Die CAR-T-Zellen haben ihr Ziel erkannt und nehmen ihre Arbeit auf. Dabei schütten sie Botenstoffe (Zytokine) wie Interleukin-6, Interferon-gamma und Tumornekrosefaktor aus. Diese locken weitere Immunzellen an und erleichtern deren Aktivierung, lösen aber auch die typischen Symptome einer Entzündung aus. Die Auswirkungen treten bei etwa der Hälfte der Patienten auf und äußern sich in hohem Fieber, Herzrasen, Kreislaufproblemen, Atemnot und Übelkeit. Immer ist eine intensivmedizinische Betreuung erforderlich. Bei rechtzeitigem Erkennen und adäquater Behandlung durch ein erfahrenes Team überstehen die Patienten diese Komplikation ohne Langzeitfolgen.

Für den Zytokinsturm existiert seit 2020 ein ICD-Kode:

D76.4 *Zytokinfreisetzungs-Syndrom [cytokine release syndrome]*
Zytokinfreisetzungs-Syndrom nach CAR-T-Zelltherapie
Zytokinfreisetzungs-Syndrom nach Immuntherapie

Die Schwere des Krankheitsbildes kann mit dem zusätzlichen Ausrufekode

R65.2! *Systemisches inflammatorisches Response Syndrom (SIRS) nichtinfektiöser Genese ohne Organkomplikationen bzw.*

R65.3! *mit Organkomplikationen*

kodiert werden.

Die Therapie dieses Syndroms ist oft die Gabe von Tocilizumab. Dieser Antikörper kann mit dem Kode 6-005.m- verschlüsselt werden und löst das bundeseinheitliche ZE 157 aus. Die Indikation für Tocilizumab wurde im Zuge der Zulassung der beiden CAR-T-Zellpräparate um das CRS nach CAR-T-Zellgabe erweitert. Für die Behandlung des CRS sind Dosen erforderlich, die die obere Schwellendosis des ZE157 im Jahr 2019 gelegentlich überschritten. Für 2020 und erneut 2021 hat das InEK daher zusätzliche Dosisstufen bis 8480 mg eingeführt, die das Vergütungsproblem lösen.

5.6.3 B-Zell-Aplasie nach CAR-T-Zellgabe

Während der Zytokinsturm eine kurze Episode direkt nach der Gabe der Zellen darstellt, bleibt ein anderes Problem deutlich länger bestehen: CAR-T-Zellen attackieren fast immer auch normale Blutzellen. Bei Leukämien und Lymphomen ist dieses Problem beherrschbar, da sich CAR-T-Zellen hier gegen den Rezeptor CD19 richten, der insbesondere auf Krebszellen zu finden ist – allerdings auch auf den normalen B-Lymphozyten. Solche CAR-T-Zellen beseitigen daher neben den Leukämie- bzw. Lymphomzellen auch die B-Lymphozyten, und lösen eine sogenannte B-Zell-Aplasie mit Mangel an Immunglobulinen aus. Dieser lässt sich jedoch relativ problemlos durch Substitution der Immunglobuline ausgleichen. Da CAR-T-Zellen meist nur begrenzte Zeit im Körper überleben, können auch die natürlichen B-Lymphozyten und damit die Immunglobulinproduktion wieder zurückkehren – allerdings kann dies Jahre dauern. Solange müssen die Patienten substituiert werden.

Die B-Zell-Aplasie kann unspezifisch mit

D72.8 *Sonstige näher bezeichnete Krankheiten der Leukozyten*

kodiert werden, der Immunglobulinmangel mit einem Kode aus D80. Die Kodes für SCID aus D81 sind eigentlich für die schweren angeborenen Immundefekte reserviert und sollten hier nicht verwendet werden. Erfolgt eine Substitution der Immunglobuline, kann weiterhin das ZE93 „Gabe von Human-Immunglobulin, polyvalent, parenteral" über die OPS-Kodes aus 8-810.w abgerechnet werden.

5.6.4 Neurotoxiziät nach CAR-T-Zelltherapie

Einige Patienten erleben nach CAR-T-Zellgabe auch neurologische Probleme – von Kopfschmerzen und Halluzinationen bis hin zu Lähmungen der Gesichtsmuskulatur und Krämpfen. Dies können ebenfalls Begleiterscheinungen der übermäßigen Zytokin-Freisetzung sein, eigentlich bleibt die Ursache bisher unklar. Nach einiger Zeit verschwinden die neurologischen Probleme wieder, meist ohne bleibende Schäden. Vereinzelt sind aber auch schon schwere Hirnödeme mit Todesfällen aufgetreten, sodass diese Komplikation ebenfalls zwingend eine intensivmedizinische Behandlung erfordert.

Auch für diese Komplikation existiert nun ab 2021 ein spezifischer Kode:

G92.0 *Toxische Enzephalopathie unter Immuntherapie*
Immuneffektorzell-assoziiertes Neurotoxizitätssyndrom

Zusätzlich können bei entsprechendem Aufwand die einzelnen Symptome kodiert werden.

Die Komplikation ist auch unter dem Begriff ICANS (Immune effector Cell-Associated Neurotoxicity Syndrome) bekannt.

Zusätzlich können bei entsprechendem Aufwand die einzelnen Symptome kodiert werden.

5.6.5 Immune Effector Cell associated Hemophagocytic Lymphohistiocytosis-like Syndrome (IEC-HS) nach CAR-T-Zelltherapie

Zu den deutlich seltener auftretenden Nebenwirkungen nach CAR-T-Gabe gehört das Immune Effector Cell associated Hemophagocytic Lymphohistiocytosis-like Syndrome (IEC-HS), das Charakteristika eines Makrophagen-Aktivierungssyndroms (MAS) bzw. der hämophagozytischen Lymphohistiozytose (HLH) aufweist und durch eine CAR-T-Zell-bedingte Hyperinflammation verursacht wird, die nach Abklingen eines vorhergehenden CRS auftritt. Die Häufigkeit dieser Komplikation ist, auch aufgrund sich ändernder diagnostischer Kriterien und der manchmal schwierigen Abgrenzbarkeit von einem CRS, nicht klar zu benennen, insgesamt ist aber von einer sehr seltenen Nebenwirkung auszugehen. Nach den aktualisierten Diagnosekriterien ist die Diagnose nur dann zu stellen, wenn ein Hyperinflammations-Syndrom zeitlich nach einem vorbestehenden CRS auftritt und das CRS bereits abgeklungen bzw. im Prozess der Besserung ist, [siehe Onkopedia-Leitlinie „CAR-T Zellen: Management von Nebenwirkungen" Stand Mai 2025].

Die Kodierung dieses Syndroms erfolgt unspezifisch mittels D76.1 über die Hämophagozytäre Lymphohistiozytose und das Makrophagen-Aktivierungssyndrom. Im OrphaNet ist ein spezifischer Kode 158061 enthalten.

Neben den o.g. Komplikationen einer CAR-T-Therapie kann auch eine Hämatotoxizität (Immune effector Cell-Associated HematoToxicity, ICAHT) mit Anämie, Aplasie und/oder Thrombozytopenie auftreten. Die Häufigkeit ist je nach CAR-T-Produkt und Grunderkrankung unterschiedlich. Diese, ebenso wie daraus resultierende Infektinen, sind mit den üblichen vorhandenen Kodes zu erfassen. Vereinzelt auftretende Sekundärmalignome würden ebenfalls mit den bekannten Kodes für die entsprechenden Tumore verschlüsselt.

Ein Kode, der die Situation „Zustand nach CAR-T-Gabe" beschreibt, existiert bisher nicht.

5.7 Sonstige Regeln bei allogener Transplantation

5.7.1 VOD

Für die Kodierung der venösen okklusiven Leberkrankheit steht die Ziffer

K71.80 Veno-okklusive Leberkrankheit

zur Verfügung.

Bis 2016 waren im ICD zwei verschiedene Kodes für die VOD zu finden, seit 2017 wird die VOD als Untergruppe der toxischen Leberkrankheit mit dem o.g. Kode eindeutig verschlüsselt, bei dem alten Schlüssel K76.5 steht nun eindeutig ein Exklusivum für die VOD. Für Defibrotide zur Therapie der VOD muss der Medikamentenkode 6-005.k verschlüsselt werden. Defibrotide ist seit 2017 ein Zusatzentgelt (ZE2026-131).

5.7.2 Immunkompromittierung und Immunsuppression

Die Abgrenzung der verschiedenen Begriffe ist nicht klar geregelt, daher sollte immer der Aufwand kritisch hinterfragt werden. Die Ziffern können auch gleichzeitig verwendet werden.

Immunkompromittierung

Eine interessante Ziffer, mit welcher der immununterdrückende Effekt vieler Therapien (auch der Immunkompromittierung nach allogener Transplantation) beschrieben werden kann, ist der Kode

D90 Immunkompromittierung nach Bestrahlung, Chemotherapie und sonstigen immunsuppressiven Maßnahmen

Dieser Kode ist zwar weiterhin nicht CC-relevant, jedoch u.a. ein Splitkriterium bei der Basis-DRG T64 und erhöht bei Erwachsenen von T64C auf T64B. Da diese DRG bei stationärer Behandlung von FUO zur Abrechnung kommt, ist die Kodierung bei diesen Fällen daher erlösrelevant. Vor allem im Zusammenhang mit Infektionen nach Chemotherapie kann die D90 als Nebendiagnose angewandt werden, um die besondere Infektionsgefährdung dieser Patienten zu beschreiben. Zu Diskussionen mit dem MD führt jedoch ausgerechnet bei Aplasiefällen mit Fieber das Exklusivum für D70.-.

So hat die SEG 4 Ende 2023 eine neue Kodierregel (614) veröffentlicht, die den Ausschluss der Diagnose D90 bei gleichzeitiger Kodierung einer Aplasie mit D70.- festschreibt. Insbesondere die Erläuterung lässt aufhorchen: „Eine gesonderte, spezifische Immunkompromittierung ist nicht diagnostisch abgrenzbar. Eine Immunkompromittierung nach Chemotherapie ist im Kode [D70.14] regelhaft enthalten." Hier lässt sich das Problem des MD mit dieser ND erkennen, deren eigenständiger diagnostischer Aufwand nicht definiert ist. Die FoKa der DGfM hat daher hierzu eine Stellungnahme (Anfrage 0153) verfasst. Dort wird noch einmal die Definition des Exklusivums erläutert: „Das Exklusivum bedeutet keinen Ausschluss von einer gemeinsamen Kodierung." Daher ist bei entsprechendem Aufwand die Kodierung beider Diagnosen möglich.

Eine exaktere Definition der D90 lautet daher:

- Kodierung in der Regel nicht zusammen mit D70.- (siehe Exklusivum, D70.- führt ebenfalls in T64B)
- Kodierung bei Aufnahme wegen einer Folge der immunsupprimierenden Chemotherapie, z. B. einer Infektion
- Beeinflussung des Patientenmanagements nach D003u, z. B. durch breiteres und intensiveres Antibiotikumregime und/oder zusätzliche Überwachungsmaßnahmen wegen der Immunkompromittierung (Dokumentation!)

Ferner besteht die Möglichkeit der besseren Vergütung bestimmter Infektionen nach Stammzelltransplantation durch die Kodes aus Z94.8- (Näheres siehe Kapitel 6 Infektionen).

Immunsuppression

Von Immunsuppression können wir sprechen

- in der ersten Phase nach autologer und allogener Transplantation

oder

- wenn der Patient Immunsuppressiva (auch Langzeit-Steroidgabe) erhält. Dies gilt nicht nur für hämato-onkologische Fälle, sondern auch in der Rheumatologie und anderen Fachgebieten mit immununterdrückenden Therapien.

Bei Kodierung muss auf der Prozedurenseite ein entsprechender Kode

8-547.30 Immunsuppression intravenös oder

8-547.31 Immunsuppression, sonstige Applikationsform

ergänzt werden.

Bei Z. n. allogener Stammzelltransplantation wird auf Diagnoseseite der Kode

Z94.81 Zustand nach hämatopoetischer Stammzelltransplantation mit gegenwärtiger Immunsuppression

angegeben.

Immundefekt

Ein Immundefekt besteht als Krankheitsfolge, z.B. im Rahmen einer CLL,

- wenn ein laborchemisch quantifizierbarer Immundefekt vorliegt

oder

- wenn therapeutische Maßnahmen zur Behandlung des Immundefekts ergriffen werden (z.B. Gabe von Immunglobulinen bei Antikörpermangel).

Folgende Kodes stehen hierfür diagnostisch zur Verfügung:

D80.-	**Immundefekt mit vorherrschendem AK-Mangel:**
D80.1	Nichtfamiliäre Hypogammaglobulinämie
D80.2	IgA-Mangel
D80.3	IgG-Mangel
D80.4	IgM-Mangel
D80.5	Immundefekt bei erhöhtem IgM
D80.6	Antikörpermangel bei Normo- oder Hypogammaglobulinämie
D80.8	Sonstige Immundefekte mit AK-Mangel

Weitere Immundefekte unter D81 bis D84

Die Gabe von polyvalenten Immunglobulinen kann als Diagnoseziffer

Z29.1 Verabreichung von Immunglobulinen

erfasst werden. Dies ist vor allem dann interessant, wenn aufgrund der geringen Menge verabreichter Immunglobuline (unterer Schwellenwert bei Erwachsenen 10 g) keine OPS-Ziffer kodiert und kein Zusatzentgelt abgerechnet werden kann.

5.7.3 Anämie nach allogener Transplantation

Eine aplastische Anämie nach KMT im Sinne einer pure red cell aplasia (z. B. nach einer Major-Inkompatibilität der Blutgruppen) wird kodiert mit der

D60.1 Transitorische erworbene isolierte aplastische Anämie

Als Nebendiagnosen werden wieder die Grundkrankheit und der Zustand nach hämatopoetischer Stammzelltransplantation **mit** bzw. **ohne** gegenwärtige Immunsuppression verschlüsselt.

Die Anämie als inkomplette Rekonstitution nach Stammzelltransplantation wird mit

D63.8 Anämie bei sonstigen chronischen Krankheiten*

kodiert.

5.7.4 PUVA-Therapie

Folgender Prozedurenkode kann für PUVA optional verwendet werden:

8-560.10 Photochemotherapie (PUVA)

Die Unterteilung in lokal und systemisch wurde gestrichen.

5.7.5 Extrakorporale Photopherese

Für die extrakorporale Photopherese gibt es den Prozedurenkode:

8-824 Photopherese

Alle Leistungen (medikamentös und apparativ) sind damit erfasst, pro Sitzung kann ein Kode eingegeben werden. Für den Aufenthalt gibt es das Zusatzentgelt ZE37 mit einem Erlös von 1.301,78 EUR.

5.7.6 Nachuntersuchung nach Stammzelltransplantation

Die stationäre Nachsorge nach Stammzelltransplantation kann mit dem Kode

Z09.80 Nachuntersuchung nach Organtransplantation

erfasst werden.

6 Infektionen

6.1 Allgemeine Bemerkungen

Bei Infektionen sollte immer versucht werden, Keim und Fokus genau zu kodieren, da in der Regel eine umso höhere Bewertung der DRG erfolgt, je genauer die Diagnosen angegeben werden.

Für einige wichtige und häufige Infektionen steht eine Ziffer zur Verfügung, die Ort und Ursache der Infektion zugleich beschreibt (z. B. B37.1 Candidose der Lunge). In aller Regel muss der Kodierende allerdings für die genaue Erfassung jeweils einen Kode für die Lokalisation (z. B. Pneumonie) und zusätzlich für den Keim eingeben („Kreuz-Ausrufezeichen-Systematik"). Diese Zusatz-Diagnosen B95.-! bis B98.-!, in denen man die wichtigsten Bakterien und Viren findet, dienen der ergänzenden Verschlüsselung der Erreger. Seit 2017 lassen sich 3- und 4-MRGN endlich direkt kodieren.

In den Kapiteln A und B des ICD-10 sind die Infektionskrankheiten nach Erregern zusammengefasst. Außerdem sind unter den Kodes der einzelnen Organsysteme noch Manifestationskodes gelistet (z. B. die Pneumonien unter Krankheiten des Atmungssystems). Kodes für resistente Keime befinden sich im Kapitel U.

Achtung: Die Kodes aus B95.- bis B98.- und aus U80.- bis U85 können kombiniert werden! Es finden sich weder bei den Schlüsseln unter B noch unter U entsprechende Exklusiva. Dies ist erlösrelevant, da beide Kodegruppen CCL-relevant sind. Siehe MD-Empfehlung Nr. 310 und 337. Sollte ein resistenter Keim also unter U80–85 nicht so genau kodierbar sein wie unter B95–98, werden beide Kodes erfasst und mit der Infektion verknüpft. Ausnahmen sind die Infektionskodes, bei denen laut ICD-10 die Kodes B95–98 mittels Exklusivum ausgeschlossen sind (z. B. die Kodes A49.-).

6.1.1 Kodierung von Keimbesiedlung ohne Infektion

Durch eine Entscheidung des Bundesschlichtungsausschusses im Sommer 2022 können die Zusatzkodes unter B95!, B96! und B98! auch mit nicht infektiologischen Kodes verknüpft werden, um eine Aufwand verursachende Besiedlung chronischer Wunden (z. B. von Dekubitalulzera) zu verschlüsseln (siehe DKR D012v). Details siehe weiter unten in diesem Kapitel. Hier gab es aufgrund sehr formalistischer Sichtweise des MD eine Kodierlücke: zwar konnten Infektionen der Haut und offener Wunden mit einem Zusatzkode aus B95! folgende verknüpft werden. Dies wurde vom MD jedoch für Nicht-Infektionskodes abgelehnt, da in der Überschrift des Kapitels auf Infektionen verwiesen wird. Dies verhinderte auch eine alternative Kodierung mit Z22 (Keimträgerschaft).

Um die massenhafte Kodierung physiologischer Keimbesiedlungen ohne Aufwand einzudämmen, hat der SAB eine Risikoadjustierung gefordert, z. B. durch Anwendung eines Risikoscores wie dem W.A.R.-Score, sowie einen entsprechenden Aufwand der Behandlung und ein Antibiogramm:

„Im Falle einer chronischen offenen Wunde ohne klare Zeichen einer Infektion kann eine nachgewiesene pathologische Besiedlung (nachgewiesen durch ein anerkanntes Scoring-Instrument zum Infektionsrisiko) mit Bakterien über die Kombination eines geeigneten Kodes für die Wunde (z. B. L89.- Dekubitalgeschwür und Druckzone) und der Kodes B95.-!, B96.-!, B98.-! kodiert werden, falls eine diesbezüglich resistenzgerechte Arzneimitteltherapie erfolgt. In diesem Fall ist der Terminus „als Ursache von Krankheiten" zu den Kodes B95.-!, B96.-! und B98.-! sowohl als primärursächliche Kausalität als auch im Sinne einer sekundär aggravierenden bzw. krankheitsunterhaltenden Ursache zu werten."

W.A.R. Score

Der W.A.R.-Score („wound-at-risk") stellt eine Anleitung zur Definition des Infektionsrisikos von Wunden und der Notwendigkeit einer antimikrobiellen Behandlung dar und ist einfach zu dokumentieren:

Nach dem W.A.R. Score werden mit Blick auf den Hintergrund des Patienten Risikopunkte aus drei verschiedenen Kategorien vergeben, welche anschließend addiert werden:

1. Risikopunkt	• Vorbelastungen wie immunsuppressive Erkrankungen oder hämatologische Systemerkrankungen • sehr hohes oder sehr geringes Lebensalter • Wundgröße über 10 cm^2 • problematische hygienische Bedingung während der Wundheilung
2. Risikopunkt	• stark verschmutzte Wunden • Biss-, Stich- oder Schusswunden zwischen 1,5 und 3,5 cm Tiefe • schwere Immundefekte (z.B. durch HIV-Infektion)
3. Risikopunkt	• Biss-, Stich- oder Schusswunden mit mehr als 3,5 cm Tiefe • Wunden mit direkter Verbindung zu Organen • großflächige Verbrennungen

Erhält die Wunde insgesamt 3 oder mehr Risikopunkte, ist die Verwendung von antimikrobiellen Produkten angemessen. Damit besteht Aufwand und auch die Möglichkeit, entsprechend die Wunde plus einen Kode für den Keim auch ohne Infektion zu verschlüsseln.

Um den Rahmen dieses hämatologisch-onkologisch orientierten Leitfadens nicht zu sprengen, werden hier nur einige wichtige Tipps und Kodes zur Verschlüsselung von Infektionen angegeben. Für detaillierte Informationen verweise ich auf andere Werke, z.B. den DRG-Leitfaden Intensivmedizin aus der gleichen Reihe oder den DRG-Leitfaden Infektiologie der Deutschen Gesellschaft für Hygiene und Mikrobiologie (www.dghm.de).

Die gängigen Prozedurenkodes im Rahmen der Infektdiagnostik finden Sie im Kapitel 8.7.3.

6.2 Definition und Formen von Fieber

6.2.1 Definition von Fieber

Fieber ist nach der Definition der AGIHO der DGHO oral gemessene Temperatur von einmalig ≥ 38,3 °C oder zweimal ≥ 38,0 °C, dabei mindestens eine Stunde anhaltend oder zweimal innerhalb von 12 h gemessen. Die Messmethode weicht von der Empfehlung der Dt. Sepsisgesellschaft ab, die eine Messung rektal oder invasiv zur Erfüllung der (nicht mehr relevanten) SIRS-Kriterien vorgibt. Erste Gerichtsurteile haben dies jedoch als unverhältnismäßig beurteilt, obwohl MD-Gutachter weiterhin darauf beharren. Die SIRS-Kriterien sind seit 2016 nicht mehr Bestandteil der Sepsisdefinition (siehe unten).

Im Zusammenhang mit der Beurteilung von FUO in der Aplasie müssen dabei mögliche nichtinfektiöse Gründe (z. B. eine Transfusionsreaktion) berücksichtigt werden.

Für das Symptom Fieber gibt es folgende Kodes:

R50.2	*Medikamenten induziertes Fieber [Drug fever]*
R50.80	*Fieber unbekannter Ursache*
R50.88	*Sonstiges näher bezeichnetes Fieber* *Anhaltendes Fieber, Fieber mit Schüttelfrost*
R50.9	*Fieber, nicht näher bezeichnet*

6.2.2 Formen von Fieber

Bei der Kodierung von Fieber gilt es, mehrere Situationen zu beachten:

- **Fieber als B-Symptomatik:** Das Fieber wird als Symptom einer Erkrankung, z. B. eines Malignoms, nicht eigens kodiert, da es im Kode der Erkrankung enthalten ist.
- **Fieber bei bekannter Infektionskrankheit:** Das Fieber wird als Symptom des Infekts nicht eigens kodiert, da im Infektionskode enthalten.

- **Unklares Fieber, keine Aplasie, keine Behandlung einer Verdachtsdiagnose:** Das Fieber wird kodiert, da es diagnostischen Aufwand verursacht. War das Fieber der Grund der stationären Abklärung, ist der Kode als HD zu verwenden.

Beispiel

Eine Patientin wird wegen seit Monaten bestehender unklarer Fieberschübe mit Schüttelfrost stationär eingewiesen, es kann trotz umfangreicher Diagnostik keine Fieberursache gefunden werden:

HD:	*R50.80*	*Fieber unbekannter Ursache*
ND:		*[falls vorhanden]*

- Unklares Fieber, keine Aplasie, Behandlung einer Verdachtsdiagnose: Wird trotz Diagnostik keine definitive Ursache für das Fieber gefunden, aber eine Verdachtsdiagnose adäquat behandelt, so ist diese Verdachtsdiagnose zu kodieren, das Fieber wird als Symptom nicht verschlüsselt. Der Behandlungserfolg ist irrelevant.

Beispiel

Ein Patient wird wegen Fieber stationär aufgenommen. In der Diagnostik findet sich kein wegweisender Befund, aufgrund der Gesamtbeurteilung wird ein bakterieller Infekt vermutet und behandelt:

HD:	*A49.9*	*Bakterielle Infektion nicht näher bezeichneter Lokalisation*
ND:		*[falls vorhanden]*

6.3 Fieber in der Aplasie

Dieser Fall ist der häufigste in hämatologisch-onkologischen Abteilungen. Da Fieber in der Aplasie nach den gültigen Leitlinien immer therapiert wird, wird der Symptom-Kode für Fieber nicht eingesetzt.

Hier gilt es, vier Situationen zu unterscheiden:

1. Nachweis von Keim und Fokus
2. Nachweis von Keim, kein Fokus (positive Blutkultur bei Fieber)
3. Nachweis von Fokus, kein Keim (Infektion ohne Keimnachweis)
4. Weder Keim noch Fokus werden gefunden

1. Nachweis von Keim und Fokus

A00–B89	*Infektionskrankheit*
B95–B98	*Erreger, falls nicht schon im Kode der Erkrankung erfasst*

und/oder

U80–U85	*Erreger mit Resistenzen, falls vorhanden*
D70.-	*Kode für die Aplasie/Neutropenie (siehe Definitionen)*

2. Nachweis von Keim, kein Fokus

A49.-	*Bakterielle Infektion nicht näher bezeichneter Lokalisation*
oder	*sonstige Infektionskodes mit der Bezeichnung: [Erreger]-Infektion, nicht näher bezeichnet(er Lokalisation)*
B95–B98	*Erreger, falls nicht schon im Infektionskode erfasst* **[nicht bei A49!]**

und/oder

U80–U85	*Erreger mit Resistenzen, falls vorhanden*
D70.-	*Kode für die Aplasie/Neutropenie (siehe Definitionen)*

Einzige Ausnahme: bei Nachweis von Meningokokken wird sofort der Sepsis-Kode

A39.4	*Meningokokkensepsis, nicht näher bezeichnet*

verwendet.

Für Infektionen nicht näher bezeichneter Lokalisation und Bakteriämie gibt es Kodes unter A49. Da es bezüglich der Definition und des Aufwands der Bakteriämie und der gleichzeitigen Kodierung der A49 zusammen mit weiteren lokalisierten Infektkodes Dissens mit dem MD gab (siehe Kodierempfehlung 615), befasste sich der Bundesschlichtungsausschuss zum Jahreswechsel 2024/2025 mit diesem Thema und begrenzte die gleichzeitige Verwendung beider Kodes auf eng definierte Situationen. Die Kodes für A49 wurden für 2025 deutlich überarbeitet (Ergänzung einer 5. Stelle zur Angabe der Erreger) und die dazu gehörige Passage aus der DKR 0103 gestrichen, da hier keine zusätzlichen Informationen enthalten waren. Entsprechend folgte 2026 eine Abwertung der Kodes durch das inEK in der CCL-Matrix.

Die Kodes zu Bakteriämie lauten:

Kode	Bezeichnung
A49.-	**Bakterielle Infektion nicht näher bezeichneter Lokalisation**
A49.0	Staphylokokkeninfektion n. n. bez. Lokalisation Bakteriämie durch Staphylokokken
.00	Staphylococcus aureus
.08	Sonstige Staphylokokken koagulasenegative Staphylokokken
.09	n. n. bez. Staphylokokken
A49.1	Streptokokken- und Enterokokkeninfektion n. n. bez. Lokalisation Bakteriämie durch Streptokokken oder Enterokokken
.10	Streptokokken, Gruppe A
.11	Streptokokken, Gruppe B
.12	Streptokokken, Gruppe C
.13	Streptokokken, Gruppe D, und Enterokokken
.14	Streptokokken, Gruppe G
.15	Streptococcus pneumoniae, Pneumokokken

Kode	Bezeichnung
.18	sonstige Streptokokken
.19	n. n. bez. Streptokokken
A49.2	Infektion durch Haemophilus influenzae n. n. bez. Lokalisation Bakteriämie durch Haemophilus influenzae
A49.3	Mykoplasmeninfektion n. n. bez. Lokalisation Bakteriämie durch Mycoplasma pneumoniae
A49.8	Sonstige bakterielle Infektion n. n. bez. Lokalisation
.80	Bacteroides fragilis [B. fragilis] und andere gramnegative Anaerobier, auch Bakteriämie
.81	Vibrio vulnificus
.82	Escherichia coli [E. coli] und andere Enterobacterales Bakteriämie durch: Enterobacter, Klebsiella, Morganella, Proteus, Serratia
.83	Haemophilus und Moraxella Erreger der HACEK-Gruppe [Haemophilus parainfluenzae, Aggregatibacter, Cardiobacterium, Eikenella, Kingella]
.84	Clostridium perfringens [C. perfringens] und andere grampositive, sporenbildende Anaerobier [nicht Gasbrand (A48.0)]
.85	Pseudomonas und andere Nonfermenter Bakteriämie durch: Acinetobacter, Burkholderia, Pseudomonas aeruginosa, Stenotrophomonas
.86	sonstige näher bezeichnete grampositive aerobe Erreger Bakteriämie durch Corynebakterien
.87	sonstige näher bezeichnete grampositive anaerobe, nicht sporenbildende Erreger Bakteriämie durch: Cutibacterium, Peptostreptokokken, Propionibakterien
.88	sonstige Bakterien n. n. bez. Lokalisation
A49.9	Bakterielle Infektion, n. n. bez. Bakteriämie o. n. A.
	Weitere nicht näher bezeichnete Infektionskodes
A02.9	Salmonelleninfektion, n. n. bez

Kode	Bezeichnung
A04.9	Bakterielle Darminfektion, n.n.bez
A31.9	Infektion durch Mykobakterien, n.n.bez
A39.9	Meningokokkeninfektion, n.n.bez.
A74.9	Chlamydieninfektion, n.n.bez

3. Nachweis von Fokus, kein Keim

Wird eine Infektion in der Aplasie diagnostiziert und/oder behandelt, es gelingt aber kein Keimnachweis, dann wird die entsprechende Infektion kodiert. Teils existieren spezifische Kodes, teils muss man sich mit Kodes „nicht näher bezeichnet" behelfen.

Beispiel

Ein Patient entwickelt klinisch und radiologisch eine Lobärpneumonie in der Aplasie, ein Keim lässt sich weder in der BAL noch in der Blutkultur anzüchten:

J18.1 *Lobärpneumonie, nicht näher bezeichnet*
D70.- *Kode für die Aplasie/Neutropenie (siehe Definitionen)*

---

4. Kein Nachweis von Keim und Fokus

Für die nicht seltene Kombination, dass man bei einem fiebernden Patienten in der Aplasie weder einen Keim noch einen Fokus finden kann, muss man sich behelfen mit:

B99 *Sonstige und nicht näher bezeichnete Infektionskrankheiten*
D70.- *Kode für die Aplasie/Neutropenie (siehe Definitionen)*

Alternativ kann auch der Kode

A49.9 *Bakterielle Infektion, nicht näher bezeichnet*
Bakteriämie o.n.A.

verwendet werden, insbesondere, wenn es zu keiner Eskalation der antiinfektiven Therapie in Richtung Antimykotika kommt.

Bei empirischer Behandlung mit Antimykotika käme

B49 *Nicht näher bezeichnete Mykose,*

bei Behandlung einer unklaren, vermuteten Virusinfektion

B34.9 *Virusinfektion, nicht näher bezeichnet*

in Frage (frühere Empfehlung des MD-BW). Dies ist sehr unpraktisch, aber machbar. In der Regel reicht die Kodierung mit B99 aus.

6.4 Sepsis

6.4.1 Definition der Sepsis

Wichtige Vorbemerkung!

Die Kodierung der Sepsis wurde in den letzten Jahren vollständig überarbeitet und der neuen Definition der Sepsis-3-Kriterien angepasst. Die Kodierung von SIRS hat aber weiterhin CCL- und Erlös-Relevanz, auch wenn in den letzten Jahren wiederholt eine Abwertung in der CCL-Matrix erfolgte, auch wieder sehr deutlich für 2024 und 2025. Auf der Homepage der Deutschen Sepsisgesellschaft wird seit 2020 SIRS nicht mehr als Bestandteil der Sepsis-Kodierung betrachtet: „Die Angleichung an die WHO-Fassung [der Sepsis-Definition] trägt dem Umstand Rechnung, dass die R65.0! und R65.1! für eine Unterscheidung unterschiedlich schwerer Fälle der Sepsis [...] nicht mehr zweckdienlich sind. Damit werden die Kodes unter R65.-! von den originären Sepsiskodes (z. B. A40.-, A41.- etc.) entkoppelt. Das Inklusivum „Schwere Sepsis", welches sich aktuell in der WHO-Fassung findet, wurde in der ICD-10-GM 2020 bewusst gestrichen, da die neuen Kriterien nicht mehr nach „schwer" bzw. „nicht schwer" unterscheiden und für jede „Sepsis" nun eine oder mehrere „Organkomplikation(en)" gefordert werden. [...] Die SIRS-Kriterien können erfasst und anhand der Kodes R65.0! bzw. R65.1! weiter dokumentiert werden, sind jedoch nicht mehr die conditio sine qua non für die Kodierung einer Sepsis." (https://www.sepsis-gesellschaft.de/sepsisdefinition-und-kodierung/). Somit bestand die Situation, dass SIRS für die Kodierung der Sepsis nicht mehr galt, trotzdem weiterhin eine hohe Erlösrelevanz in entsprechenden DRGs besitzt. Diese Situation wurde 2022 gelöst, indem die SIRS-Kodes ohne Komplikation nicht mehr mit Sepsiskodes verknüpft werden dürfen (siehe DKR 0103x). Für 2024 erfolgte die endgültige Trennung von Sepsis und SIRS, indem die Kodierregeln geteilt und die Sepsisregel neu formuliert wurde. Das InEK wird die ökonomische Bewertung dieser Änderung im System abbilden, was zu einer Aufwertung „echter" Sepsisfälle zulasten eher formal definierter Sepsisfälle bei deutlichem Rückgang von Sepsiskodierungen führen dürfte.

Im März 2016 wurde von einer internationalen Task Force im Auftrag der beiden führenden Fachgesellschaften Society of Critical Care Medicine und European Society of Intensive Care Medicine die Definition der Sepsis überarbeitet. Im Zentrum steht jetzt der SOFA-Score, der das Organversagen in den Mittelpunkt rückt. Die SIRS-Kriterien zu der systematischen Entzündungsreaktion des Körpers wurden gestrichen.

Die erste internationale Sepsis-Definition mit den SIRS-Kriterien (s. u.) wurde 1992 veröffentlicht. Sie basiert auf dem gleichzeitigen Vorliegen einer vermuteten oder bestätigten Infektion und zumindest zwei von vier Kriterien für ein „Systemic Inflammatory Response Syndrom" (SIRS). Die Kriterien waren zwar sehr sensitiv, aber nicht sehr spezifisch, weshalb die Definition 2001 um klinische Symptome und Laborparameter ergänzt wurde.

Die alte Definition unterschied zwischen schwerer Sepsis (bei Vorliegen von Organversagen) und einem septischen Schock (beim Abfall des Blutdrucks). Neue Erkenntnisse zur Pathophysiologie machen aus Sicht der beiden Fachgesellschaften eine neue Definition erforderlich, die als „Sepsis 3" bezeichnet wird.

Definition der Sepsis

Die Sepsis wird jetzt als „lebensbedrohliche Organdysfunktion, hervorgerufen durch eine inadäquate Wirtsantwort auf eine Infektion", definiert. Die wichtigste prinzipielle Veränderung ist der Verzicht auf die SIRS-Kriterien. Die SIRS-Kriterien sind laut Task Force zu unspezifisch und von geringem klinischem Nutzen. Die SIRS-Kriterien seien auch bei einfachen, nicht komplizierten Infektionen erfüllt, fehlten andererseits bei bis zu 15 % schwerer

Sepsisverläufe. Dies deckt sich mit der Beobachtung des InEK, dass es 1-Tagesfälle mit Sepsis gibt, was darauf hinweist, dass die alte ICD-Klassifikation der Sepsis mit den vorhandenen Kodiermöglichkeiten nicht trennscharf genug war.

Anstatt der SIRS-Kriterien ist nun für eine Sepsis bei Erwachsenen zwingend das Vorhandensein einer Organdysfunktion erforderlich, gemessen am Anstieg des SOFA-Scores um mindestens 2 Punkte.

SOFA-Score

Es werden in einem Score-System namens Sequential Organ Failure Assessment (SOFA) jeweils bis zu 4 Punkte für die Funktionseinschränkungen der folgenden Organsysteme vergeben:

1. Atmung (Horovitz-Quotient, PaO2/FiO2)
2. Gerinnung (Thrombozytenzahl)
3. Leber (Bilirubinwert)
4. Herzkreislauf (Blutdruck bzw. Katecholaminbedarf)
5. Gehirn (Glasgow Coma Scale)
6. Niere (Kreatininwert bzw. Urinmenge)

Berechnung des Sofascores

Zur Ermittlung des SOFA-Scores werden die Punkte für die verschiedenen Organsysteme addiert. Die Bewertungspunkte reichen jeweils von 0 bis 4 (siehe Tabelle). Der schlechteste Parameterwert jedes einzelnen Tages wird jeweils in die Wertung eingebracht. Das Nicht-Vorliegen eines Parameters geht mit 0 Punkten in die Berechnung ein. Wenn ein Patient also mit intakter Nierenfunktion aufgenommen wird und im Rahmen einer Sepsis diese auch unverändert bestehen bleibt, zählt dieser Parameter mit 0 Punkten im Score, sowohl als Ausgangs- als auch als Verlaufswert.

Organdysfunktionen, die offensichtlich nicht durch die Sepsis verursacht sind, dürfen nicht als Kriterium für die Diagnose einer sepsisassoziierten Organdysfunktion verwendet werden. Dies ist ein wichtiger Punkt, da hier Streit mit dem MD entstehen könnte. Daher sind Ausgangswerte vor „Beginn" einer Sepsis auch gut zu dokumentieren. Beispiel: Eine Patientin wird wegen einer akuten Leukämie behandelt und hat aufgrund der Leukämie und der Chemotherapie bereits Thrombozytenwerte von unter 20/nl. Nun entwickelt sie eine schwere Infektion. Für die Bewertung, ob eine Sepsis vorliegen könnte, dürfen diese Thrombozytenwerte aber nicht verwendet werden, da sie nicht durch die Infektion/Sepsis erniedrigt sind.

Bei Patienten, bei denen vor Eintritt der Sepsis offensichtlich keine Begleiterkrankungen im Sinne einer Organdysfunktion vorliegen, wird von einem Ausgangswert des SOFA-Scores von Null ausgegangen. Bei vorbekannten Organdysfunktionen sind bei der Berechnung des SOFA-Scores die Punkte für die chronische(n) Grundkrankheit(en) zu berücksichtigen. In diesem Fall wird der Ausgangswert des SOFA-Scores durch die vorbestehende(n) Organdysfunktion(en) definiert und es ist nur der akute Anstieg zum (anzunehmenden) Grundwert zu berücksichtigen. Beispiel: Ein Patient hat seit Jahren eine chronische Niereninsuffizienz mit einem Kreatininwert von 1,5 mg/dl (entsprechend SOFA-Score 1 Punkt). Im Rahmen der Sepsisprüfung steigt das Kreatinin auf 3,0 mg/dl (entsprechend SOFA-Score 2 Punkte) an. Gezählt werden darf dann nur die Differenz von einem Punkt Anstieg, da der Patient bei Aufnahme schon einen SOFA-Punkt hatte. Siehe auch Beispiel 1 in DKR 0103x.

Wichtig: die Veränderung des SOFA-Scores gilt auch umgekehrt, also wenn bei klinischer Sepsis mit Komplikationen nach entsprechender Sepsis-Therapie der Score um mindestens 2 Punkte fällt (siehe Beispiel 2 in DKR 0103x). Dies ist wichtig für eine entsprechende Dokumentation, die dann keine fiktiven oder externen Werte als Ausgangsparameter benötigt, sondern die Differenz hoher Ausgangs- zu niedrigeren Endwerten im Sinne eines fallenden SOFA-Scores. In der Regel wird man aber mit steigenden Punkten die Definition der Sepsis nachweisen. Im Extremfall darf man dann sogar von Ausgangswerten von Null ausgehen, wenn keine gegenteiligen Informationen vorhanden sind (Beispiel 3 der DKR 0103x).

Eine Besonderheit stellt der SOFA-Parameter für die Atmung dar. Der hier erhobene Horowitzquotient aus paO2 und FiO2 sollte zwar möglichst aus arteriellem oder kapillärem Blut ermittelt werden, kann bei fehlender invasiver Messung aber auch mittels Konversionstabellen in der DKR 0103x ermittelt werden.

Achtung: Für die Berechnung des Horovitz-Index für die Aufwandspunkte der intensivmedizinischen Komplexbehandlung sind die Konversionstabellen aus DKR 0103x nicht anzuwenden.

Bei Patienten ohne arterielle oder kapilläre Blutgasanalyse und somit fehlendem arteriellen Sauerstoffpartialdruck (PaO2), kann alternativ die periphere Sauerstoffsättigung durch Pulsoximetrie (SpO2) unter Nutzung der nachfolgenden Konversionstabellen gemäß der Deutschen Sepsisgesellschaft (www.sepsis-gesellschaft.de/Kodierleitfaden_23_05-002.pdf) verwendet werden:

SO_2 (%)	80	81	82	83	84	85	86	87	88	89
Kalkulierter PaO_2 (mmHG)	44	45	46	47	49	50	52	53	55	57

SO_2 (%)	90	91	92	93	94	95	96	97	98	99
Kalkulierter PaO_2 (mmHG)	60	62	65	69	73	79	86	96	112	145

Entsprechend kann bei nicht beatmeten Patienten die inspiratorische Sauerstofffraktion (FiO2) nicht bestimmt werden. Zur Abschätzung der FiO2 gelten dann die geschätzten Werte aus der folgenden Tabelle:

Methode	O2-Flow (l/min)	Geschätzte FiO2
Nasensonde, Nasenbrille	1	0,24
	2	0,28
	3	0,32
	4	0,36
	5	0,40
	6	0,44
Nasopharyngealer Katheter	4	0,40
	5	0,50
	6	0,60
Gesichtsmaske	5	0,40
	6-7	0,50
	7-8	0,60
Gesichtsmaske mit Reservoir	6	0,60
	7	0,70
	8	0,80
	9	0,90
	10	0,95

Quick SOFA-Score

Zusätzlich wurde ein vereinfachter quick SOFA (qSOFA) mit nur drei Kriterien eingeführt, der helfen soll, auch ohne Labortest die Patienten zu identifizieren, die eine besonders hohe Sterblichkeit im Rahmen einer Sepsis aufweisen. Dabei werden die drei folgenden Kriterien herangezogen:

1. Atemfrequenz > 22/min
2. eingeschränktes Bewusstsein
3. systolischer Blutdruck < 100 mm Hg.

Wenn mindestens 2 dieser Kriterien bei einer Infektion zutreffen, leidet der Patient unter einer Sepsis mit einer um das Dreifache erhöhten Sterblichkeit. Bei Vorliegen von 3 Kriterien erhöht sich die Sterblichkeit um das 14-Fache. Für die Kodierung spielt dieser Quick-SOFA-Score jedoch keine Rolle! Hier gilt ausschließlich der offizielle SOFA-Score wie oben beschrieben.

Definition Septischer Schock

Ein septischer Schock (R57.2) liegt dann vor, wenn trotz ausreichender Flüssigkeitszufuhr zusätzlich zur Aufrechterhaltung eines Blutdrucks von 65 mm/Hg Vasopressoren eingesetzt werden müssen sowie das Serumlaktat auf über 2 mmol/l (> 18 mg/dl) ansteigt.

Organ	Parameter	Einheit	Punkte 1	2	3	4
Lunge	PaO2 / FiO2	mmHg	< 400	< 300	< 200 mit Beatmung	< 100 mit Beatmung
Niere	Kreatinin oder	mg/dL	1,2-1,9	2,0-3,4	3,5-4,9	≥ 5,0
	Ausfuhrmenge	ml/Tag	-	-	< 500	< 200
Leber	Bilirubin	mg/dL	1,2-1,9	2,0-5,9	6,0-11,9	≥ 12.0
Herz / Kreislauf	Blutdruck und Katecholamine	mmHg	MAP < 70	Katechol. **niedrig** *	Katechol. **mittel** *	Katechol. **hoch** *
Blut	Thrombozyten	1000/mm³	< 150	< 100	< 50	< 20
ZNS	Glasgow Coma Scale	Punkte	14-13	12-10	9-6	< 6

* Katecholamindosis
niedrig = Dopamin ≤5 oder Dubutamin (jede Dosis) für mind. 1 Stunde
mittel = Dopamin > 5 oder Adrenalin / Noradrenalin ≤0,1 mg/kg*min
hoch = Dopamin > 15 oder Adrenalin / Noradrenalin >0,1 mg/kg*min

Bisher hatte die Selbstverwaltung auf diese neue Definition nur zögerlich reagiert. Der Umbau des DRG-Systems in Richtung der neuen Sepsiskriterien ist aufwendig, die Folgen in Form von Verschiebungen von Bewertungsrelationen nicht vorherzusehen. Durch eine Ergänzung in den DKR 0103 für 2022 wurde klargestellt, dass die neuen Sepsis-3-Kriterien auch in der Kodierung gelten. Erst mit der Neufassung der DKR 0103 für 2024 ist die neue Sepsis-Definition vollumfänglich in der Kodierung anzuwenden.

SIRS-Kriterien

Die SIRS-Kodes sind zwar nicht mehr bei Sepsis, aber bei anderen klinischen Konstellationen zu verwenden. Daher wurden sie 2024 in eine eigene DKR 0105 abgespalten, aber unverändert belassen und werden auch in diesem Leitfaden belassen.

SIRS-Kriterien (Definition der ACCP/SCCM, Quelle Homepage der Dt. Sepsis-Gesellschaft bis 2019, aktuell nicht mehr abrufbar):

- Körpertemperatur ≥ 38 °C oder < 36 °C (invasive oder rektale Messung!)
- Herzfrequenz ≥ 90/min
- Atemfrequenz ≥ 20/min oder paCO2 ≤ 33 mmHg (4,3 kPa) und/oder maschinelle Beatmung
- Leukozyten ≥ 12/nl oder ≤ 4/nl oder ≥ 10 % unreife Neutrophile

Der ICD-Kode für SIRS kann nur bei Patienten ab dem vollendeten 16. Lebensjahr und nur dann verschlüsselt werden, wenn

- bei SIRS infektiöser Genese ohne Organkomplikationen (R65.0!) mindestens 2 Blutkulturpärchen abgenommen wurden
  [Achtung: darf nicht mehr mit einem Sepsis-Kode, aber z. B. mit einem Infektionskode verknüpft werden]
  und
  bei positiver Blutkultur mindestens 2 SIRS-Kriterien erfüllt sind
  oder
  bei negativer Blutkultur alle 4 SIRS-Kriterien erfüllt sind.
- bei allen anderen SIRS-Kodes (R65.1! bis R65.9!) mindestens 2 der 4 SIRS-Kriterien erfüllt sind. Dies gilt nicht mehr für die Sepsis.

Kode	Bezeichnung
R65.0!	SIRS infektiöser Genese ohne Organkomplikationen
R65.1!	SIRS infektiöser Genese mit Organkomplikationen
R65.2!	SIRS nichtinfektiöser Genese ohne Organkomplikationen
R65.3!	SIRS nichtinfektiöser Genese mit Organkomplikationen
R65.9!	SIRS nicht näher bezeichnet

Die SIRS-Kriterien sind nur bei Patienten ab dem vollendeten 16. Lebensjahr anwendbar.

Die DIVI und die Deutsche Sepsisgesellschaft hatten die Organkomplikationen bei „schwerer" Sepsis definiert. Obwohl die schwere Sepsis als Begriff in der Kodierung gestrichen wurde, gelten die folgenden Komplikationen weiter für das Vorliegen einer Sepsis nach den neuen Sepsis-3-Kriterien. Eine Sepsis ist demnach per Definition an eine dieser lebensbedrohlichen Organdysfunktionen gekoppelt, darf aber nur bei Anstieg des SOFA-Scores um mindestens 2 Punkte kodiert werden. Die entsprechenden klinischen Manifestationen der folgenden Komplikationen können dann zusätzlich zur Sepsis kodiert werden. Dazu gehören unter anderem:

- **Akute Encephalopathie:** eingeschränkte Vigilanz, Desorientiertheit, Unruhe, Delirium
- **Hypotension, Schock** (systolischer Blutdruck 90 mmHg oder weniger oder mittlerer arterieller Druck 70 mmHg oder weniger für mindestens 1 Stunde trotz adäquater Volumenzufuhr; andere Schockursachen ausgeschlossen oder für wenigstens 2 Stunden systolischer arterieller Blutdruck bei mind. 90 mmHg bzw. mittlerer arterieller Blutdruck 70 mmHg oder weniger oder notwendiger Einsatz von Vasopressoren um den systolischen arteriellen Blutdruck mind. 90 mmHg oder den arteriellen Mitteldruck mind. 70 mmHg zu halten. Die Hypotonie besteht trotzt adäquater Volumenzufuhr und ist nicht durch eine andere Schockform zu erklären.

- **Relative oder absolute Thrombozytopenie:** Abfall der Thrombozyten um mehr als 30 % innerhalb von 24 Stunden oder Thrombozytenzahl 100.000/mm^3 oder weniger. Eine Thrombozytopenie durch akute Blutung oder andere Ursachen (Leukämie, Chemotherapie!) muss ausgeschlossen sein.
- **Arterielle Hypoxämie:** PaO2 10kPa oder weniger (75 mmHg oder weniger) unter Raumluft oder ein PaO2/FiO2-Verhältnis von 33 kPa oder weniger (250 mmHg oder weniger) unter Sauerstoffapplikation. Eine manifeste Herz- oder Lungenerkrankung muss als Ursache der Hypoxämie ausgeschlossen sein.
- **Renale Dysfunktion:** Diurese von 0,5 ml/kg/h oder weniger für wenigstens 2 Stunden trotz ausreichender Volumensubstitution und/oder ein Anstieg des Serumkreatinins auf mehr als 2x oberhalb des lokal üblichen Referenzbereiches.
- **Metabolische Azidose:** Base Excess −5 mmol/l oder weniger oder eine Laktatkonzentration über 1,5x oberhalb des lokal üblichen Referenzbereiches.

Aber auch andere Komplikationen wie weitere Gerinnungsstörungen oder respiratorische Insuffizienz können infolge einer Sepsis auftreten und entsprechend kodiert werden. Für die Kodierung der Organkomplikation(en) können z. B. eine oder mehrere der unten aufgeführten Schlüsselnummern verwendet werden (Auswahl):

R57.2	*Septischer Schock*
*N17**	*Akutes Nierenversagen*
*J80.0**	*Atemnotsyndrom des Erwachsenen (ARDS)*
*J96.0**	*Akutes respiratorisches Versagen*
D65	*Disseminierte intravasale Gerinnungsstörung*
E87.2	*Azidose*
G93.4	*Enzephalopathie, nicht näher bezeichnet*
*G94.3**	*Septische Enzephalopathie*
K72.0	*Leberversagen*

Die Organdysfunktion bzw. -komplikation kann dabei gemäß den SOFA-Score-Variablen (s. o.) identifiziert und definiert werden.

Hinw.: Im Alltag bereitete die Abgrenzung der Sepsis von der banalen Bakteriämie bei aplastischen Patienten mit Fieber in der Vergangenheit Probleme. So erfüllte der Patient mit febriler Neutropenie fast automatisch die SIRS-Kriterien, obwohl er sonst klinisch unauffällig sein konnte. Trotzdem handelte es sich klinisch nicht um eine Sepsis. Daher wurden die SIRS-Kriterien 2016 abgeschafft. Nach neuer Sepsis-3-Empfehlung darf bei o. g. Beispiel keine Sepsis mehr kodiert werden, da eine die Sepsis definierende Organkomplikation fehlt (Anstieg des SOFA-Scores).

6.4.2 Kodierung der Sepsis

Ist eine Sepsis diagnostiziert worden, müssen folgende Kodes eingegeben werden:

- Kode für Sepsis (siehe Hitliste unten)
- Kode(s) für den zeitlichen Bezug der Sepsis zur stationären Krankenhausaufnahme (U69.80!–U69.82!)
- Kode für Infektfokus und Erreger und/oder
- Kode für Resistenz des Erregers, falls vorhanden
- Kode für Organkomplikationen, zwingend erforderlich
- Kode(s) für den septischen Schock (R57.2), falls vorliegend, und für den zeitlichen Bezug des septischen Schocks zur stationären Krankenhausaufnahme (U69.83!–U69.85!)
- Kode für Neutropenie, falls vorhanden (immer **nach** dem Sepsis-Kode!) [0103x]

Siehe hierzu MD-Empfehlungen Nr. 200 (Sepsis und Pneumonie) und 223 (Harnwegsinfekt und Sepsis).

Für 2023 wurden etliche Kodes für disseminierte oder generalisierte Infektionserkrankungen durch Viren, Protozoen und Pilze an 5. Stelle differenziert, um zusätzlich spezifische Sepsiskodes zu schaffen. Daher müssen die bisher für Sepsis verwendeten Schlüssel nicht mehr angewandt werden, bleiben aber für nicht septisch, aber disseminiert bzw. generalisiert verlaufende Infektionen bestehen.

Folgende Sepsiskodes stehen zur Verfügung (Auswahl):

Kode	Bezeichnung
A02.1	Salmonellensepsis
A32.7	Listeriensepsis
A39.2	Akute Meningokokkensepsis
A39.3	Chronische Meningokokkensepsis
A40.0	Sepsis durch Streptokokken Gruppe A
A40.1	Sepsis durch Streptokokken Gruppe B
A40.2	Sepsis durch Streptokokken Gruppe D und Enterokokken
A40.3	Sepsis durch Streptococcus pneumoniae (Pneumokokken)
A40.8	Sepsis durch sonstige Streptokokken
A41.0	Sepsis durch Staphylococcus aureus
A41.1	Sepsis durch sonstige näher bez. Staphylokokken
A41.2	Sepsis durch nicht näher bez. Staphylokokken
A41.3	Sepsis durch Haemophilus influenzae
A41.4	Sepsis durch Anaerobier
A41.51	Sepsis durch Escherichia coli
A41.52	Sepsis durch Pseudomonas
A41.58	Sepsis durch sonstige gramnegative Erreger
A41.8	Sonstige näher bez. Sepsis
A41.9	Sepsis, nicht näher bez., Sepsis bei unbekanntem Erreger
R57.2	Septischer Schock
B00.70	Sepsis durch Herpesviren
B34.80	Sepsis durch Viren, anderenorts nicht klassifiziert
B37.7	Candida-Sepsis
B38.70	Sepsis durch Coccidioides
B39.30	Sepsis durch Histoplasma capsulatum

Kode	Bezeichnung
B40.70	Sepsis durch Blastomyces
B41.70	Sepsis durch Paracoccidioides
B42.70	Sepsis durch Sporothrix
B44.70	Aspergillus-Sepsis [nicht mehr disseminierte Aspergillose, generalisierte Aspergillose (B44.78)!]
B45.70	Sepsis durch Cryptococcus
B46.40	Sepsis durch Mucorales
B48.80	Sepsis durch Pilze, anderenorts nicht klassifiziert
B58.90	Sepsis durch Toxoplasmen
B60.80	Sepsis durch Protozoen, anderenorts nicht klassifiziert
T80.2	Sepsis nach Infusion oder Injektion zu therapeutischen Zwecken
T81.4	Sepsis nach medizinischen Maßnahmen
T88.0	Sepsis nach Impfung

Gegebenenfalls ist ein weiterer Kode für den Erreger und/oder eine Resistenz einzugeben. Sepsis bei Schwangerschaft, Geburt und Neugeborenen hat eigene Kodes. Die Kodierregeln der Sepsis in DKR 0103 sind seit 2024 unverändert.

Anmerkung: Der irreführende Kode J95.0 für eine „Sepsis des Tracheostomas" wurde 2025 geändert, da er nicht mit den neuen Kodierregeln in Einklang steht, und 2026 um eine 6. Stelle ergänzt. Stattdessen wird nun mit dem Kode J95.01 eine Infektion des Tracheostomas verschlüsselt (weitere Kodes für andere Störungen eines Tracheostomas, z.B. Blutung oder Obstruktion). Sollte aus einer Infektion eine Sepsis entstehen, wären erst dann die hier beschriebenen Kodierregeln anzuwenden.

Die Diagnose Sepsis hat nicht nur einen hohen CCL-Wert, sondern führt in einigen (meist hämatologischen) DRGs direkt in eine höher bewertete DRG. Daher sollten die Kodes für Sepsis streng nach obiger Definition und bei entsprechender Therapie, mindestens auf einer IMC-Station, verwendet werden. Seit 2011 führt eine unspezifische Sepsis mit R65.0, also ohne Organkomplikationen, in eine DRG ohne Sepsis. Dies entspricht bereits der neuen Sepsis-Definition der WHO seit 2017. Dagegen werden schwere Sepsisformen mit Organkomplikationen in Fallpauschalen mit Sepsis und höherem Erlös münden und unterliegen daher einem verstärkten Prüfungsdruck. Ab 2020 hat der unspezifische SIRS-Kode R65.9 keine CCL-Bedeutung mehr. Die anderen SIRS-Kodes wurden wiederholt massiv abgewertet und sollten bei Sepsis bald keine Bedeutung mehr haben.

2013 wurden die Sepsis-Kodes aus A40 und A41 als Splitkriterien bei Akuten Leukämien gestrichen (Basis-DRGs R60 und R63). Auch 2019 bis 2024 erfolgte eine Abwertung etlicher Sepsis-Kodes (Candida-Sepsis, A41.0 Sepsis durch Staphylococcus aureus, A41.58 Sepsis: Sonstige gramnegative Erreger, SIRS mit Organkomplikation) in den wichtigen Basis-DRGs R60, R61 und R63 aufgrund geringer Kosten in der Kalkulation sowie eine Abwertung der entsprechenden CCL-Werte (siehe Kapitel 3). Für 2025 erfolgte eine erneute deutliche Abwertung aller SIRS-Kodes, nicht mehr aber der Sepsiskodes.

Einen genauen Kode gibt es für den **septischen Schock:**

R57.2 Septischer Schock

Dieser Kode wird zusätzlich zur Sepsis-Kodierung angeben, wenn die o.g. Definition erfüllt ist. Daneben werden weitere Diagnosen für Sepsis, Infektionen, Erreger, Resistenzen, Zeitpunkt des Auftretens, Komplikationen und Prozeduren, z.B. Nierenversagen, Dialyse, Beatmung usw. erfasst.

Ein septischer Schock liegt vor, wenn eine volumenrefraktäre Hypotonie besteht oder Katecholamine zur Aufrechterhaltung des Kreislaufs notwendig sind. Die Definition der Hypotonie nach der Arbeitsgruppe Sepsis der European Society of Intensive Care Medicine lautet: Systolischer Blutdruck < 90 mmHg oder mittlerer arterieller Blutdruck < 70 mmHg für mind. 2 Stunden bzw. Einsatz von Vasopressoren (Dopamin > 5 µg/kg/min bzw. Noradrenalin, Adrenalin, Phenylephrin oder Vasopressin in jeder Dosierung) erforderlich, um den systolischen Blutdruck > 90 mmHg oder den arteriellen Mitteldruck > 70 mmHg zu halten. Entscheidend ist ab

2024 die Definition der DKR 0103x, die der Definition der Sepsis-3-Konsensuskonferenz entspricht.

Es liegt ein septischer Schock vor, wenn trotz ausreichender Flüssigkeitszufuhr zusätzlich zur Aufrechterhaltung eines Blutdrucks von 65 mm/Hg Vasopressoren eingesetzt werden müssen sowie das Serumlaktat auf über 2 mmol/l ansteigt.

Beispiele

Bronchopneumonie erfüllt die SIRS-Kriterien, ohne Schock oder Organversagen, ausgelöst durch unbekannten Erreger:

J18.0 Bronchopneumonie, nicht näher bezeichnet
R65.0! SIRS infektiöser Genese ohne Organkomplikationen

Sepsis darf hier nicht kodiert werden, da keine Organkomplikation vorliegt!

Pneumonie mit septischer Kreislaufreaktion, mit Schock (katecholaminpflichtig), ausgelöst durch Pseudomonas:

J15.1 Pneumonie durch Pseudomonas
A41.52+ Sepsis durch Pseudomonas
R57.2 Septischer Schock

(zusätzlich ggf. OPS-Kodes für Intensivtherapie und Diagnosekodes für Organdysfunktionen, Kodes für Auftreten der Sepsis in Bezug auf die stationäre Aufnahme). Ggf. Sepsis auch als HD (siehe nächster Abschnitt). SIRS wird nicht mehr kodiert.

6.4.3 Sepsis als Hauptdiagnose

Immer wieder gibt es Diskussionen über die Verwendung der Sepsis als Hauptdiagnose, da in den meisten Fällen ein Patient nicht mit einer manifesten Sepsis aufgenommen wird, sondern sich diese oft während des Aufenthaltes erst entwickelt. Daher hier eine einfache Regel zur Klärung, ob der Sepsiskode die Hauptdiagnose darstellt:
Sepsis ist die Hauptdiagnose, wenn der Patient

a) mit einer Sepsis nach Abrechnungsdefinition aufgenommen wird und diese als HD den höchsten Ressourcenverbrauch darstellt.
b) der Patient mit einer Infektion aufgenommen wird, aus der sich kontinuierlich das Vollbild der Sepsis entwickelt.

Dagegen ist Sepsis nicht die Hauptdiagnose, wenn der Patient bei Aufnahme weder Sepsis- noch Infektionszeichen hatte, sondern sich diese erst im Laufe des Aufenthaltes entwickelt haben. Dann ist die entsprechende Diagnose, die die Veranlassung für die stationäre Behandlung darstellte, die HD, auch wenn diese ggf. einen geringeren Ressourcenverbrauch als die Sepsis hatte.

6.4.4 Zusatzkode für nosokomial erworbene Sepsis

2023 wurde ein neuer Zusatzkode eingeführt, der analog dem Zusatzkode bei Pneumonie für Qualitätssicherungszwecke den Zeitpunkt des Auftretens der Sepsis in Bezug auf die stationäre Aufnahme erfassen soll. Dieser Kode muss zu jeder Sepsis ergänzend kodiert werden.

Unter einer im Krankenhaus erworbenen (nosokomialen) Sepsis versteht man laut KISS-Definitionen (Definitionen nosokomialer Infektionen für die Surveillance im Krankenhaus-Infektions-Surveillance-System) eine Sepsis, welche frühestens ab dem 3. Kalendertag (= Tag mit dem ersten Symptom der Sepsis) des Krankenhausaufenthaltes auftritt. Zur Vereinfachung wird vorgeschlagen, analog der Regeln bei Pneumonie die 48-Stunden-Grenze ab Aufnahme zu verwenden.

Die Einstufung als im Krankenhaus erworbene Sepsis bedeutet wie auch bei den Pneumonien nicht automatisch, dass ein kausaler Zusammenhang zwischen der medizinischen Behandlung und dem Auftreten der Infektion existiert, es ist auch kein Synonym für ärztliches oder pflegerisches Verschulden.
Die Schlüsselnummern sind nur für vollstationär im Krankenhaus behandelte, erwachsene Personen (18 Jahre und älter) anzugeben.

Die Kodes differenzieren nach Sepsis und septischem Schock sowie nach Zeitpunkt des Auftretens:

U69.80! *Nicht-nosokomiale Sepsis*
Sepsis, vor dem dritten Kalendertag der Krankenhausaufnahme auftretend

U69.81! *Nosokomiale Sepsis*
Sepsis, ab dem dritten Kalendertag der Krankenhausaufnahme auftretend

U69.82! *Sepsis mit unklarem Zeitpunkt des Beginns mit Bezug zur Krankenhausaufnahme*

U69.83! *Nicht-nosokomialer septischer Schock*
Septischer Schock, vor dem dritten Kalendertag der Krankenhausaufnahme auftretend

U69.84! *Nosokomialer septischer Schock*
Septischer Schock, ab dem dritten Kalendertag der Krankenhausaufnahme auftretend

U69.85! *Septischer Schock mit unklarem Zeitpunkt des Beginns mit Bezug zur Krankenhausaufnahme*

6.4.5 Zusatzkode für Zustand nach Sepsis

2026 wurde als weiterer Zusatzkode U70.1! für einen Zustand nach Sepsis eingeführt. Diese Schlüsselnummer ist zusätzlich zu verwenden, wenn bei neu aufgetretenen, anderenorts klassifizierten somatischen Zuständen, kognitiven oder psychischen Störungen angegeben werden soll, dass diese nach einer Sepsis als Manifestation des Post-Sepsis-Syndroms (PSS) auftreten. Der Kode kann ab einem Lebensalter von 1 Jahr angegeben werden.

Manifestationen eines PSS sind von Zuständen zu unterscheiden, die maßgeblich auf eine chronische Grunderkrankung zurückzuführen sind.

Die Schlüsselnummer dient somit in der Qualitätssicherung zur Darstellung des Zusammenhangs möglicher Folgezustände einer Sepsis. Analog wurde auch mit U70.0! ein neuer Schlüssel für den Zustand nach intensivmedizinischer Behandlung geschaffen.

6.5 Bakterielle Infektionen

Aufgrund der Vielzahl an Kodes für bakterielle Infektionen sollen hier nur einige häufige Kodes aufgelistet werden. Pneumonien folgen im nächsten Kapitel.

Auch hier gilt: Immer Keim und Fokus kodieren!

Kode	Bezeichnung
A02.0	Salmonellenenteritis
A04.0	Darminfektion durch enteropathogene E. coli
A04.1	Darminfektion durch enterotoxinbildende E. coli
A04.2	Darminfektion durch enteroinvasive E. coli
A04.3	Darminfektion durch enterohaemorrhagische E. coli
A04.4	Sonstige Darminfektion durch E. coli
A04.5	Eneritis durch Campylobacter
A04.6	Eneritis durch Yersinia enterocolitica
A04.70	Enterokolitis durch Clostridium difficile, ohne Megakolon, ohne sonstige Organkomplikationen
A04.71	Enterokolitis durch Clostridium difficile, ohne Megakolon, mit sonstigen Organkomplikationen
A04.72	Enterokolitis durch Clostridium difficile, mit Megakolon, ohne sonstige Organkomplikationen
A04.73	Enterokolitis durch Clostridium difficile, mit Megakolon, mit sonstigen Organkomplikationen
A04.8	Sonstige näher bezeichnete bakterielle Darminfektionen
A09.0	Sonstige und nicht näher bezeichnete Gastroenteritis und Kolitis infektiösen Ursprungs
A09.9	Sonstige und nicht näher bezeichnete Gastroenteritis und Kolitis nicht näher bezeichneten Ursprungs
A29.0	Haut-Erysipeloid, Erythema migrans, Schweinerotlauf
A38	Scharlach
A39.0+	Meningokokken-Meningitis (mit G01*)
A46	Erysipel

6.6 Bakterielle und virale Pneumonie

6.6.1 Bakterielle Pneumonie

Kode	Bezeichnung
A31.0	Infektionen der Lunge durch sonstige Mykobakterien
A42.0+	Aktinomykose der Lunge (mit J17.0*)
A48.1	Legionellose mit Pneumonie
J13	Pneumonie durch Streptokokkus pneumoniae
J14	Pneumonie durch Haemophilus influenzae
J15.0	Pneumonie durch Klebsiella pneumoniae
J15.1	Pneumonie durch Pseudomonas
J15.2	Pneumonie durch Staphylokokken
J15.3	Pneumonie durch Streptokokken Gruppe B
J15.4	Pneumonie durch sonstige Streptokokken
J15.5	Pneumonie durch E. coli
J15.6	Pneumonie durch andere aerobe gramnegative Bakterien
J15.7	Pneumonie durch Mykoplasma pneumoniae
J15.8	Sonstige bakterielle Pneumonie
J16.0	Pneumonie durch Clamydien
J16.8	Pneumonie durch sonstige näher bez. Infektionserreger
J18.0	Bronchopneumonie, nicht näher bez.
J18.1	Lobärpneumonie, nicht näher bez.
J18.8	Atypische Pneumonie, nicht näher bez., Interstit. Pneumonie, nicht näher bez.
J18.9	Pneumonie, nicht näher bezeichnet
J85.0	Lungenabszess mit Pneumonie

Gegebenenfalls muss noch ein zusätzlicher Kode für den Erreger und/oder eine Resistenz eingegeben werden.

6.6.2 Pneumonie durch virale und andere Erreger

Kode	Bezeichnung
B01.2+	Varizellen-Pneumonie (mit J17.1*)
B05.2+	Pneumonie bei Masern (mit J17.1*)
B25.0+	Pneumonie durch CMV (mit J17.1*)
B58.3+	Toxoplasmose der Lunge (mit J17.3*)
B48.5†[1]	Pneumonie durch PC (mit J17.2*) Pneumozystose (mit J17.2*) Plasmazelluläre interstitielle Pneumonie Pneumonie durch Pneumocystis carinii bzw. Pneumocystis jirovecii
J09	Grippe durch zoonotische und pandemische nachgewiesene Influenzaviren [zusätzliche Schlüsselnummer aus U69.22!-24! zur Angabe des Influenzavirus]
J10.0	Grippe mit Pneumonie, saisonale Influenzaviren nachgewiesen
J11.0	Grippe mit Pneumonie, Viren nicht nachgewiesen
J12.0	Pneumonie durch Adenoviren
J12.1	Pneumonie durch RS-Viren
J12.2	Pneumonie durch Parainfluenzaviren
J12.3	Pneumonie durch humanes Metapneumovirus
J12.8	Pneumonie durch sonstige Viren (auch im Rahmen von COVID-19, dann mit U07.1!)

1) Die Pneumozystose wurde klassifikatorisch 2019 zu den Mykosen verschoben, weshalb auch der entsprechende Sternkode von J17.3 zu J17.2 verschoben wurde.

Gegebenenfalls muss noch ein zusätzlicher Kode für den Erreger und/oder eine Resistenz eingegeben werden.

Bei den meisten Pneumonien ist die Ateminsuffizienz noch nicht enthalten. Kommt es also zu einer Atemstörung, welche therapeutische Maßnahmen erfordert (mindestens Sauerstoffgabe), kann zusätzlich

J96.0- *Akute respiratorische Insuffizienz, andernorts nicht klassifiziert*
5. Ziffer 0: Typ I [hypoxisch]
5. Ziffer 1: Typ II [hyperkapnisch]
5. Ziffer 9: Typ nicht näher bezeichnet

kodiert werden. Siehe MD-Empfehlung Nr. 37. Dagegen sind alle sonstigen Symptome der Pneumonie wie Husten, Fieber und Auswurf bereits enthalten und werden nicht mehr eigens kodiert.

Ab wann genau der Kode J96.0* zusätzlich zu einer Pneumonie kodiert werden darf, wurde am 30.09.2020 durch den Bundesschlichtungsausschuss entschieden: Eine respiratorische Insuffizienz (J96.-) kann kodiert werden, wenn bei Vorliegen diesbezüglich bestehender klinischer Zeichen (ein oder mehrere) unter Raumluft (sofern der Zustand des Patienten eine Messung unter Raumluft zulässt):

- eine pathologisch veränderte arterielle oder kapilläre Blutgasanalyse (z. B. Sauerstoffsättigung oder eine Hyperkapnie oder Hypoxämie (gemäß den Normwerten des verwendeten Analysegerätes) vorliegt oder
- eine erniedrigte Sauerstoffsättigung ≤ 92 % (nur bei Messung durch eine periphere Pulsoxymetrie) gemessen wurde.

Weiterhin gibt es ein Urteil des SG Koblenz, welches die Kodierung bereits ab einer Sauerstoffsättigung von 89 %, die auf einen erniedrigten Sauerstoffpartialdruck zurückzuführen ist, bejaht (AZ S 12 KR 598/15). Dieses Urteil ist durch die SAB-Entscheidung nun jedoch obsolet.

6.7 Pilzinfektionen

Die Diagnostik einer invasiven Pilzinfektion ist schwierig und gelingt nur in seltenen Fällen. Für die Kodierung ist der betriebene Aufwand relevant. Daher kann eine Pilzinfektion auch dann kodiert werden, wenn kein definitiver Nachweis gelingt, aber eine Behandlung eingeleitet wird (Kodierregel D008b zur Behandlung von Verdachtsfällen).

6.7.1 Aspergillose

Im Gegensatz zu bakteriellen Infektionen gibt es für Pilzinfektionen verschiedene Evidenzniveaus, aber selten einen gesicherten Nachweis:

1. Gesicherte Pilzinfektion (proven) mit histologischem Nachweis aus der Lunge oder Biopsie mit Nachweis aus normalerweise sterilem Gewebe; dies gelingt bei hämatoonkologischen Patienten nur in ca. 5 % der Fälle.
2. Wahrscheinliche (Probable) invasive Pilzinfektion. Dazu braucht es
   a) das klinische Risiko (z. B. Immunsuppression, meist vorhanden)
   b) eine entsprechende Bildgebung mit V. a. Pilzinfektion (häufige Verdachtsdiagnose der Radiologie)
   c) einen mikrobiologischen Hinweis, z. B. einen positiven Galaktomannan-Test, einen zytologischen Hinweis auf Aspergillen aus der BAL o. ä.
3. Mögliche (Possible) invasive Pilzinfektion, wie unter 2. Beschrieben aber nur die Punkte a) und b) erfüllend.

Meist werden auch schon mögliche Pilzinfektionen wie eine gesicherte Infektion therapiert, sodass nach Verdachtsdiagnoseregelung die Kodierung erfolgen kann. Diskussionen mit dem MD sind trotzdem wahrscheinlich.

Bisher ist Konsens, bei Risikopatienten mit positiver Bildgebung für eine Pilzpneumonie und einer entsprechenden Therapie auch einen Kode für Pilzpneumonie zu verwenden.

Um eine gewisse Abstufung der Diagnosesicherheit auch jetzt schon zu gewährleisten, hat sich die DRG-Arbeitsgruppe der DGHO entsprechend auf folgendes Vorgehen verständigt:

Bei *nachgewiesener invasiver Aspergillose* (histologisch Gewebsinvasion durch Pilzhyphen oder kulturell Aspergillen in Material, das durch eine invasive diagnostische Maßnahme aus normalerweise sterilem Material gewonnen wurde) werden die Kodes

B44.0 Invasive Aspergillose der Lunge
J17.2 Pneumonie bei Mykosen*

benutzt.

Bei einer *wahrscheinlichen invasiven Aspergillose* mit

- Nachweis von neuen Rundherden oder Kavernen in einem Röntgen-Thorax oder
- HR-CT passend zum Bild einer Aspergillose (z. B. Halo-Zeichen) bei einem Patienten mit Risikofaktoren (z. B. Neutropenie) wird

B44.1 Sonstige Aspergillose der Lunge
J17.2 Pneumonie bei Mykosen*

kodiert. Zusätzlich sollte ein mikrobiologisches Kriterium vorhanden sein (zytologischer, mikroskopischer oder kultureller Nachweis eines Schimmelpilzes), oder ein erhöhtes Galaktomannan oder ß-D-Glucan.

Disseminierte und septische Verläufe werden mit

B44.70 Aspergillen-Sepsis
B44.78 Disseminierte Aspergillose, generalisierte Aspergillose

kodiert. Dabei handelt es sich um einen klinischen Befall mehrerer Organe und Antigen-Nachweis bzw. positive Histologie oder Anzucht von Aspergillen aus der Blutkultur, bei Sepsis mit entsprechenden Komplikationen gemäß Sepsis-3-Kriterien.

Die normale antiinfektive Eskalation bei länger dauerndem neutropenischem Fieber ohne klinischen und/oder laborchemischen/radiologischen Hinweis auf Pilzinfektion wird diagnoseseitig in der Regel **nicht** kodiert. Allenfalls kann der Kode B49 verwendet werden. Erfahrungsgemäß kommen in dieser Situation Antimykotika empirisch nur sehr kurz zur Anwendung, da mit Rekonstitution oft eine Entfieberung erfolgt. Für die teuren Antimykotika können Zusatzentgelte als Prozeduren kodiert werden, sofern der untere Schwellenwert überschritten wird.

6.7.2 Hitliste Pilzinfektionen

Die Mykosen werden mit Ziffern aus den Kapiteln B35 bis B49 kodiert. Dabei sind für die stationäre Behandlung hämatologischer und onkologischer Patienten vor allem die Kodes für Aspergillosen und Candidosen relevant. Bei Vorliegen einer Pilzinfektion ist immer auch zu prüfen, ob zusätzlich Ziffern für Immunkompromittierung, Neutropenie, Antikörpermangel u. ä. zu kodieren sind.

Folgende Kodes sind relevant:

Kode	Bezeichnung
Candidosen	
B37.0	Candida-Stomatitis, Mundsoor
B37.1+	Candidose der Lunge mit J17.2* Pneumonie bei Mykosen
B37.2	Candidose der Haut und Nägel
B37.3+	Candidose der Vulva und Vagina, Vaginal-Soor mit N77.1* Vaginitis/Vulvitis bei andernorts klassifizierten Krankheiten

Kode	Bezeichnung
B37.4+	Candida-Balanitis mit N51.2* Balanitis bei andernorts klassifizierten Krankheiten
B37.4+	Candida-Urethritis mit N37.0* Urethritis
B37.5+	Candida-Meningitis mit G02.1* Meningitis bei andernorts klassifizierten Mykosen
B37.6+	Candida-Endokarditis mit I39.-* Endokarditis bei andernorts klassifizierten Krankheiten [Klappen]
B37.7	Candida-Sepsis
B37.81	Candida-Ösophagitis
B37.88	Candidose an sonstigen Lokalisationen
B37.88+	Candida-Arthritis mit M01.6-* Arthritis bei Mykosen
Aspergillosen	
B44.0+	Invasive Aspergillose der Lunge mit J17.2* Pneumonie bei Mykosen
B44.1+	Sonstige Aspergillose der Lunge mit J17.2* Pneumonie bei Mykosen
B44.2	Aspergillose der Tonsillen
B44.70	Aspergillus-Sepsis
B44.78	Disseminierte Aspergillose, generalisierte Aspergillose
B44.8	Sonstige Formen der Aspergillose
B44.8+	Aspergillose äußerer Gehörgang mit H62.2* Otitis externa bei andernorts klassifizierten Mykosen
B44.8+	Aspergillus-Meningitis mit G02.1* Meningitis bei andernorts klassifizierten Mykosen
B44.8+	Aspergillus-Arthritis mit M01.6-* Arthritis bei Mykosen
Sonstige	
B48.7	Mykosen durch opportunistisch-pathogene Pilze [zur Kodierung seltener Pilzinfekte unter Immunsuppression, in längerer Aplasie nach Chemo- oder Strahlentherapie]

Kode	Bezeichnung
B46.0	Mukormykose der Lunge
B46.1	Rhinozerebrale Mukormykose
B46.3	Mukormykose der Haut
B46.48	Disseminierte Mukormykose [nicht Sepsis (B46.40)]
B45.0	Kryptokokkose der Lunge
B45.1	Kryptokokkose der Hirnhäute und des Gehirns
B45.1+	Meningitis durch Kryptokokkosen (mit G02.1*)
B45.2	Kryptokokkose der Haut
B45.78	Disseminierte Kryptokokkose [nicht Sepsis (B45.70)]

Hinw.: bei Z.n. allogener oder autologer Stammzell-Transplantation wird bei entsprechender Kodierung eine höhere DRG bei Pilzinfekten der Lunge erreicht (siehe Kapitel 6.9).

6.8 CMV-Infekte

Für die exakte Erfassung von CMV-Infektionen fehlen v.a. im Bereich der allogenen Transplantation einige Kodes (z.B. CMV-Retinitis). Kodes für spezifische Infektionen des GI-Traktes wurden 2008 veröffentlicht. Diese sind seit 2011 auch mit CC-Wert versehen und damit unter Umständen erlösrelevant.

Kode	Bezeichnung
Zytomegalie	
B25.0+	Pneumonie durch Zytomegalieviren mit J17.1* Pneumonie bei andernorts klassifizierten Viruskrankheiten
J20.8	CMV-Bronchitis
B25.1+	Hepatitis durch Zytomegalieviren mit K77.0* Leberkrankheiten bei andernorts klassifizierten infektiösen und parasitären Krankheiten

Kode	Bezeichnung
Zytomegalie	
B25.2+	Pankreatitis durch Zytomegalieviren mit K87.1* Leberkrankheiten bei andernorts klassifizierten Krankheiten
B25.80+	CMV-Ösophagitis mit K23.8* Krankheiten des Ösophagus bei sonstigen andernorts klassifizierten Krankheiten
B25.80+	CMV-Gastritis, CMV-Ileitis, CMV-Kolitis mit K93.8* Krankheiten sonstiger näher bez. Verdauungsorgane bei andernorts klassifizierten Krankheiten
B25.88	Sonstige Zytomegalie [auch die therapiebedürftige symptomlose Reaktivierung nach allogener TPL]
B25.88	CMV-Retinitis Mit H32.0* Chorioretinitis bei andernorts klassifizierten infektiösen und parasitären Krankheiten
B25.8+	CMV-Enzephalitis, -Myelitis und -Enzephalomyelitis mit G05.1* Enzephalitis, Myelitis und Enzephalomyelitis bei andernorts klassifizierten Viruskrankheiten

Hinw.: Bei Z.n. allogener oder autologer Stammzell-Transplantation wird bei entsprechender Kodierung eine höhere DRG bei Virusinfekten erreicht (siehe Kapitel 6.9).

6.9 Infektionen bei Zustand nach Transplantation

Stationäre Behandlungen wegen Infektkomplikationen werden bei Zustand nach Transplantation (also auch nach Stammzelltransplantation) teilweise deutlich besser vergütet. Es handelt sich bezüglich einer Stammzelltransplantation um folgende (Basis-)DRGs:

DRG	*Bezeichnung*
A07D, A09E, A11G, A13C/F	*[Beatmungs- und Intensiv-DRGs]*

E77	*Andere Infektionen und Entzündungen der Atmungsorgane bei Zustand nach Organtransplantation*
E79A	*Infektionen und Entzündungen der Atmungsorgane*
F61A	*Infektiöse Endokarditis mit komplizierender Diagnose*
G02A,G03, G16, G18A, G38Z	*[Diverse GI-Eingriffe]*
G48	*Koloskopie mit äußerst schweren oder schweren CC [...] bei Zustand nach Organtransplantation [...]*
G67A	*Ösophagitis, Gastroenteritis*
K62	*Verschiedene Stoffwechselerkrankungen*
T01B/C	*OR-Prozedur bei infektiösen und parasitären Krankheiten bei Zustand nach Organtransplantation*
T60A-C	*Sepsis mit komplizierender Konstellation oder bei Zustand nach Organtransplantation*
T63A	*Virale Erkrankung bei Zustand nach Organtransplantation*
T64	*Andere infektiöse und parasitäre Krankheiten*

Diese DRGs werden angesteuert durch Eingabe einer passenden Infektionsdiagnose als Hauptdiagnose und die Eingabe von

Z94.80 Zustand nach hämatopoetischer Stammzelltransplantation ohne gegenwärtige Immunsuppression oder

Z94.81 Zustand nach hämatopoetischer Stammzelltransplantation mit gegenwärtiger Immunsuppression

oder anderen Kodes aus Z94 als Nebendiagnose.

Zur Definition der Z94-Kodes siehe Kapitel 5.4.2 Zustand nach allogener Transplantation.

6.10 Erreger-Resistenzen

6.10.1 Hitliste Kodes

Auf Wunsch der Anwender hat das BfArM eine Kodiermöglichkeit für resistente Keime geschaffen. 2013 wurden die Kodes weiter differenziert, entsprechend den neuen Resistenzspektren der Keime. 3- und 4-MRGN entsprechend der KRINKO-Empfehlungen (Bundesgesundheitsblatt 2012, 55:1311-1354 bzw. Epidemiologisches Bulletin 2013: 423 (2 MRGN Neopäd) lassen sich seit 2017 nun endlich genau verschlüsseln. Daneben wurden weitere Keime in die Liste aufgenommen und die Liste neu sortiert. In U80 sind nun ausschließlich grampositive, in U81 gramnegative Keime zu verschlüsseln. 2023 wurden die Kodes für Pilzresistenzen (U83.-!) komplett überarbeitet.

Diese Kodes dürfen nur ergänzend zu Infektionen kodiert werden, die Kodes aus B95–B98 werden nur dann ergänzt, wenn die Keime dadurch noch genauer beschrieben werden können:

Kode	Bezeichnung
Erreger mit bestimmten Resistenzen (Auswahl)	
U80	**Grampositive Erreger**
U80.00!	Staphylococcus aureus mit Resistenz gegen Oxacillin oder Methicillin [MRSA] Staphylococcus aureus mit Resistenz gegen Oxacillin oder Methicillin und ggf. gegen Glykopeptid-Antibiotika, Chinolone, Streptogramine oder Oxazolidinone
U80.01!	Staphylococcus aureus mit Resistenz gegen Glykopeptid-Antibiotika, Chinolone, Streptogramine oder Oxazolidinone und ohne Resistenz gegen Oxacillin oder Methicillin
U80.10!	Streptococcus pneumoniae mit Resistenz gegen Penicillin oder Oxacillin Streptococcus pneumoniae mit Resistenz gegen Penicillin oder Oxacillin und ggf. gegen Makrolid-Antibiotika, Oxazolidinone oder Streptogramine

Kode	Bezeichnung
U80.11!	Streptococcus pneumoniae mit Resistenz gegen Makrolid-Antibiotika, Oxazolidinone oder Streptogramine und ohne Resistenz gegen Penicillin oder Oxacillin
U80.20!	Enterococcus faecalis mit Resistenz gegen Glykopeptid-Antibiotika Enterococcus faecalis mit Resistenz gegen Glykopeptid-Antibiotika und gegen Oxazolidinone oder Streptogramine Enterococcus faecalis mit Resistenz gegen Glykopeptid-Antibiotika und mit High-Level-Aminoglykosid-Resistenz
U80.21!	Enterococcus faecalis mit Resistenz gegen Oxazolidinone oder mit High-Level-Aminoglykosid-Resistenz und ohne Resistenz gegen Glykopeptid-Antibiotika
U80.30!	Enterococcus faecium mit Resistenz gegen Glykopeptid-Antibiotika Enterococcus faecium mit Resistenz gegen Glykopeptid-Antibiotika und gegen Oxazolidinone oder Streptogramine Enterococcus faecium mit Resistenz gegen Glykopeptid-Antibiotika und mit High-Level-Aminoglykosid-Resistenz
U80.31!	Enterococcus faecium mit Resistenz gegen Oxazolidinone oder Streptogramine oder mit High-Level-Aminoglykosid-Resistenz und ohne Resistenz gegen Glykopeptid-Antibiotika
U80.8!	Sonstige grampositive Bakterien mit Multiresistenz gegen Antibiotika Hinweis: Es ist nur eine Sensitivität gegen nicht mehr als zwei der Antibiotika-Substanzgruppen nachweisbar, gegen die die Erreger typischerweise empfindlich sind.
U81	**Gramnegative Erreger**
U81.0!	**Enterobacterales mit Multiresistenz 2MRGN NeoPäd [nur bei Patienten bis Vollendung des 14. Lebensjahres kodierbar]**
U81.00	Escherichia coli mit Multiresistenz 2MRGN NeoPäd
U81.01!	Klebsiella pneumoniae mit Multiresitenz 2MRGN NeoPäd

Kode	Bezeichnung
U81.02.!	Klebsiella oxytoca mit Multiresistenz 2MRGN NeoPäd
U81.03!	Sonstige Klebsiellen mit Multiresistenz 2MRGN NeoPäd
U81.04!	Enterobacter-cloacae-Komplex mit Multiresistenz 2MRGN NeoPäd
U81.05!	Citrobacter-freundii-Komplex mit Multiresistenz 2MRGN NeoPäd
U81.06!	Serratie marcescens mit Multresistenz 2MRGN NeoPäd
U81.07!	Proteus mirabilis mit Multiresistenz 2MRGN NeoPäd
U81.08!	Sonstige Enterobacterales mit Multiresistenz 2MRGN NeoPäd
U81.1	**Pseudomonas aeruginosa mit Multiresistenz 2MRGN NeoPäd [nur bei Patienten bis Vollendung des 14. Lebensjahres kodierbar]**
U81.10!	Pseudomonas aeruginosa mit Multiresistenz 2MRGN NeoPäd
U81.11!	Acinetobacter-baumannii-Gruppe mit Multresistenz 2MRGN NeoPäd
U81.12	**Enterobacterales mit Multiresistenz 3MRGN**
U81.20!	Escherichia coli mit Multiresistenz 3MRGN
U81.21!	Klebsiella pneumoniae mit Multiresistenz 3MRGN
U81.22!	Klebsiella oxytoca mit Multiresistenz 3MRGN
U81.23!	Sonstige Klebsiellen mit Multiresistenz 3MRGN
U81.24!	Enterobacter-cloacae-Komplex mit Multiresistenz 3MRGN
U81.25!	Citrobacter-freundii-Komplex mit Multiresistenz 3MRGN
U81.26!	Serratia marcescens mit Multiresistenz 3MRGN
U81.27!	Proteus mirabilis mit Multiresistenz 3MRGN
U81.28!	Sonstige Enterobacterales mit Multiresistenz 3MRGN
U81.3!	**Pseudomonas und Acinetobacter mit Multiresistenz 3MRGN**
U81.30!	Pseudomonas aeruginosa mit Multiresistenz 3MRGN
U81.31!	Acinetobacter-baumanii-Gruppe mit Multiresistenz 3MRGN

Kode	Bezeichnung
U81.4	**Enterobacterales mit Multiresistenz 4MRGN**
U81.40!	Escheria coli mit Multiresistenz 4MRGN
U81.41!	Klebsiella penumoniae mit Multiresistenz 4MRGN
U81.43!	Sonstige Klebsiellen mit Multiresistenz 4MRGN
U81.44!	Enterobacter-cloacae-Komplex mit Multiresistenz 4MRGN
U81.45!	Citrobacter-freundii-Komplext mit Multiresistenz 4MRGN
U81.46!	Serratia marcescens mit Multiresistenz 4MRGN
U81.47!	Proteus mirabillis mit Multiresistenz 4MRGN
U81.48!	Sonstige Enterobacterales mit Multiresistenz 4MRGN
U81.5	**Pseudomonas und Acinetobacter mit Multiresistenz 4MRGN**
U81.50!	Pseudomonas aeruginosa mit Multiresistenz 4MRGN
U81.51!	Acinetobacter-baumanii-Gruppe mit Multiresistenz 4MRGN
U81.6!	Burkholderia, Stenotrophomonas und andere Nonfermenter mit Resistenz gegen Chinolone, Amikacin, Ceftazidim, Piperacillin/Tazobactam oder Cotrimoxazol
U81.8!	Sonstige gramnegative Bakterien mit Multiresistenz gegen Antibiotika Hinweis: Es ist nur noch eine Sensitivität gegen nicht mehr als zwei der Antibiotika -Substanzgruppen nachweisbar, gegen die die Erreger typischerweise empfindlich sind.
U83!	**Humanpathogene Pilze mit Resistenz gegen Antimykotika**
U83.0!	Candida albicans mit Resistenz gegen Antimykotika aus der Gruppe der Triazole Candida albicans mit Resistenz gegen Fluconazol oder Voriconazol
U83.1!	Candida glabrata mit Resistenz gegen Echinocandine Candida glabrata mit Resistenz gegen Caspofungin, Micafungin oder Anidulafungin
U83.20!	Candida auris mit Resistenz gegen Antimykotika aus der Gruppe der Echinocandine, ohne Resistenz gegen Triazole

Kode	Bezeichnung
U83.21!	Candida auris mit Resistenz gegen Antimykotika aus der Gruppe der Echinocandine und Triazole, mit Resistenz gegen Fluconazol
U83.22!	Candida auris mit Resistenz gegen Fluconazol und weitere Antimykotika aus der Gruppe der Triazole, ohne Resistenz gegen Echinocandine
U83.3!	Aspergillus fumigatus mit Resistenz gegen Antimykotika aus der Gruppe der Triazole, außer mit Resistenz nur gegen Fluconazol Aspergillus fumigatus mit Resistenz gegen Isavuconazol, Posaconazol oder Voriconazol Aktualisierungsliste
U84!	Herpesviren mit Resistenz gegen Virostatika
U85!	Humanes Immundefizienz-Virus mit Resistenz gegen Virustatika oder Proteinaseinhibitoren [HIV 1, HIV 2]

Für immer wiederkehrende Clostridium difficile Infektionen wurde der Kode

U69.40! Rekurrente Infektion mit Clostridium difficile

geschaffen. Er kann ergänzend zu einem Kode aus A04.7- verschlüsselt werden.

Weitere Kodes siehe ICD-10.

Bei Benutzung der Kodes sollte auch die üblicherweise notwendige Isolierung mit verschlüsselt werden:

Z29.0 Isolierung als prophylaktische Maßnahme

6.10.2 MRSA und MRE

Der Kode

Z11 Spezielle Verfahren zur Untersuchung auf infektiöse und parasitäre Erkrankungen kann bei MRE-Abstrichen angegeben werden. Der Kode findet beispielsweise bei Kontrolle gesunder Zimmernachbarn betroffener Patienten Verwendung.

Generell wird zwischen Keimträgerschaft und Infektion unterschieden:

Asymptomatischer Keimträger

Z22.3 Gesunder Keimträger anderer näher bezeichneter bakterieller Krankheiten
[Kode aus U80-U82]
Z29.0 Isolierung als prophylaktische Maßnahme

Bei MRSA-Kodierung wird der Kode B95.6! für Staphylokokkus aureus nicht zusätzlich angegeben, da es sich nicht um eine Krankheit handelt. Siehe MD-Kodieremfehlung Nr. 17. Diese Sicht der SEG 4 wurde am 29.07.2020 durch eine Entscheidung des Bundesschlichtungsausschusses bestätigt:

Der asymptomatische Keimträger mit Erregernachweis MRSA ohne diesbezügliche Erkrankung ist folglich mit folgenden Kodes zu kodieren:

Z22.3 Keimträger anderer näher bezeichneter bakterieller Krankheiten
U80.00! Staphylococcus aureus mit Resistenz gegen Oxacillin oder Methicillin [MRSA]

Dies gilt analog auch für die Kodierung anderer Keimträgerschaften.

Infektion mit MRSA

J15.2 Pneumonie durch Staphylokokken

oder

A41.0 Sepsis durch Staphylococcus aureus

oder

A49.00 Infektion durch Staphylococcus aureus nicht näher bezeichneter Lokalisation

kombiniert mit

U80.00 Staphylococcus aureus mit Resistenz gegen Oxacillin oder Methicillin [MRSA]
Z29.0 Isolierung als prophylaktische Maßnahme

Der Kode B95.6! für Staphylokokkus aureus wird nicht angegeben, da dadurch keine zusätzliche Information geliefert wird. Auch besteht hier ein Exklusivum zu A49.00.

Entsprechende Regeln gelten für die Kodierung von Infektionen mit anderen multiresistenten Erregern.

Komplexbehandlung bei MRE

2006 wurde ein OPS-Kode 8-987.- für die Komplexbehandlung bei Besiedlung oder Infektion mit multiresistenten Erregern (MRE) definiert. Die Mindestmerkmale, die vorliegen müssen, um diesen Kode verwenden zu können, sind u. a.:

- Speziell eingewiesenes Personal plus Hygienefachkraft plus Krankenhaushygieniker
- Durchführung spezieller Keimnachweise
- Strikte Isolierung, bis an drei Tagen Abstriche/Proben negativ waren

Weitere Details siehe OPS-Katalog. Falls der Patient vor Erreichen von 3 negativen Abstrichen direkt aus der Isolation entlassen wird, kann der Kode trotzdem verwendet werden, sofern alle übrigen Merkmale erfüllt sind. Das Merkmal der 3 Abstriche bezieht sich auf die Dauer einer notwendigen Isolierung und ist keine Voraussetzung für die Kodierung des OPS 8-987. Siehe MD-Empfehlung Nr. 395.

Ferner muss ein dokumentierter Mehraufwand von durchschnittlich 2 Stunden täglich während der Behandlungstage mit strikter Isolierung vorliegen. Das heißt, es können auch Tage mit weniger zeitlicher Bindung durch andere mit höherem Aufwand ausgeglichen werden, solange die Gesamtbehandlungdauer geteilt durch die Behandlungstage im Mittel mindestens 120 Minuten täglich ergibt. Siehe MD-Empfehlung Nr. 567. Der Kode unterscheidet an der 5. Stelle zwischen einer Behandlung auf einer speziellen Isoliereinheit (8-987.0-) oder einer Behandlung nicht auf einer speziellen Isolierstation (8-987.1-). An 6. Stelle wird die Dauer der Komplexbehandlung kodiert.

Komplexbehandlung auf spezieller Isoliereinheit

Eine spezielle Isoliereinheit (eigenständige Infekt-Isolierstation) ist räumlich und organisatorisch von den restlichen Pflegeeinheiten des Krankenhauses getrennt. Jedes Zimmer ist über eine eigene Schleuse zu betreten.

8-987 Komplexbehandlung bei Besiedelung oder Infektion mit multiresistenten Erregern	
Behandlung auf einer speziellen Isoliereinheit	**Kode**
Bis zu 6 Behandlungstage	8-987.00
Mindestens 7 bis höchstens 13 Behandlungstage	8-987.01
Mindestens 14 bis höchstens 20 Behandlungstage	8-987.02
Mindestens 21 Behandlungstage	8-987.03

Seit 2016 gibt es für die Behandlung auf einer speziellen Isoliereinheit in wenigen DRGs höhere Erlöse, indem ein entsprechend höherer Split bereits nach deutlich weniger Behandlungstagen erreicht wird.

Komplexbehandlung nicht auf spezieller Isoliereinheit

8-987 Komplexbehandlung bei Besiedelung oder Infektion mit multiresistenten Erregern	
Behandlung nicht auf einer speziellen Isolierstation	**Kode**
Bis zu 6 Behandlungstage	8-987.10
Mindestens 7 bis höchstens 13 Behandlungstage	8-987.11
Mindestens 14 bis höchstens 20 Behandlungstage	8-987.12
Mindestens 21 Behandlungstage	8-987.13

Seit 2016 wurde die Behandlung von MRE im DRG-System deutlich besser abgebildet und differenziert. Die Mindestdauer der gruppierungsrelevanten MRE-Komplexbehandlungen beträgt nicht mehr generell 7 Behandlungstage, sondern differenziert zwischen 1, 7, 14 und 21 Behandlungstagen als Erlösschwelle. Auch ist die Behandlung inzwischen in zahlreichen MDC erlösrelevant und wurde immer wieder erweitert bzw. differenziert (siehe Tabelle):

DRG	Bezeichnung	Tage bei Isolierstation	Tage ohne Isolierstation
A04D	KMT allogen	>20	>20
B18A	Komplexe OP Wirbelsäule	>6	>6
B74Z	KH Nervensystem	>13	>20
E65A/B	COPD-Behandlung	>6	>6
E69B	Bronchitis und Asthma	>6	>6
E77A-D	Infekt Atmungsorgane	>6	>6
E79A-C	Infekt Atmungsorgane kompl	>6	>6
F21A/B	OP bei Kreislauferkrankungen	>13	>13
F67A	Hypertonie	>6	>6
F77A/B	KH Kreislaufsystem	>13	>13
G02A	OP Verdauungsorgane	>6	>13
G03A-C	Große OP GI-Trakt	>13	>13
G16A/B	Komplexe Rectumresektion	>6	>13
G18A	OP Verdauungsorgane	>6	>13
G36A-C	Intensiv GI	>13	>20
G38Z	KK mit OP GI-Trakt	>13	>13
G77A/B	KH Verdauungsorgane	>6	>6-13/>13
H77Z	KH Leber/Pankreas	>6	>6
I09D	OP Wirbelsäule	>6	>6

DRG	Bezeichnung	Tage bei Isolierstation	Tage ohne Isolierstation
I68B/C	Konservativ Wirbelsäule	>6	>6
I87A/B	KH Muskel/Skelett	>6	>6
J61A	Schw. Erkrankung Haut	>6	>6
J77Z	KH Haut/Mamma	>6	>6
K25Z	KH Stoffwechsel+OP	>13	>13
K77Z	KH Stoffwechsel	>13	>13
L63A/B	KH Harnorgane	>6	>6
P67D	Neugeborenes	>0	>0
Q02B	OP Blutkrankheit	>6	>6
R60B-E	AML	>6	>6
R61C-F	Lymphome	>6	>6
R63A-F	ALL und sonst. Leukämien	>6	>13
T77Z	Infektionen	>6	>6

6.10.3 Behandlung nicht multiresistenter, aber isolationspflichtiger Erreger

Ein schon länger bestehendes Problem wurde im DRG-System 2016 angegangen: Bestimmte Erreger sind zwar nicht multiresistent, verursachen aufgrund ihrer hohen Infektiosität jedoch einen ähnlich hohen Aufwand wie multiresistente Keime inklusive Umkehrisolation, Bettensperrung und Pflegemehraufwand. Per Definition waren diese Fälle jedoch von einer Mehrvergütung im MRE-Komplexkode ausgeschlossen. Daher hat das BfArM einen neuen Komplexkode geschaffen:

8.89g Komplexbehandlung bei Besiedelung oder Infektion mit isolationspflichtigen nicht multiresistenten Erregern

Der Kode ist ähnlich wie der MRE-Komplexkode aufgebaut, definiert Mindestmerkmale und differenziert zwischen spezieller

Isolierstation und Normalstation sowie zwischen Behandlungsdauern. Er ist gedacht für die Isolation von Fällen mit folgenden Erregern:

- Infektionen durch Noro- und Rotaviren
- Kolitis durch Clostridium difficile
- respiratorische Infektionen durch Corona-, Influenzaviren, RSV (Respiratory Syncytial Virus) oder Parainfluenzaviren
- Tuberkulose

Der Komplexkode ist nicht nur bei Infektionen kodierbar, sondern auch bei Isolation wegen Keimbesiedlung ohne Infektion (siehe Überschrift). Er gilt jedoch nicht bei Verdachtsdiagnosen, die sich später wegen negativen Befunds nicht bestätigen. Leider hat der Kode eine Schwachstelle: er definiert keine Mindestdauer an pflegerischem Mehraufwand in Minuten pro Tag, weshalb die Kodierung unterschiedlich angewandt wird und dadurch zu vielen Diskussionen führen kann. Nach Vorliegen der Kostendaten aus 2016 konnte nun das InEK für 2018 erste erlösrelevante DRGs kalkulieren. So führt dieser Kode ab einer Mindestbehandlungsdauer von 10 Tagen in den (Basis-)DRGs B18A, E65B, E69, E77, E79B, F67B und G77 sowie I09D zu einem Mehrerlös, in der Neugeborenen-DRG P67D sogar bereits ab dem 1. Behandlungstag. Im Rahmen der Coronapandemie konnten nun weitere DRGs identifiziert werden, in denen seit 2021 auch ein Mehrerlös bei Komplexbehandlung Non-MRE anfällt: so wurden die spezifischen MRE-DRGs I87Z, H77Z, K77Z, T77Z und F77Z um den Non-MRE-Kode ergänzt. Hierfür müssen aber mehr Behandlungstage erbracht werden als bei MRE, typischerweise 10 Tage bei spezifischer Isolierstation und 15 Tage bei Isolation auf einer normalen Station. In den Basis-DRGs R60 (AML), R61 (Lymphome) und L63 (Infektionen Harnorgane) wurde Non-MRE als Splitkriterium ergänzt. Für hämatologische Fälle wurde sogar eine hoch vergütete neue DRG R77Z geschaffen (Details siehe unten). Somit findet nun die ähnlich aufwendige Isolation bei Non-MRE-Keimen (v.a. Viren) endlich eine adäquate Abbildung in mehreren DRGs.

Seit 2022 hat das InEK Fälle mit COVID-19-Erkrankung deutlich aufgewertet und erweitert, u. a. durch Nutzung der o. g. Isolationskodes als Kostentrenner. Damit gewinnen die Kodes noch mehr an Erlös-Relevanz. Details siehe Kapitel 6.12 zu COVID-19. Nach Abflauen der Pandemie werden diese Splitkriterien nun vereinzelt wieder „zurückgebaut" (so in B74Z, I34Z, R60B und der Basis-DRG I66).

8-98g Komplexbehandlung bei Besiedelung oder Infektion mit isolationspflichtigen nicht multiresistenten Erregern	
Behandlung auf einer speziellen Isoliereinheit	**Kode**
Bis zu 4 Behandlungstage	8-98g.00
Mindestens 5 bis höchstens 9 Behandlungstage	8-98g.01
Mindestens 10 bis höchstens 14 Behandlungstage	8-98g.02
Mindestens 15 bis höchstens 19 Behandlungstage	8-98g.03
Mindestens 20 Behandlungstage	8-98g.04
Behandlung nicht auf einer speziellen Isoliereinheit	**Kode**
Bis zu 4 Behandlungstage	8-98g.10
Mindestens 5 bis höchstens 9 Behandlungstage	8-98g.11
Mindestens 10 bis höchstens 14 Behandlungstage	8-98g.12
Mindestens 15 bis höchstens 19 Behandlungstage	8-98g.13
Mindestens 20 Behandlungstage	8-98g.14

6.10.4 DRG R77Z Komplexbehandlung bei isolationspflichtigen Erregern in der Hämatologie

Eine wesentliche Verbesserung der Abbildung von hämatologischen Fällen mit isolationspflichtigen Erregern stellt seit 2021 die DRG R77Z dar:

R77Z Komplexbehandlung bei isolationspflichtigen Erregern bei bestimmten hämatologischen und soliden Neubildungen

Diese DRG sammelt Fälle mit MRE- und Non-MRE-Komplexbehandlung aus der MDC17 ein, die an anderer Stelle schlechter vergütet wären, v. a. aus den Leukämie-DRGs R60 und R63 sowie der Lymphom-DRG R61. V.a. Fälle mit langer Behandlungsdauer werden nun spezifischer abgebildet:

- multiresistente Erreger (MRE) ab 14 Tagen auf einer speziellen und ab 21 Tagen auf einer nicht speziellen Isoliereinheit
- nicht multiresistente Erreger (Non-MRE) ab 15 Tagen auf einer speziellen und ab 20 Tag en auf einer nicht speziellen Isoliereinheit

Dies spiegelt sich auch in der hohen mittleren Verweildauer von 30,6 (9–49) Tagen und der hohen BR von 4,605 wider.

6.10.5 Reserveantibiotika

Seit 2024 müssen nun endlich auch Reserveantibiotika mit einem spezifischen OPS-Kode aus Kapitel 6 verschlüsselt werden. Dies ist noch nicht erlösrelevant, sondern dient der Qualitätssicherung. Dennoch besteht nun die Chance, zukünftig mit diesen Daten für besonders aufwändige Fälle eine Vergütung zu schaffen. Dies muss jedoch mit aller Vorsicht geschehen, um keinen Fehlanreiz zum Einsatz dieser Antibiotika zu schaffen, die aus Resistenzgründen möglichst selten eingesetzt werden sollten. Andererseits besteht die Gefahr, bei Untervergütung auch den Fällen die Reserveantibiotika vorzuenthalten, die sie benötigen würden.

Die Kodes werden für solche Medikamente geschaffen, die vom G-BA bis Herbst des Vorjahres nach § 35a SGB V als Reserveantibiotika eingestuft wurden. Die Liste wurde für 2026 aktualisiert. Begleitend hat der G-BA qualitätssichernde Maßnahmen für ihren Einsatz beschlossen, die zu beachten sind. Kodiert werden darf nur der Einsatz bei Infektionen (nicht zur Prophylaxe oder zur präemptiven Gabe) durch Erreger mit Resistenz gegen bestimmte Antibiotika aus der Kategorie U81.- (gramnegative Keime) des ICD-10-Katalogs (Liste siehe oben). Die Kodes erfassen semiquantitativ mehrere Dosisstufen, die eine übliche Behandlung abdecken.

OPS-Kode	Bezeichnung
6-00g.0-	Cefiderocol, parenteral
6-00g.1-	Ceftazidim-Avibactam, parenteral
6-00g.2-	Ceftolozan-Tazobactam, parenteral
6-00g.3-	Dalbavancin, parenteral
6-00g.4-	Eravacyclin, parenteral
6-00g.5-	Imipenem-Cilastatin-Relebactam, parenteral
6-00g.6-	Aztreonam-Avibactam, parenteral
6-00g.7-	Cefepim-Enmetazobactam, parenteral
6-00g.8-	Meropenem-Vaborbactam, parenteral

6.11 Sonstiges zur Kodierung der Infektion

6.11.1 Katheter- und PORT-Infektionen

Folgende Kodes stehen zur Verfügung:

T83.5 *Harnwegsinfekt durch Dauerkatheter [hier besteht Dissenz zur MD-Empfehlung 212, die den Kode für Harnwegsinfekt N39.0 für ausreichend hält]*

T82.74 *Infektion durch zentralen Gefäßkatheter und Dialysekatheter, z.B.*
- *Pulmonaliskatheter*
- *zentralen Venenkatheter (ZVK) – Hickman-Katheter*

T82.75 *Port-Infektion*

T85.71 *Infektion eines Katheters zur Peritoneal-Dialyse*

Erfreulicherweise wurde der Kode T82.7 für 2026 überarbeitet, sodass nun für die wichtigen und leider nicht seltenen Infektionen eines ZVK und eines Port-Systems spezifische Kodes zur Verfügung stehen.

Zusätzlich müssen Keim und ggf. Resistenzen kodiert werden (siehe Kapitel 6.1).

Bei Sepsis, die von einem Katheterinfekt ausgeht, werden **zusätzlich** die Sepsisziffern kodiert.

Ist bei Sepsis der Keim nicht bekannt, wird zusätzlich

A41.8 Sonstige näher bezeichnete Sepsis

kodiert. Weiteres zur Sepsis siehe Kapitel 6.4 Sepsis.

6.11.2 Im Krankenhaus erworbene Pneumonie, nosokomiale Pneumonie

Seit 2008 werden mit dem zusätzlichen Kode aus U69.0-! Pneumonien ergänzend kodiert, welche von über 18-jährigen Patienten im Krankenhaus erworben wurden. Diese Kodierung dient nicht zu Abrechnungszwecken, sondern im Rahmen der externen Qualitätssicherung zur Differenzierung von ambulanten und Hospitalinfektionen. Die Definition und damit die Kodierung wurden 2023 geändert:

Definitionsgemäß versteht man unter einer im Krankenhaus erworbenen Pneumonie eine Pneumonie, deren Symptome und Befunde die KISS-Definitionen (Definitionen nosokomialer Infektionen für die Surveillance im Krankenhaus-Infektions-Surveillance-System) erfüllen (nicht mehr der Definition des US-amerikanischen CDC). Die Einstufung als im Krankenhaus erworbene Pneumonie bedeutet nicht automatisch, dass ein kausaler Zusammenhang zwischen der medizinischen Behandlung und dem Auftreten der Infektion existiert, es ist auch kein Synonym für ärztliches oder pflegerisches Verschulden. Die Schlüsselnummern sind nur von Krankenhäusern, die zur externen

Qualitätssicherung nach § 137 SGB V verpflichtet sind, und nur für vollstationär behandelte erwachsene Patienten (18 Jahre und älter) anzugeben. Geändert für 2023 ist die Unterscheidung der Pneumonien in

- solche, die mehr als 48 Stunden nach Aufnahme auftreten;
- die entweder bei Aufnahme bestehen oder innerhalb von 48 Stunden nach Aufnahme auftreten.

Die Unterscheidung nach bekannter, bis zu 28 Tage zurückliegender Hospitalisierung wegen Pneumonie und bekannter, 29 bis zu 90 Tage zurückliegender Hospitalisierung wurde aufgegeben, da sie nicht praktikabel war.

Für die Kodierung genügt also nun der Blick in die eigene Akte, nicht mehr die mögliche Wiederaufnahme in ein Krankenhaus wegen Lungenentzündung bis 3 Monate zurück, was die korrekte Kodierung vereinfacht.

Die Kodierung erfolgt wie bisher für die Pneumonie (also Pneumoniekode, ggf. ergänzt um Erregerkode), ergänzt um den Zusatzkode

U69.0 **Sekundäre Schlüsselnummern zur Spezifizierung des zeitlichen Bezugs einer anderenorts klassifizierten Pneumonie zur stationären Krankenhausaufnahme**

U69.01! Anderenorts klassifizierte Pneumonie, die mehr als 48 Stunden nach Aufnahme auftritt

U69.04! Anderenorts klassifizierte Pneumonie, die entweder bei Aufnahme besteht oder innerhalb von 48 Stunden nach Aufnahme auftritt

Dieser wird mit dem Pneumoniekode verknüpft.

6.11.3 Antibiotikaprophylaxe

Für die Kodierung der antiinfektiven Prophylaxe, wie sie viele Patienten in Granulozytopenie erhalten, gibt es keinen OPS-Kode. Man kann den Aufwand jedoch über den Diagnosekode

Z29.21 Systemische prophylaktische Chemotherapie
oder
Z29.28 Sonstige prophylaktische Chemotherapie
Prophylaktische Antibiotikaverabreichung o.n.A.

abbilden.

Für die prophylaktische Gabe von Immunglobulinen bei Antikörpermangel gibt es den Kode

Z29.1 Immunprophylaxe
Verabreichung von Immunglobulin.

Zusätzlich kann ein Kode aus D80.- für den Antikörpermangel verwendet werden.

Hier muss zusätzlich ein Prozedurenkode für die Gabe des Immunglobulins erfasst werden, sofern die Mindestmenge für ein ZE erreicht wurde.

Die Kodes helfen, den Aufwand bei Aplasieüberwachung und Antikörpermangel und damit deren Kodierung sichtbar zu machen.

6.12 Kodierung von COVID-19-Fällen

6.12.1 Diagnosekodes

Für die verschiedenen Konstellationen der COVID-19-Erkrankung und ihrer Folgen stehen verschiedene Kodes zur Verfügung, welche die WHO nach und nach seit Beginn der Pandemie eingeführt hat:

ICD-10-Kode	Bezeichnung
U07.1!	COVID19, Virus nachgewiesen (Direkter Virusnachweis labordiagnostisch bestätigt)
U07.2!	COVID19, Virus nicht nachgewiesen (Virus labordiagnostisch nicht nachgewiesen, aber klinisch epidemiologisch bestätigt)
U99.0!	Spezielle Verfahren zur Untersuchung auf SARS-CoV-2
U08.9	COVID-19 in der Eigenanamnese, n. n. bez. (frühere bestätigte COVID-19, die den Gesundheitszustand beeinflusst oder zur Inanspruchnahme des Gesundheitswesens führt)
U09.9!	Post-COVID-19-Zustand, n. n. bez. (wenn bei andernorts klassifizierter Störung angegeben werden soll, dass sie in Zusammenhang mit einer vorausgeg. COVID-19 steht)
U10.90	Multisystemisches Entzündungssyndrom bei Kindern und Jugendlichen in Verbindung mit COVID-19 Multisystem inflammatory syndrome in children (MIS-C) Paediatric inflammatory multisystem syndrome (PIMS) jeweils zeitlich assoziiert mit COVID-19
U10.91	Multisystemisches Entzündungssyndrom bei Erwachsenen in Verbindung mit COVID-19 Multisystem inflammatory syndrome in adults (MIS-A) zeitlich assoziiert mit COVID-19
U11.9	Notwendigkeit der Impfung gegen COVID-19, nicht näher bezeichnet
U12.9	Unerwünschte Nebenwirkungen bei der Anwendung von COVID-19-Impfstoffen, nicht näher bezeichnet

Von den 3 Kodes zum Virusnachweis dürfte U07.2! keine Rolle mehr spielen. Dieser Kode war insbesondere am Anfang der Pandemie mit fehlenden Testmöglichkeiten und -kapazitäten für klinische Verdachtsdiagnosen relevant. Inzwischen werden in Deutschland flächendeckend PCR-Tests zur Bestätigung einer Infektion gemacht, für welche der Kode U07.1! zu verwenden ist.

U99.0 ist für Screeningmaßnahmen asymptomatischer Patienten zu verwenden und identifiziert Fälle, in denen das Zusatzentgelt für die Testung abgerechnet wird.

Ende 2020 wurden weitere Kodes eingeführt, die Erkrankungszustände beschreiben. Insbesondere die bei Intensivpatienten beobachtete teils heftige Immunreaktion, die das Virus auslösen kann, kann nun spezifisch mit U10.9 kodiert werden. Diese Erkrankung wird auch als „Kawasaki-like"-Syndrom bezeichnet und tritt ganz überwiegend bei Kindern auf. Der Kode wurde für 2023 systemweit im CCL-System neu aufgenommen und ist u.a. in der Basis-DRG I66 erlösrelevant. 2026 erfolgte eine Differenzierung des Kodes an der 6. Stelle zwischen Kindern/Jugendlichen (die überwiegend betroffen sind) und Erwachsenen.

Zuletzt wurden noch 2 Kodes im Kontext der Coronaimpfung eingeführt. Während der eigentliche Impfkode stationär keine wesentliche Rolle spielen dürfte, ist der Kode U12.9! für die Beschreibung von Impfreaktionen sicher relevant, da diese Patienten deswegen oft stationär aufgenommen werden müssen. Als Ausrufezeichenkode wird er mit dem Kode für die eigentliche Reaktion (z. B. T88.6 für eine anaphylaktische Reaktion oder I40.8 für eine akute Myokarditis) kombiniert.

Y59.9! sollte hier, obwohl ebenfalls passend, nicht verwendet werden, da die neuen Kodes spezifischer auf Coronaimpfstoffe abzielen.

Seit 2023 zeigt sich eine deutlich rückläufige Anzahl von Corona-assoziierten Nebendiagnosen. Dies ist sicherlich dem Ende der Pandemie geschuldet, trotzdem sollten weiterhin COVID-19-Infektionen sorgfältig kodiert werden.

6.12.2 Abbildung der COVID-Fälle im DRG-System

2021 hatte das InEK ohne Kostendaten als Grundlage erste Vergütungen im DRG-System für COVID-Fälle implementiert. Diese erwiesen sich nach Kenntnis der Kostendaten von mehreren 10.000 COVID-Fällen aus dem Kalkulationsjahr 2020 als weitgehend sachgerecht. Für 2023 konnte das InEK die Abbildung nun auf Grundlage der Leistungs- und Kostendaten von etwa 385.000 COVID-Fällen aus 2021 weiter verbessern und ausweiten. Für 2024 wurden mit den Daten aus 2022 nur noch vergleichsweise wenige Anpassungen vorgenommen, 2025 keine mehr. Ab 2026 erfolgt bereits ein „Rückbau" der Abbildung von COVID-19-Fällen im DRG-System, da keine Kostenunterschiede mehr zu finden und/oder die Fallzahlen deutlich rückläufig sind. Die nun entwickelte Abbildung von COVID-19 im DRG-System wird also in dieser Form im Wesentlichen Bestand haben oder perspektivisch wieder zurückgebaut werden können.

COVID-19-Fälle verteilten sich 2021 über den kompletten DRG-Katalog und wurden in 558 Basis-DRGs identifiziert. Trotzdem gab es deutliche Cluster mit etwa zwei Dritteln der Fälle in den TOP12-DRGs. Deutlich führend war die Basis-DRG E79 (Infektionen und Entzündungen der Atmungsorgane) mit über einem Drittel der Fälle, gefolgt von A13 (4,6%) und E65 und E77 mit ebenfalls jeweils über 4 % Anteil.

Das InEK konnte mehrere Kostentreiber für COVID-19-Fälle identifizieren und diese als Splitkriterien in insgesamt über 120 DRGs nutzen (dabei Einbau in 120 vorhandene und Schaffung von 3 neuen DRGs):

- Komplexbehandlung bei Besiedelung oder Infektion mit isolationspflichtigen nicht multiresistenten Erregern (bzw. längerer Verweildauer)
- Intensivmedizinische Komplexbehandlung bzw. Beatmung
- Pneumonie
- Höherer PCCL

Eine Liste der 84 DRGs für 2022 mit den jeweiligen Kriterien ist auf der Homepage des InEK unter DRG-System 2022, die der 31 DRGs für 2023 unter dem Katalog 2023 zu finden. 2024 kamen weitere 8 DRGs dazu, 2025 dann keine mehr, 2026 kam es bereits wieder zu einer Streichung. Das wichtigste Einzelkriterium ist die Komplexbehandlung bei NonMRE, aber auch Kombinationen von den o. g. Splitkriterien sind zu finden (z. B. intensivmed. Komplexpunkte mit NonMRE oder Pneumonie mit NonMRE). Die Aufwertung der Intensivfälle geschieht u. a. dadurch, dass diese Fälle höhere Splits bereits mit weniger Intensivkomplexpunkten erreichen.

Weitere Aufwertungen von COVID-19-Fällen gelangen durch Verschiebung von einer Basis-DRG in eine andere innerhalb einer MDC. So wurden 2022 Fälle mit U07.1 aus der DRG B80 Andere Kopfverletzungen passend zu ihren höheren Kosten in die DRG B79 Schädelfraktur verschoben und damit aufgewertet.

Auch die Aufwertung der Diagnose U07.1! in der CCL-Matrix in 42 Basis-DRGs von 2 auf 3 führt zu einer Aufwertung von COVID-Fällen (2023 erneut Aufwertung in 13 und Abwertung in 9 Basis-DRGs, für 2024 entsprechend 20 Ab- und 11 Aufwertungen). 2025 erfolgte nun eine großflächige Abwertung dieser Nebendiagnose.

2023 erfolgte die systemweite Neuaufnahme der Diagnose für das Multisystemische Entzündungssyndrom in Verbindung mit COVID-19 (U10.9) mit einem CCL-Wert von 2, für 2024 dann die Aufnahme des Chronischen Fatigue-Syndroms im Kontext mit COVID-19. Zuletzt wurden MDC-übergreifend Hauptdiagnosen aus MDC23 in andere verschoben.

Insgesamt konnten damit zahlreiche COVID-19-Fälle aufgewertet und den richtigen DRGs zugeordnet werden. Im Ergebnis wurden 2023 so knapp 11 % der COVID-19-Fälle aufgrund der klassifikatorischen Weiterentwicklung in eine andere DRG eingruppiert und so überwiegend aufgewertet.

Für 2024 erfolgen mit einigen Auf- und Abwertungen dann klassifikatorische Anpassungen im Rahmen der „Routine", u. a. mit Aufwertungen in 8 DRGs, aber auch Abwertungen von NonMRE-Isolationen, die nun mit längeren Isolationszeiten in die gleiche DRG führen.

2026 kam es nun wegen fehlender Kostenunterschiede und nur noch wenigen Fällen mit COVID-19 zu ersten Abwertungen dieser Fälle (z.B. in B74Z, I34Z, R60B und I66), sowie zu einer ersten Kondensation: E77A und E77B werden zu E77Z, da COVID-19 keinen Trenner mehr darstellt.

Eine spezielle Anpassung führte das InEK im Nachgang zu einer Entscheidung des Bundesschlichtungsausschusses im Jahr 2023 durch. Dort war die Sicht des BfArM bestätigt worden, dass die Hauptdiagnose B34.2 Infektion durch Coronaviren nicht näher bezeichneter Lokalisation nicht im Zusammenhang mit COVID-Fällen, sondern nur bei anderen Corona-Infektionen verwendet werden darf. Vorher hatten viele Krankenhäuser diese ganz offensichtlich naheliegende Kodierung für COVID-Fälle mit eher unspezifischen Symptomen genutzt. Das BfArM hatte diese Kodierung jedoch schon Ende 2022 in einer Klarstellung untersagt. Das InEK hat diese SAB-Entscheidung, dass die Kodierung der ICD-Kodes B34.2, B34.88 Sonstige Virusinfektionen nicht näher bezeichneter Lokalisation und B34.9 Virusinfektion, nicht näher bezeichnet in Verbindung mit einem Kode aus U07.1! COVID-19, Virus nachgewiesen oder U07.2! COVID-19, Virus nicht nachgewiesen ausgeschlossen ist, dadurch unterstützt, dass solche Fälle mit der untersagten Kodierung nicht mehr in die MDC 18B und die DRG T63 führen, sondern in die MDC 04 Krankheiten und Störungen der Atmungsorgane umgeleitet werden. Dort sind diese Fälle aus Sicht des InEK in gleich mehreren Basis-DRGs sachgerecht abgebildet. Die Fälle führen also auch bei „falscher" Kodierung in die „richtige" MDC bzw. DRG.

7 Hitlisten Diagnosen

7.1 Diagnose-Definitionen

7.1.1 Hyper- und Hypokaliämie

Diese Diagnosen sind bisher nicht hinsichtlich DRG-Kodierung definiert. Es existieren die Kodes

E87.5 Hyperkaliämie
E87.6 Hypokaliämie

Zur Anwendung sollten diese Kodes kommen, wenn

- die Elektrolytstörung zu Symptomen geführt hat (z. B. Herzrhythmusstörungen)

oder

- ein größerer therapeutischer Aufwand entstand, z. B.
  - Kalium-Senkung durch Dialyse oder Medikamente
  - Kalium-Substitution parenteral über Dauerinfusion mit wiederholten Kalium-Messungen

Die routinemäßige Kaliumbestimmung reicht nicht als Rechtfertigung zur Verwendung dieses Kodes, ebenso wenig ein von der Norm abweichender Wert ohne klinische oder therapeutische Konsequenz.

Bei prophylaktischer Kaliumgabe, um eine zu erwartende Hypokaliämie zu verhindern, darf der Kode für Hypokaliämie nicht verwendet werden, da nach den Kodierregeln sich anbahnende Krankheiten nicht kodiert werden [D001a]. Siehe auch MD-Empfehlung Nr. 42.

Aufgrund zu häufiger Verwendung dieser Kodes kam es in der CCL-Matrix bereits wiederholt zu einer Abwertung, sodass die Erlösrelevanz und damit das Streitpotenzial abnehmen. Seit 2018 hat die Hyperkaliämie in einigen DRG noch einen CCL-Wert von 1, die Hypokaliämie von 1 bis 2, allerdings in immer weniger Fallpauschalen.

7.1.2 Harn- und Stuhlinkontinenz

Die Definitionen sind in der Kodierregel [1804f] formuliert. Demnach ist eine Inkontinenz klinisch relevant, wenn

- sie nicht im Rahmen einer Behandlung normalerweise auftritt,
- sie nicht im Rahmen der normalen Entwicklung beim Kleinkind besteht,
- sie bei einem Patienten mit deutlicher Behinderung oder geistiger Retardierung andauert.

Die Kodierung kann erfolgen, wenn die Inkontinenz ein Grund für eine stationäre Behandlung ist oder eine oben genannte klinische Bedeutung besitzt. Die Bedingungen Dauer von 7 Tagen und Anhalten bis zur Entlassung wurden gestrichen.

Es existieren die Kodes

N39.3 *Belastungsinkontinenz, Stressinkontinenz*
N39.4- *Sonstige näher bezeichnete Harninkontinenz*
R32 *Nicht näher bezeichnete Harninkontinenz*
F98.0 *Nichtorganische Harninkontinenz*
R15 *Stuhlinkontinenz*

7.1.3 Mukositis

Für die Chemo- und Strahlentherapie-induzierte Mukositis besteht der Kode:

K12.3 *Orale Mukositis*
Orale/Oropharyngeale Mukositis

- *medikamenteninduziert*
- *strahleninduziert*
- *viral*

Damit müssen die Kodes K12.1 und K13.7 für die rein orale Mukositis nicht mehr verwendet werden. Auch wurde die Abgrenzung zur gastrointestinalen Mukositis klarer gefasst. Der Kode K12.3 gilt demnach auch für eine Mukositis der Nasenschleimhaut inkl. Nasennebenhöhlen.

Die Gastroenteritis durch Chemo- und Strahlentherapie wird erfasst mit

K52.0 *Gastroenteritis und Kolitis durch Strahleneinwirkung*
K52.1 *Toxische Gastroenteritis und Kolitis. Medikamenteninduzierte Gastroenteritis und Kolitis [auch nach Chemotherapie]*

Für die generalisierte Mukositis kann der Kode

K91.80 *Generalisierte Mukositis bei Immunkompromittierung*

verwendet werden, dann sollten andere Mukositis-Kodes nicht zusätzlich angegeben werden.

Mukositiskodes nach Ursache:

B37.0 *Candida-Stomatitis*
B00.2 *Gingivostomatitis herpetica*
B37.81 *Soor-Ösophagitis*
K12.3 *Orale Mukositis, medikamenteninduziert, strahleninduziert, viral*
K20.1 *Radiogene Ösophagitis*
K20.8 *Sonstige näher bezeichnete Ösophagitis*
Ösophagitis durch chemische Substanzen [lokal!]
K52.0 *Gastroenteritis und Kolitis durch Strahleneinwirkung*
K52.1 *Toxische/Medikamenteninduzierte Gastroenteritis und Kolitis [auch nach Chemotherapie]*
K92.8 *Mukositis (ulzerativ) des Gastrointestinaltrakts (außer Mundhöhle und Oropharynx)*
K91.80 *Generalisierte Mukositis bei Immunkompromittierung*

Eine Aufwandsgrenze, ab der die Kodes verwendet werden können, existiert nicht. Bei aufwendiger Behandlung mit Morphinperfusor oder parenteraler Ernährung besteht kein Zweifel, bei Mukositis WHO Grad 1 mit minimalen Beschwerden und Spülung mit Leitungswasser ist die Kodierung nicht zu empfehlen.

7.1.4 Ernährungsstörungen und Kachexie

Zum Thema Ernährung finden sich im ICD-10 zahlreiche Diagnosekodes in den unterschiedlichsten Kapiteln. Zu unterscheiden sind verschiedene Formen und Ursachen der Mangelernährung, verschiedene Ursachen für jeweils spezifische Störungen der Nahrungsaufnahme, definierte Mangelzustände, deren Folgeerkrankungen und residuelle Zustände. Vorgeschlagene Graduierungen erscheinen teilweise nicht praktisch umsetzbar bzw. sind inhaltlich unvollständig.

Einige der relevanten Kodes können schweregradsteigernd wirken und sind somit erlösrelevant. Vorhandene Kodierempfehlungen des SEG 4 des MD sind inhaltlich teils kritisch zu bewerten. Für die Hämatologie und Onkologie relevant sind die beiden Kodes für (Tumor-)Kachexie und Ernährungsprobleme. Um diese Kodes von anderen Diagnoseschlüsseln abgrenzen zu können, soll eine kurze Systematik der Diagnosen um die Ernährung vorangestellt werden.

Übersicht über ICD-10 zu Ernährung

Abzugrenzen sind bei Erkrankungen und Störungen im Zusammenhang mit Ernährung 4 große Bereiche:

- die „klassischen" Mangelernährungen (E40 bis E46)
- psychisch verursachte Ernährungsstörungen (Anorexie, Bulimie, F50)
- Kachexie inkl. Tumorkachexie (R64)
- als „Restekode" Ernährungsprobleme und unsachgemäße Ernährung" (R63.3)

In diesem Leitfaden können nur die beiden letzten vertieft werden. Zur Abgrenzung dienen anamnestische und klinische Daten,

Begleiterkrankungen, aber auch der Nutritional Risk Score (NRS), der BMI und der Gewichtsverlust über die Zeit. Folgende Grafik soll die Zusammenhänge veranschaulichen:

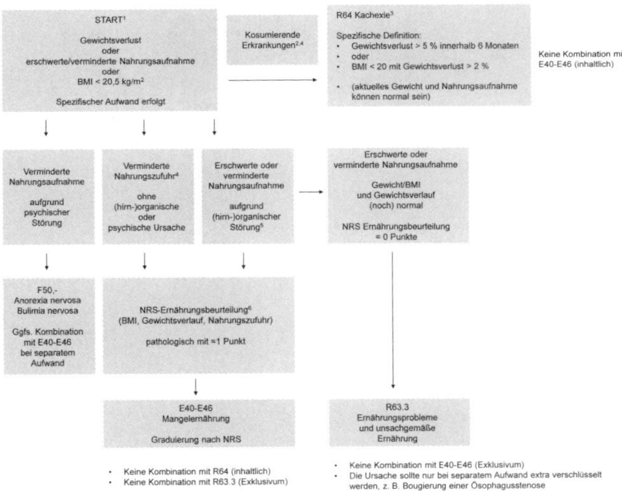

Kachexie

Kachexie ist gekennzeichnet durch eine deutliche Abnahme von Körpergewicht, Fett- und Muskelmasse sowie einen gesteigerten Proteinkatabolismus. Ursächlich ist in der Regel eine *konsumierende Grunderkrankung* (chronische Infektionen, fortgeschrittene Herz- oder Niereninsuffizienz, Tumorerkrankungen, Autoimmunerkrankungen, Leberzirrhose etc.)

Mindestvoraussetzungen zur Kodierung der Kachexie sind laut MD-Empfehlung Nr. 16 die Dokumentation von Größe und Gewicht sowie ein nachgewiesener Aufwand. Neben der allgemeinen Definition der Kachexie (schwere Form der Abmagerung mit Atrophie) wird vom MD mindestens ein BMI unter 18,5 gefordert.

Als Kode wird auch für die Tumorkachexie

R64 Kachexie

empfohlen. Allerdings ist die (alleinige) Verwendung des BMI bei der Tumorkachexie höchst problematisch und so nicht mehr akzeptiert, sodass die DGHO eine alternative Definition vorgeschlagen hat, die den Belangen der Klassifikation wie der Medizin gerecht wird. Eine Tumor-Kachexie ist nicht nur durch einen Energie- und Eiweißmangel, sondern auch durch eine Entzündungsreaktion charakterisiert. Bei einem Tumorpatienten bezieht sich der Gewichtsverlust unabhängig vom BMI auf das individuelle Ausgangsgewicht vor der Tumorerkrankung, eine **Kachexie kann also auch bei normalem BMI bestehen.** Es kommt vor allem auf die Dynamik der Gewichtsveränderung an, nicht so sehr auf das absolute Gewicht.

Die Tumorkachexie ist nach dem internationalen Consensus (Fearon et al. Lancet Oncology 2011, Vol. 12, No. 5, 489–495) definiert durch

- mindestens 5 % Gewichtsverlust über die letzten 6 Monate oder
- BMI < 20 kg/m^2 bei einem Gewichtsverlust von mehr als 2 % oder
- Nachweis einer Sarkopenie und ein Gewichtsverlust von mehr als 2 %.

Aufgrund der umstrittenen SEG 4-Definition wurde die Kachexie dem Bundesschlichtungsausschuss vorgelegt und am 15.10.2020 so definiert:

Der Kode R64 Kachexie kann kodiert werden, wenn der Gewichtsverlust ≥ 5%* in ≤ 12 Monaten bei Vorliegen einer Erkrankung beträgt, PLUS DREI der folgenden Kriterien vorliegen:

- Verringerte Muskelkraft (z. B. Handgriffstärke)
- Erschöpfung
- Appetitlosigkeit
- Niedriger Fettfreie-Masse-Index (fettfreie Masse [kg]/Körpergröße^2 [m^2])

Abnormale Biochemie

- erhöhte Entzündungsmarker (CRP >5,0 mg/L, IL-6 >4,0 pg/mL), oder
- Anämie (Hb <12 g/dL), oder
- niedriges Serumalbumin (<32 g/L)

* ohne Ödem; falls Gewichtsverlust nicht eruierbar, ist ein BMI <20,0 kg/m² für die Diagnose der Kachexie ausreichend.

Somit liegt nun eine etwas komplexe, aber für alle akzeptable Definition vor. Der Sachverhalt ist gründlich zu dokumentieren, insbesondere anamnestische und klinische Daten wie Erschöpfung.

Als Aufwand können beispielhaft gelten:

- Assessment mittels NRS (BMI, Gewichtsverlauf, Ernährungsgewohnheiten)
- entsprechende Beeinflussung des Patientenmanagements (z. B.: hochkalorische Kost, proteinangereicherte Kost, Wunschkost, parenterale Ernährung etc.)

Die SEG 4 hat die Entscheidung des SAB folgendermaßen kommentiert: „Generell ist ein Gewichtsverlust von mindestens 5 % aufgrund einer dafür ursächlichen Erkrankung innerhalb eines Jahres vorauszusetzen. Das Ausschwemmen von Ödemen ist dabei nicht zu berücksichtigen. Wenn das Ausmaß eines Gewichtsverlusts nicht eruierbar ist, ist ein krankheitsbedingter BMI von weniger als 20 kg/m² ausreichend. In jedem Fall sind zusätzlich mindestens drei weitere der gelisteten Kriterien zu erfüllen."

Der MD hat in einer neueren Kodierempfehlung (Nr. 599) den Kode R64 für die Verwendung bei Tumorkachexie übernommen und damit von dem Kode E43 (Nicht näher bezeichnete erhebliche Energie- und Eiweißmangelernährung) abgegrenzt.

Ernährungsprobleme und unsachgemäße Ernährung

Der Kode

R63.3 Ernährungsprobleme und unsachgemäße Ernährung

kann in den Fällen verwendet werden, in denen es sich um organisch bedingte Probleme handelt (nicht psychische!) und durch die Ernährungsprobleme ein Aufwand im Sinne der Nebendiagnosedefinition entsteht (künstliche Ernährung, PEG-Sondenanlage usw.). Als reines Symptom wird sie in der Regel nicht kodiert. Es ist dann die zugrundeliegende Problematik/Erkrankung zu kodieren, z.B. die Mukositis oder der Tumor. R63.3 kann z.B. bei Tumorpatienten zur Anwendung kommen, die aus unklaren Gründen nicht essen und trinken können und deswegen stationär ernährt werden müssen. Siehe auch MD-Empfehlungen Nr. 11, 111, 138 und 171.

Somit ist R63.3 eine Ausschlussdiagnose, die eher selten zur Anwendung kommt. Sie ist nicht kombinierbar mit den klassischen Ernährungsstörungen (E40 bis E46) und mit psychischen Essstörungen (F50).

Ein Mangelernährungszustand muss nicht zwangsläufig vorliegen.

Die Nahrungsaufnahme sollte unzureichend oder unmöglich sein aufgrund organischer Störungen, z. B.:

- Vorliegen einer Passagestörung (z.B. tumorbedingte Stenosen im Mund-Hals-Bereich/Ösophagus/sonstiger GI-Trakt)
- auch bei hirnorganischen Ursachen wie Delir, Demenz;
- bei Nahrungsverweigerung

Bei einer üblichen postoperativen Passagestörung wie z. B. nach einem Eingriff im Rachen, liegt in der Regel kein Sachverhalt für die Kodierung von R63.3 vor.

Die Kodierung kann typischerweise bei folgendem Aufwand erfolgen (Beispiele):

- Anlage einer Magensonde, PEG, PEJ

- Gabe von Sondenkost oder Flüssignahrung. (Passierte Kost rechtfertigt noch nicht die Kodierung)
- Parenterale Ernährung

7.1.5 Tumorlysesyndrom

Auf Antrag der Fachgesellschaft DGHO wurde 2009 der Kode

E88.3 Tumorlyse-Syndrom
Tumorlyse (nach zytostatischer Therapie bei Neoplasie) (spontan)

neu geschaffen. Um den Kode von Anfang an korrekt kodieren zu können, hat die Fachgesellschaft eine Definition der Tumorlyse aus DRG-Sicht formuliert.

Der Kode kann bei spontaner und durch Chemotherapie ausgelöster Tumorlyse verwendet werden. Unterschieden wird nach Cairo [JCO 2004] zwischen einer Labor-Tumorlyse und einer klinisch manifesten Tumorlyse:

Die Labor-Tumorlyse stellt eine Veränderung von mindestens zwei der folgenden Laborparameter drei Tage vor bis sieben Tage nach Beginn einer Chemotherapie dar (Werte für Erwachsene):

Harnsäure:	> 475 µmol/l (8 mg/dl) oder Anstieg um 25 % vom Ausgangswert
Kalium:	> 6,0 mmol/l oder Anstieg um 25 % vom Ausgangswert
Anorg. Phosphat:	> 1,45 mmol/l oder Anstieg um 25 % vom Ausgangswert
Kalzium:	< 1,75 mmol/l oder Abfall um 25 % vom Ausgangswert

Die Labor-Tumorlyse wird nur bei zusätzlichem diagnostischem oder therapeutischem Aufwand kodiert, allein die Kontrolle der Laborwerte rechtfertigt weder einen Kode für die Elektrolytveränderung noch für die Erfassung der Tumorlyse. Therapeutischer Aufwand ist beispielsweise eine Dialyse, die Gabe von Rasburicase oder die aufwendige Kaliumsenkung, wie im Kapitel Hyperkaliämie definiert. Die üblichen Maßnahmen zur Verhinderung einer Tumorlyse (Vorphasetherapie, Spülung, forcierte Diurese, Alkalisierung, Gabe von Urikostatika) reichen für die Kodierung von E88.3 nicht aus [siehe Kodierregel zur Verhinderung von Störungen und Erkrankungen].

Das klinisch manifeste Tumorlysesyndrom ist definiert als Labor-Tumorlyse und zusätzlich eine signifikante klinische Störung, die behandelt werden muss. Weitere organspezifische Kodes sowie Kodes für Laborveränderungen können bei Aufwand zusätzlich verwendet werden. Beispiele sind Nierenversagen, Gicht, Krampfanfälle oder Herzrhythmusstörungen. Ziel der recht strengen Definition ist es, den Kode für Tumorlyse den Fällen zuzuordnen, welche eine sehr aufwendig zu behandelnde Tumorlyse haben und ihn bei den Fällen zu vermeiden, in denen es lediglich zu einem Anstieg der Harnsäure gekommen war. Durch diese enge Definition ist der Kode über einen hohen CCL-Wert von bis zu 4 und als Splitkriterium in den Basis-DRG K63, R61 und R63 erlösrelevant.

Für die Gabe von Rasburicase existiert der OPS-Kode

6-004.c *Gabe von Rasburicase, parenteral*

7.2 Pflegerelevante Diagnosen

Pflegerelevante Diagnosen werden erfahrungsgemäß von Ärzten nicht immer beachtet, besitzen aber teilweise einen hohen Schweregrad. Das Übersehen dieser Diagnosen kann daher zu Erlöseinbußen führen. Man muss aber einschränkend feststellen, dass die Erlösbedeutung von Pflegediagnosen, die ja immer nur einen theoretischen Pflegebedarf, nicht aber einen tatsächlichen Pflegeaufwand beschreiben, eher abnimmt. Inwieweit in Zukunft pflegerelevante Diagnosen noch eine Bedeutung haben, muss abgewartet werden. Mit der Herausnahme der Pflegekosten aus dem DRG-System seit 2020 werden diese kontinuierlich abgewertet.

Das InEK hatte in den Katalogen 2017–2019 die Pflege zuvor insgesamt deutlich aufgewertet. Dabei waren die „Pflegediagnosen“ eher von geringerer Bedeutung. Wichtiger waren vielmehr globale Veränderungen wie die allgemeine Umverlagerung von Sachkosten zu Personal- und Infrastrukturkosten, von der insbesondere pflegeintensive DRGs profitierten. Ferner wurde ein neues Splitkriterium der „Aufwendigen Behandlung“ geschaffen, das u. a. auch aufwendige Pflegekonstellationen besser abbildet. Gezielt wurde das Zusatzentgelt für PKMS ausgebaut, das den Pflegeaufwand am besten widerspiegelt, aber auch aufwendig zu dokumentieren ist. Dieses wurde seit 2018 durch 2 neue Zusatzentgelte ergänzt, welche die Pflegebedürftigkeit anhand des Pflegegrades des Patienten vergüten (Vorteil des minimalen Dokumentationsaufwandes, Nachteil der Einschränkung auf bestimmte DRGs und eine Verweildauer von mindestens 5 Tagen bei geringer Entgelthöhe).

Bedeutung gewannen ferner Indices, die den Pflegeaufwand semiquantitativ erfassen (Barthel-Index, FMI, MMSE). Hier haben allerdings nach wie vor viele Krankenhäuser Defizite in der flächendeckenden Dokumentation dieser Indices, die schnellsten abgestellt werden sollten. Bereits seit 2017 haben die schweren kognitiven und motorischen Funktionseinschränkungen in etlichen Basis-DRGs einen CCL-Wert von 1, dieser wurde 2018 teilweise auf 2 erhöht, mit Herausnahme der Pflegekosten ab 2020 jedoch wieder abgewertet. 2026 wurden die Kodes für Funktionseinschränkungen in U50 bis U54 deutlich ausgebaut und ergänzt. Die Kognitive Funktionseinschränkung in U51 wurde um das MoCA (Montreal Cognitive Assessment) ergänzt. Mit U53.- wurde ein neuer Kode für Mobilitätseinschränkung geschaffen, der nach verschiedenen Indices differenziert. Ebenfalls neu ist die Emotionale Funktionseinschränkung (U54). Auch diese verwendet mehrere Skalen und Indices zur Unterscheidung des Vorhandenseins einer emotionalen Funktionseinschränkung.

Wie es mit der Vergütung der vollstationären Pflege am Bett weitergeht, nachdem die Kosten der Pflege aus dem DRG-System ausgegliedert werden, ist noch unklar. Die pflegelastigen

Zusatzentgelte für Pflegebedürftigkeit und Palliativversorgung wurden in den letzten Jahren teils kräftig abgewertet, das ZE für PKMS sogar ganz gestrichen. Somit fehlt dem InEK nun ein starker Kostentrenner für Pflegeaufwand.

Nachfolgend sind die wichtigsten Diagnosen aus dem Bereich der Pflege aufgelistet. Ziffern aus der Gruppe R00 bis R99 (Symptome) werden verwendet, wenn keine anderen Kodes vorhanden sind. Symptome als Teil einer andernorts verschlüsselten Erkrankung sollen nicht noch einmal kodiert werden (z. B. Fieber, wenn bereits eine das Fieber erklärende Infektion verschlüsselt wurde). Ausnahme: die Symptome besitzen selbst bereits eine Behandlungsrelevanz und Aufwand als Nebendiagnosen (Beispiele: Luftnot bei Bronchialkarzinom, Krampfanfall bei Hirntumor). Näheres dazu siehe Kapitel 2.2 Spezielle Kodierregeln.

Bereich	ICD-10	Bezeichnung [Bemerkungen]
Ausscheidung	K52.1	Toxische/Medikamenteninduzierte Gastroenteritis [z. B. nach Medikamenten, Antibiotika]
	K56.4	Kotsteine
	R15	Stuhlinkontinenz
	R32	Harninkontinenz
	R33	Harnverhalt
	R31	N. n. bez. Hämaturie
	K92.0	Bluterbrechen
	K92.1	Teerstuhl

Bereich	ICD-10	Bezeichnung [Bemerkungen]
Künstliche Körperöffnungen [Auswahl]	J95.0-	Funktionsstörung eines Tracheostomas: .00 Blutung .01 Infektion .02 Obstruktion .03 Tracheo-Ösophagealfistel .08 sonstige Störung
	Z43.0	Versorgung eines Tracheostomas
	Z43.1	Versorgung eines Gastrostomas
	Z43.2	Versorgung eines Ileostomas (Anus praeter)
	Z43.3	Versorgung eines Kolostomas (Anus praeter)
	Z43.5	Versorgung eines Zystostomas
	Z43.6	Versorgung eines Nephro-, Uretero- und Urethrostomas
	Z93.0	Vorhandensein eines Tracheostomas (ohne Aufwand!)
	Z93.1	Vorhandensein eines Gastrostomas
	Z93.2	Vorhandensein eines Ileostomas (Anus praeter)
	Z93.3	Vorhandensein eines Kolostomas (Anus praeter)
	Z93.5	Vorhandensein eines Zystostomas
	Z93.6	Vorhandensein eines Nephro-, Uretero- und Urethrostomas

Bereich	ICD-10	Bezeichnung [Bemerkungen]
Ernährung	E41	Alimentärer Marasmus
	R64	Tumorkachexie, Kachexie allgemein
	R63.3	Ernährungsprobleme und unsachgemäße Ernährung
	R63.4	Abnorme Gewichtsabnahme
	E66.0-	Adipositas durch übermäßige Kalorienzufuhr [an 5. Stelle BMI bzw. Alter] 0 BMI 30 bis unter 35 bei Erw. 1 BMI 35 bis unter 40 bei Erw. 6 BMI 40 bis unter 50 bei Erw. 7 BMI 50 bis unter 60 bei Erw. 8 BMI 60 und mehr bei Erw. 4 Adipositas bei 3–17-Jährigen 5 Extreme Adipositas bei 3–17-Jährigen 9 BMI n. n. bez.; Adipositas bei 0–2-Jährigen
	R13.0	Dysphagie mit Beaufsichtigungspflicht bei Nahrungsaufnahme
	R13.1	Dysphagie bei absaugpflichtigem Tracheostoma mit (teilweise) geblockter Trachealkanüle
	R13.9	Sonstige und nicht näher bezeichnete Dysphagie
Haut	L89.0-	Dekubitus Stadium 1 [5. Stelle Lokalisation, siehe unten]
	L89.1-	Dekubitus Stadium 2 [5. Stelle Lokalisation, siehe unten] Cave neue Definition ab 2021!
	L89.2-	Dekubitus Stadium 3 [5. Stelle Lokalisation, siehe unten]
	L89.3-	Dekubitus Stadium 4 [5. Stelle Lokalisation, siehe unten]

Bereich	ICD-10	Bezeichnung [Bemerkungen]
	zu L89	5. Stelle Lokalisation: 0 Kopf 1 obere Extremität 2 Dornfortsätze 3 Beckenkamm, Spina iliaca 4 Kreuzbein, Steißbein 5 Sitzbein 6 Trochanter 7 Ferse 8 sonstige Lokalisationen der unteren Extremität 9 sonstige und n. n. b. Lokalisationen
	R02.0	Gangrän/Nekrose der Haut und Unterhaut, andernorts nicht klassifiziert [5. Stelle Lokalisation]
	R02.8	Sonstige und nicht näher bezeichnete Gangrän, andernorts nicht klassifiziert
	I83.0	Ulcus cruris varicosum
	I83.2	Ulcus cruris varicosum mit Entzündung
	L97	Ulcus cruris, andernorts nicht klassifiziert
	L22	Windeldermatitis
	R46.0	Stark vernachlässigte Körperpflege

Bereich	ICD-10	Bezeichnung [Bemerkungen]
Schleimhaut	B37.0	Candida-Stomatitis, Mundsoor
	B37.2	Onychomykose, Candidose der Haut und Nägel
	B37.3+	Vaginalsoor [mit N77.1*]
	B37.81	Candida-Ösophagitis
	B37.4+	Genitalsoor sonstige [mit N51.2* oder N37.0*]
	B37.88	Candidainfektion an sonstigen Lokalisationen
	K20.1	Radiogene Ösophagitis
	K91.80	Generalisierte Mukositis bei Immunkompromittierung
	K92.8	Mukositis des Gastrointestinaltraktes
	K12.3	Orale Mukositis (medikamenteninduziert, strahleninduziert, viral)
	K52.0	Gastroenteritis und Kolitis durch Strahleneinwirkung
	K52.1	Toxische/Medikamenteninduzierte Gastroenteritis und Kolitis (z. B. durch Antibiotika)
Geisteszustand	R46.4	Verlangsamung und herabgesetztes Reaktionsvermögen
	R41.0	Verwirrtheit o. n. A.
	R40.0	Somnolenz, Benommenheit
	R40.1	Sopor, Präkoma
	R40.2	Koma, nicht näher bezeichnet [bei bekannter Ursache dort kodieren! Nicht mit Kopfverletzung kodieren!]
	R45.8	Suizidalität, Suizidgedanken

Bereich	ICD-10	Bezeichnung [Bemerkungen]
Neurologie	R47.0	Dysphasie und Aphasie
	R47.1	Dysarthrie und Anarthrie
	G25.0	Essentieller Tremor
	G25.1	Arzneimittelinduzierter Tremor
	G25.2	Sonstiger näher bez. Tremor
	R25.1	Tremor, nicht näher bezeichnet
	F00.-*	[Demenz bei Alzheimer, nur mit G30.-†]
	F01.-	[Vaskuläre Demenz]
	F03	Demenz, nicht näher bez.
	R54	Senilität
Sucht	F10.0	Alkoholintoxikation
	F10.2	Alkoholabhängigkeit
	F10.3	Alkoholentzugssyndrom
	F10.4	Alkoholentzugsdelir
	F17.1	Nikotinabusus
	F17.3	Nikotinentzugssyndrom
Mobilität	G81.0	Schlaffe Hemiparese/Hemiplegie
	G81.1	Spastische Hemiparese/Hemiplegie
	G82.0-	Schlaffe Paraparese/Paraplegie [5. Ziffer siehe unten]
	G82.1-	Spastische Paraparese/Paraplegie [5. Ziffer siehe unten]
	G82.3-	Schlaffe Tetraparese/Tetraplegie [5. Ziffer siehe unten]
	G82.4-	Spastische Tetraparese/Tetraplegie [5. Ziffer siehe unten]
	für G82	5. Ziffer 0 = akut komplett nichttraumatisch
		5. Ziffer 1 = akut inkomplett nichttraumatisch
		5. Ziffer 3 = chronisch komplett
		5. Ziffer 9 = chronisch inkomplett
	G83.1	Lähmung eines Beines

Bereich	ICD-10	Bezeichnung [Bemerkungen]
	G83.2	Lähmung eines Armes
	R26.2	Gehbeschwerden, andernorts nicht klassifiziert
	R42	Schwindel und Taumel
	Z89.2	Verlust eines Armes
	Z89.5	Verlust eines Unterschenkels
	Z89.6	Verlust eines Beines
	Z97.1	Vorhandensein einer künstlichen Extremität
	Z99.3	Langzeitige Abhängigkeit vom Rollstuhl
Atmung, Herz, Kreislauf	R04.0	Nasenbluten
	R04.2	Bluthusten
	R04.8	Blutung aus sonstigen Lokalisationen der Atemwege
	R03.0	Erhöhter Blutdruck ohne Diagnose einer Hypertonie
	R05	Husten
	R09.2	Atemstillstand
	R06.0	Luftnot
	R06.4	Hyperventilation
	Z45.20	Anpassung und Handhabung eines operativ implantierten vaskulären Katheterverweilsystems (z. B. PORT)
	Z95.81	Vorhandensein eines operativ implantierten vaskulären Katheterverweilsystems (z. B. Broviak-Katheter, Port-System)

Bereich	ICD-10	Bezeichnung [Bemerkungen]
Sonstiges	G47.0	Ein- und Durchschlafstörungen
	G93.3	Chronisches Fatigue-Syndrom .30 postinfektiös [auch postvirales (chronisches) Müdigkeitssyndrom] .31 nicht postinfektiös
	R53	Malaise und Fatigue, Erschöpfung
	R53.0	Chronische Fatigue mit Angabe einer postexertionellen Malaise [PEM]
	R53.1	Chronische Fatigue ohne Angabe einer postexertionellen Malaise [PEM]
	Z29.0	Isolation als prophylaktische Maßnahme (z. B. MRSA)
	Z09.80	Nachuntersuchung nach Organtransplantation
	Z92.6	Zytostatische Chemotherapie wegen bösartiger Neubildung in der Eigenanamnese [nicht während laufender Chemotherapie!]
	Z51.2	Zytostatische Therapie bei nichtmalignen Erkrankungen

7.3 Nebendiagnosen bei Neubildungen

In der folgenden Tabelle sind einige häufige Begleitdiagnosen von Malignomen aufgelistet. Es handelt sich dabei sowohl um paraneoplastische Phänomene als auch um Komplikationen oder Notfälle. Die meisten dieser Kodes haben einen hohen CCL, sodass sich die Erfassung lohnt!

Einige Diagnosen sind als so genannte „Sterndiagnosen" nur in Kombination mit einer Diagnose aus dem Kapitel Neubildungen (C00 bis D48) kodierbar.

Kode	Bezeichnung	
Hämatologische Erkrankungen		
D63.0*	Anämie bei Neubildung	
D63.8*	Anämie bei sonstigen chronischen, andernorts klassifizierten Krankheiten	
D59.1	AIHA .10 Kälteagglutininkrankheit (primär) .18 Kälteagglutininsyndrom (sekundär)	
D72.8	Hyperviskosität	
D72.1	Eosinophilie	
Neurologische Erkrankungen		
G13.0*	Paraneoplastische Neuromyopathie und Neuropathie	
G13.1*	Sonstige Systematrophien, vorwiegend ZNS betreffend, bei Neubildungen	
G53.3*	Multiple Hirnnervenlähmungen bei Neubildungen	
G55.0*	Kompression von Nervenwurzeln und Nervenplexus bei Neubildungen	
G63.1*	Polyneuropathie bei Neubildungen	
G73.1*	Lambert-Eaton-Syndrom	
G73.2*	Sonstige Myastheniesyndrome bei Neubildungen	
G73.3	Karzinoid-Myopathie	
G94.1*	Hydrozephalus bei Neubildungen	
Muskel- und Skeletterkrankungen		
M36.0*	Dermatomyositis-Polymyositis bei Neubildungen	
M36.1*	Arthropathie bei Neubildungen	
M82.0-*	Osteoporose bei Plasmozytom (siehe Kapitel 3 Multiples Myelom)	
M89.5-	Osteolyse (alle Kodes siehe Kapitel 3.4.3)	
M90.6-	Osteodystrophia deformans bei Neubildungen	
	M90.60*	Mehrere Lokalisationen
	M90.61*	Schulterregion

Kode	Bezeichnung	
	M90.62*	Oberarm
	M90.63*	Unterarm
	M90.64*	Hand
	M90.65*	Becken und Oberschenkel
	M90.66*	Unterschenkel
	M90.67*	Knöchel und Fuß
	M90.68*	Schädel, WS, Rippen
	M90.69*	N. näher bez. Lokalisationen
M90.7-	Knochenfraktur bei Neubildungen (alle Kodes siehe Kapitel 3.3.4)	
Achtung: Wirbelkörperkompression bei Neubildungen mit M49.5- kodieren (siehe unten)		
M49.5-	Wirbelkörperkompression bei Neubildungen (alle Kodes siehe Kapitel 3.4.3)	
Achtung: Wirbelkörperfraktur infolge von Metastasen: zusätzlich C79.5 bei soliden Tumoren und Lymphomen, nicht bei MM und Leukämien (ab C90)		
Nierenerkrankungen		
N08.1*	Glomeruläre Krankheiten bei Neubildungen (z. B. Plasmozytom, M. Waldenström)	
N16.1*	Tubulointerstitielle Nierenkrankheiten bei Neubildungen	
Elektrolyt-Störungen		
E83.58	Hyperkalzämie	
E87.5	Hyperkaliämie	
E79.0	Hyperurikämie	
E34.0	Karzinoid-Syndrom	
E88.3	Tumorlysesyndrom	
Erkrankungen Magen-Darm		
K56.0	paralytischer Ileus	
K56.6	Intestinale Obstruktion. Obstruktionsileus	
K56.7	Subileus, Ileus, nicht näher bez.	

Kode	Bezeichnung
R18	Nicht maligner Aszites
C78.6 mit R18	Maligner Aszites
Erkrankungen Herz-Kreislauf	
C79.83 mit I31.3	Maligner Perikarderguss
I82.2	V. cava-Thrombose
I87.1	V. cava-Kompressionssyndrom, Venenkompression allgemein, z. B. cervikal durch LK, obere Einflussstauung
Sonstiges	
T80.8	Paravasat [MD-Empfehlung Nr. 186]
K10.2-	Osteonekrose am Kiefer durch Bisphosphonate [letzte Ziffer 0 = ohne Angabe Ausbreitung nach retromaxillär/in die Fossa canina; 1 = mit Angabe]
G93.3	Chronisches Fatigue-Syndrom

7.4 Prophylaxe

ICD-10	Bezeichnung
Z29.0	Isolierung als prophylaktische Maßnahme [sowohl Umkehrisolation als auch Isolation bei Infektion, MRSA usw.]
Z29.1	Immunprophylaxe Verabreichung von Immunglobulinen
Z29.20	Prophylaktische Antibiotikaverabreichung lokal
Z29.28	Sonstige prophylaktische Chemotherapie systemisch
Z29.22	HIV-Präexpositionsprophylaxe
Z29.8	Sonstige näher bezeichnete prophylaktische Maßnahmen
Z30.8	Sonstige kontrazeptive Maßnahmen

7.5 Hitliste Nebendiagnosen

Die häufigsten und wichtigsten Nebendiagnosen sind in der folgenden Tabelle zusammengefasst. Solide Tumoren fehlen, da sie leicht im ICD zu finden sind.

Bezeichnung	ICD-10
Agranulozytose, Arzneimittelinduzierte 4-6 Tage	D70.13
Agranulozytose, Arzneimittelinduzierte < 4 Tage	D70.10
Agranulozytose, Arzneimittelinduzierte ≥ 20 Tage	D70.12
Agranulozytose, Arzneimittelinduzierte 10 – 19 Tage	D70.11
Agranulozytose, Arzneimittelinduzierte 7-9 Tage	D70.14
AIHA – Kälteagglutininkrankheit (primär)	D59.10
AIHA – Kälteagglutininsyndrom (sekundär)	D59.18
Akute GvHD Grad 1 und 2 (zusätzlich Organbeteiligung!)	T86.01
Akute GvHD Grad 3 und 4 (zusätzlich Organbeteiligung!)	T86.02
ALL in kompletter Remission	C91.01
ALL ohne Angabe einer Remission	C91.00
AML in CR	C92.01
AML ohne Angabe einer Remission	C92.00
Anämie bei Neubildung	D63.0*
Anämie bei sonstigen chronischen, andernorts klassifizierten Krankheiten	D63.8*
Anämie infolge Chemotherapie	D61.10
Anämie, Sonstige näher bez.	D64.8
Antibiotikaprophylaxe (0=lokal, 8=systemisch)	Z29.2-
Aplasie nach GvHD, als Krankheitsfolge	D70.3
Aspergillose der Lunge, invasiv (mit J17.2*)	B44.0
Aspergillose der Lunge, Sonstige (mit J17.2*)	B44.1
Aspergillose, Disseminierte, Aspergillus-Sepsis	B44.7
Bluterbrechen	K92.0

Bezeichnung	**ICD-10**
Bronchopneumonie, nicht näher bez.	J18.0
Burkitt-Lymphom	C83.7
Candida-Stomatitis, Mundsoor	B37.0
Candidose der Lunge (mit J17.2*)	B37.1+
Chemotherapie wegen bösartiger Neubildung in der Eigenanamnese	Z92.6
CLL in CR	C91.11
CLL ohne Angabe einer Remission	C91.10
CML in kompletter Remission	C92.11
CML ohne Angabe einer Remission	C92.10
CMV-Reaktivierung nach allo TPL	B25.88
CUP(-Syndrom)	C80.0
Enterokolitis durch Clostridium difficile [5. Stelle Art der Organkomplikationen]	A04.7-
Essentielle Thrombozythämie	D47.3
Gastroenteritis und Kolitis durch Strahleneinwirkung	K52.0
Gastroenteritis und Kolitis, Toxische, Medikamenteninduzierte (auch durch Antibiotika/Chemotherapie)	K52.1
Geplante Behandlung kann nicht erfolgen	Z53
GvHD, akut, Grad 1 und 2 (zusätzlich Organbeteiligung!)	T86.01
GvHD, akut, Grad 3 und 4 (zusätzlich Organbeteiligung!)	T86.02
Harninkontinenz	R32
Hemiparese/Hemiplegie, Schlaffe	G81.0
Hirnmetastasen, Meningeosis carcinomatosa, maligne Zellen im Liquor	C79.3
Hodgkin-Lymphom gemischtzellig	C81.2
Hodgkin-Lymphom lymphozytenarm	C81.3
Hodgkin-Lymphom, lymphozytenreich	C81.4
Hodgkin-Lymphom Noduläres lymphozytenprädominantes	C81.0

Bezeichnung	ICD-10
Hodgkin-Lymphom nodulär-sklerosierend	C81.1
HUS	D59.3
Hyperkaliämie	E87.5
Hyperkalzämie	E83.58
Hyperurikämie	E79.0
Hypokaliämie	E87.6
Ileus (mechanisch), Obstruktionsileus	K56.6
Immundefekte mit AK-Mangel, Sonstige	D80.8
Immunkompromittierung nach Bestrahlung, Chemotherapie und sonst. Immunsuppression	D90
Immunprophylaxe, Verabreichung von Immunglobulinen	Z29.1
Infektionskrankheiten, Sonstige und nicht näher bezeichnete	B99
Isolierung als prophylaktische Maßnahme	Z29.0
ITP, Morbus Werlhof	D69.3
Kachexie allgemein, Tumorkachexie	R64
Katheter-Infekt, ZVK-Infekt	T82.74
Knochen(mark)befall bei Lymphomen [nicht bei Multiplem Myelom oder Leukämien]	C79.5
Knochenmarkspender	Z52.3
Knochenmetastasen	C79.5
Lähmung eines Armes	G83.2
Lähmung eines Beines	G83.1
Lebermetastasen	C78.7
Leukämie, refraktär auf Standard-Induktionstherapie (nur zusätzlich)	C95.8!
Lobärpneumonie, nicht näher bez.	J18.1
Lungenmetastasen	C78.0
MDS RA mit Blastenüberschuss , RAEB I, RAEB II	D46.2

Bezeichnung	ICD-10
MDS RA mit Ringsideroblasten	D46.1
MDS RA ohne Ringsideroblasten	D46.0
RA mit Mehrlinien-Dysplasie	D46.5
5q-minus-Syndrom	D46.6
Meningeosis carcinomatosa	C79.3
MGUS	D47.2
Mukositis, Generalisierte bei Immunkompromittierung	K91.80
Mukositis, orale (viral, Strahlung, Medikamente)	K12.3
Multiples Myelom, Plasmozytom in CR	C90.01
Multiples Myelom, Plasmozytom ohne Angabe Remission	C90.00
Mundsoor, Candida-Stomatitis	B37.0
Mykosen durch opportunistisch-pathogene Pilze	B48.7
Nasenbluten	R04.0
Neutropenie, Sonstige	D70.6
NHL diffus großzellig	C83.3
NHL Mantelzell-Lymphom	C83.1
NHL kleinzellig, Marginalzonenlymphom	C83.0
NHL, Follikuläres Grad I	C82.0
NHL, Follikuläres Grad II	C82.1
NHL, Follikuläres Grad III, nicht näher bez.	C82.2
Obstipation, medikamentös induziert	K59.02
Osteolyse mehrere Lokalisationen	M89.50*
Osteomyelosklerose, Osteomyelofibrose	D47.4
Paravasat	T80.8
Perikarderguss, maligne (mit I31.1)	C79.83
Peritonealcarcinose	C78.6
Pleuraerguss, maligne (mit J91*)	C78.2

Bezeichnung	**ICD-10**
Pneumonie bei Mykosen	J17.2*
Polycythaemia vera	D45
Polyneuropathie bei Neubildungen	G63.1*
Port, Anpassung und Handhabung	Z45.20
Port-System, Vorhandensein eines	Z95.81
Port-Infekt	T82.75
Prophylaxe, Antibiotika-, systemisch	Z29.28
Stammzellspender	Z52.01
Spender peripherer Blutzellen	Z52.08
Stuhlinkontinenz	R15
Teerstuhl	K92.1
Thrombozythämie, Essentielle	D47.3
Thrombozytopenie, Sonstige sekundäre, nicht transfusions-refraktär	D69.58
Thrombozytopenie, Sonstige sekundäre, transfusionsrefraktär	D69.57
Transplantat-Versagen	T86.00
Tumorkachexie, Kachexie allgemein	R64
Tumorlysesyndrom	E88.3
Verlust eines Armes	Z89.2
Verlust eines Beines	Z89.6
Verlust eines Unterschenkels	Z89.5
Werlhof, Morbus, ITP	D69.3
Wirbelkörperkompression bei Neubildungen mehrere Lokalisationen	M49.50*
Z.n. TPL mit gegenwärtiger Immunsuppression	Z94.81
Z.n. TPL ohne gegenwärtige Immunsuppression	Z94.80
ZVK-Infekt, Katheter-Infekt	T82.74
Zytomegalie, Sonstige, CMV-Reaktivierung nach allo TPL	B25.88

8 Prozeduren

8.1 Nicht kodierbare Prozeduren

Zahlreiche vor allem diagnostische Prozeduren sind nicht kodierbar, da sie bei fast allen Patienten und/oder mehrfach pro Aufenthalt vorkommen und daher keinen Unterschied im Aufwand darstellen. Zu diesen gehören Sonographien inklusive ECHO, EKGs, das Legen von Magensonden und transurethralen Blasenkathetern, Visiten, Blutabnahmen, subkutane Spritzen, Aufnahmeuntersuchungen usw. (Liste unter P014o).

2021 wurden endlich neue Kodes zur detaillierten Kodierung teurer und aufwendiger diagnostischer Leistungen in der Onkologie eingeführt. Diese wurden 2022 und 2023 modifiziert und ergänzt um einen Kode für epigenetische Testung. Seit 2007 besteht bereits ein Sammel-Kode für die Erst- bzw. Rezidivdiagnostik von Leukämien. Hierfür gibt es die Ziffer 1-941.- mit und ohne HLA-Typisierung, die 2026 komplett überarbeitet wurde. 2006 wurde der Kode 1-940 für das komplexe Staging bei Patienten unter 19 Jahren etabliert. 2010 wurde ein neuer Kode für die Genmutationsanalysen zur Therapiesteuerung bei Tumoren geschaffen und für 2021 weiter differenziert, bereits seit 2009 können patientenspezifische MRD-Untersuchungen kodiert werden, diese wurden 2022 um Kodes und Zusatzentgelte für krankheitsspezifische Diagnostik ergänzt. Eine Übersicht der Kodes für hämatologische Spezialdiagnostik findet sich weiter unten in diesem Kapitel unter 8.7.1.

Mehrere Prozeduren können nur einmal pro Aufenthalt kodiert werden (Tabelle in der DKR P005u) und sind in diesem Leitfaden hellgrau unterlegt.

8.2 Zusatzentgelte

In Kürze: Pro ZE die addierte Gesamtmenge pro Fall kodieren.
Bezugdatum ist die erste Gabe bzw. Anwendung.
Kodierfähig ist nur die tatsächlich verabreichte Menge.

Bestimmte Leistungen und Medikamente müssen mengenmäßig kodiert werden, da für diese Prozeduren Zusatzentgelte vergütet werden. Dabei müssen alle Mengen pro Fall addiert werden. Achtung: Liegen keine Mengenangaben vor, z. B. wegen schlechter Dokumentation, ist der Kode für die geringste Menge zu verwenden [P005u]. Als Bezugsdatum zählt bei den ZE-Prozeduren das Datum der ersten Gabe/Leistung. Sollten Zusatzentgelte auch für teilstationäre Leistungen abgerechnet werden, wird die applizierte Menge eines ganzen Quartals für die Kodierung verwendet und auf den ersten Besuch im Quartal verbucht. Dies ist bei der teilstationären DRG 748Z mit vielen Chemotherapieleistungen damit laut FPV möglich, nachdem es dazu in der Vergangenheit immer wieder Unstimmigkeiten über die technische Umsetzung gab. Insbesondere in einem teilstationären Quartalsfall können Summen zusammenkommen, die die üblicher Fälle übersteigen. Das InEK hat genau aus diesem Grund wiederholt die oberen Dosisstufen von onkologisch wichtigen Medikamenten erweitert, um diese Fälle sachgerecht abbilden zu können, zuletzt auch für 2026.

Es darf nur die tatsächlich verabreichte Dosis oder Menge kodiert werden. Da es in der Praxis mitunter schwierig sein kann, diese Menge zu ermitteln, besteht mittlerweile folgender Konsens: Sobald die Verabreichung eines Medikamentes/Blutprodukts begonnen wurde, gilt es als gegeben (z. B. Anschließen einer Transfusion, Richten von Tabletten in Schälchen). Ein Abbruch der Gabe (z. B. bei Transfusion nach 20 ml wegen Unverträglichkeit) ändert nichts an diesem Status, da das Krankenhaus keinen wirtschaftlichen Nutzen mehr aus dem Medikament ziehen kann. Können dagegen Medikamente und Materialien für andere Behandlungen verwendet werden, gelten sie nicht als gegeben. Ebenso wenig kann der Kostenträger für Unfälle und Qualitätsmängel finanziell herangezogen werden (z. B. Infusion zerbricht bei der Zubereitung, Blutprodukt muss wegen falscher oder zu langer Lagerung verworfen werden).

Verwurf

Auch bei der Herstellung anfallender Verwurf ist nicht über ZE oder NUB abzurechnen. Daher gilt es, die Abläufe bei zusatzentgeltfähigen Produkten und NUB von der Bestellung bis zur Rückbuchung zu optimieren.

Insbesondere die Nicht-Berücksichtigung von Verwurf bei der Zubereitung ist ein dauerhaftes Ärgernis für die Krankenhäuser. Hier besteht eine deutliche Benachteiligung gegenüber dem ambulanten bzw. teilstationären Bereich, wo Verwurf entweder auf dem Rezept oder über den letzten Patienten des Tages abgerechnet werden darf. Leider kommen immer wieder Medikamente auf den Markt, bei denen überproportional viel Verwurf anfällt, z. B. durch initial einschleichende Dosierungen oder zu große Ampullen und sehr kurze Haltbarkeiten nach Anbruch. Alle Beteiligten versuchen, das Problem zu reduzieren, durch Anpassung der Mengen an den deutschen Markt, Daten zu längerer Stabilität und Haltbarkeit der Produkte, Optimierung der Logistik und Vereinbarung von Ampullen/Vials als abrechenbare Einheit bei NUB-Entgelten. Auch das InEK und das BfArM können einen Beitrag leisten durch Auswahl geeigneter Dosisstufen bei Zusatzentgelten. Dies gelingt beispielsweise sehr gut bei den ZE für subkutane Medikamente, deren Dosisstufen oft einer Fertigspritze entsprechen (so zuletzt für subkutanes Nivolumab 2026). Wünschenswert wäre eine Regelung, die die Erstattung von unvermeidlichem Verwurf analog der Regeln im ambulanten Bereich auch vollstationär ermöglicht.

Der Übersichtlichkeit halber sind die ZE-Kodes in den entsprechenden Kapiteln eingeordnet.

Seit 2006 gibt es für einige ZE sogenannte „Kindersplits" zu Medikamenten. Das sind Kodes, die nur bis zu einem gewissen Alter verwendet werden dürfen und die den geringen Verbräuchen bei diesen Patienten Rechnung tragen. Diese Kodes dürfen bei Erwachsenen auch dann nicht verwendet werden, wenn die Bedingungen formal erfüllt sind. Die Kinderdosisklassen wurden in den letzten Jahren immer wieder ausgeweitet und bestehen 2026 bei 70 Zusatzentgelten. Daneben gibt es 6 weitere kinderspezifische ZE, z. B. für komplexe neuropädiatrische Diagnostik.

8.2.1 Wesentliche Neuerungen bei den Zusatzentgelten für 2026 – Hämatologie und Onkologie

Aus Sicht der Hämatologie und Onkologie wurden folgende 10 Medikamente neu in den Zusatzentgeltkatalog aufgenommen:. Ravulizumab, parenteral (6-00c.d), Darolutamid, oral (6-00d.8), Mogamulizumab, parenteral (6-00d.g), Dostarlimab, parenteral (6-00e.a), Enfortumab vedotin, parenteral (6-00e.d), Sacituzumab govitecan, parenteral (6-00f.8), Tafasitamab, parenteral (6-00f.f), Trastuzumab deruxtecan, parenteral (6-00f.j), Glofitamab, parenteral (6-00j.4), Tebentafusp, parenteral (6-00k.7, hier wurden die OPS-Kodes nicht weiter differenziert). Diese Medikamente waren bisher noch als NUB abzurechnen. Bei Decitabin, parenteral (6-004.4), Romiplostim, parenteral (6-005.9) und Eltrombopag, oral (6-006.0) wurden die Dosisklassen nach oben erweitert. 2026 gab es bei onkologisch relevanten ZE keine Verschiebungen zwischen bewertetem und nicht bewertetem ZE-Katalog, ebenso wenig Streichungen. Die ZE für Apherese- bzw. Pool-Thrombozytenkonzentrate bleiben auch 2026 unverändert. Das ZE für Nivolumab wurde nach Applikation in eines für intravenöse (nun ZE2026-241) und eines für subkutane Gabe (nun ZE2026-242) geteilt.

Spannend ist weiterhin das 2024 eingeführte Zusatzentgelt für die Vergütung der Zusatzkosten im Rahmen der CAR-T-Behandlung (ZE2026-220), welches das frühere, von den Kassen abgekündigte NUB-Entgelt abgelöst hat. Zuletzt gab es beim entsprechenden NUB deutliche Abschläge von bis zu 15.000 EUR auf etwa 7.500 bis 5.000 EUR pro Fall, bisherige Vereinbarungen aus 2024 und 2025 deuten auf ein Entgeltniveau auf etwa ebenfalls dieser Höhe hin.

Zusatzentgelte nach Applikationsform

Die monoklonalen Antikörper Rituximab und Trastuzumab kamen 2014 zusätzlich als subkutane Applikation auf den Markt. Da für die subkutane Gabe andere Dosierungen und andere Preise bestehen, war eine Integration in die bestehenden Zusatzentgelte nicht möglich. Das InEK löste das Problem durch Aufteilung des bisherigen Zusatzentgeltes für die parenterale Gabe in eines für die intravenöse Gabe (das bisherige ZE) und ein neues für die subkutane Gabe. Für die intravenöse Gabe konnte die Kalkulation des alten ZE fortgeführt werden, es erhielt lediglich aus formalen Gründen eine neue Nummer und neue OPS-Schlüssel. Da für die subkutanen Medikamente noch keine OPS-Kodes, Leistungs- und Kostendaten vorlagen, muss dieses weiterhin noch als unbewertetes ZE vor Ort verhandelt werden. Diese Lösung wurde auch für Abatacept und Tocilizumab gewählt und wird in Zukunft bei einer Reihe von weiteren neuen Applikationsformen zur Anwendung kommen. So kam bereits 2021 ein Kombinationspräparat von Pertuzumab mit Trastuzumab s.c. auf den Markt, für das eine Vergütungslösung gefunden werden muss. Vorerst hat das Medikament den NUB-Status 4 erhalten. 2022 wurden für weitere Medikamente mit nicht onkologischen Indikationen ZE für die subkutane Gabe geschaffen (Ustekinumab) bzw. durch Streichung der Kinderdosisstufen die sc-Gabe bei Erwachsenen ermöglicht (Infliximab und Vedolizumab). Die Liste wurde mit Daratumumab 2023, Atezolizumab sowie Ocrelizumab 2025 und Nivolumab 2026 fortgeführt. Generell ist die subkutane Darreichungsform als Einmal-Fertigspritze mit einer Dosierung von 1.875 mg (Beispiel Atezolizumab) mit Dosisäquivalenz und vergleichbarem Preis zur intravenösen Dosierung von 1.200 mg (Beispiel Atezolizumab) nicht in einem ZE abzubilden.

Die entsprechende Lösung der Teilung des ZE wurde 2015 bei den oralen Medikamenten auch bei Posaconazol gewählt, da der Wirkstoff zusätzlich zur Suspension auch als Tablette mit niedrigerer Tagesdosis und anderem Preisgefüge erhältlich ist.

Eine Besonderheit stellt das ZE für Ofatumumab dar: dieses wurde für 2022 gestrichen, da das Medikament in der Indikation CLL seit 2016 nicht mehr auf dem Markt war. Gleichzeitig wurde aber für die neu zugelassene Indikation MS für den gleichen Wirkstoff ein NUB-Entgelt geschaffen. Entsprechend wurden 2023 die Dosisstufen für Ofatumumab im OPS-Katalog gestrichen, da die NUB-Abrechnung je mg erfolgt. Analog war dies vorher bereits bei Alemtuzumab erfolgt.

Übersicht der Zusatzentgelte nach Applikationsform

Medikament	Alte Applikation	ZE	Neue Applikation	ZE
Rituximab	iv	2026-151	sc	2026-103
Trastuzumab	iv	2026-153	sc	2026-104
Posaconazol	Suspension	2026-172	Tablette	2026-173
Abatacept	iv	151	sc	2026-106
Tocilizumab	iv	2026-211	sc	2026-110
Ustekinumab	iv	2026-194	sc	2026-195
Daratumumab	iv	2026-200	sc	2026-201
Atezolizumab	iv	177	sc	2026-221
Ocrelizumab	iv	178	sc	2026-222
Nivolumab	iv	2026-241	sc	2026-242

8.2.2 Liste der Zusatzentgelte

Die folgende Liste zeigt eine Übersicht über die ZE-fähigen Medikamente und Blutprodukte in der Hämatologie/Onkologie:

ZE	Bezeichnung	OPS
Antikörper		
ZE50	Gabe von Cetuximab, parenteral	6-001.a-
ZE68	Gabe von Infliximab, parenteral	6-001.e-
ZE116	Gabe von Panitumumab	6-004.7-
ZE168	Gabe von Ipilimumab, parenteral	6-006.3-
ZE171	Gabe von Pembrolizumab, parenteral	6-009.p-
ZE177	Gabe von Atezolizumab, intravenös	6-00a.m-
ZE2026-103	Gabe von Rituximab, subkutan	6-001.j-

ZE	Bezeichnung	OPS
ZE2026-104	Gabe von Trastuzumab, subkutan	6-001.m-
ZE2026-140	Gabe von Brentuximab vedotin, parenteral	6-006.b-
ZE2026-144	Gabe von Obinutuzumab, parenteral	6-007.j-
ZE2026-146	Gabe von Ramucirumab, parenteral	6-007.m-
ZE2026-151	Gabe von Rituximab, intravenös	6-001.h-
ZE2026-153	Gabe von Trastuzumab, intravenös	6-001.k-
ZE2026-158	Gabe von Pertuzumab, parenteral	6-007.9-
ZE2026-159	Gabe von Blinatumomab, parenteral	6-008.7-
ZE2026-170	Gabe von Bevacizumab, parenteral	6-002.9-
ZE2026-183	Gabe von Elotuzumab, parenteral	6-009.d-
ZE2026-191	Gabe von Dinutuximab beta, parenteral	6-009.b-
ZE2026-200	Gabe von Daratumumab, intravenös	6-009.g-
ZE2026-201	Gabe von Daratumumab, subkutan	6-009.r-
ZE2026-202	Gabe von Aldesleukin, parenteral	6-001.8-
ZE2026-203	Gabe von Durvalumab, parenteral	6-00b.7-
ZE2026-204	Gabe von Gemtuzumab ozogamicin, parenteral	6-00b.a-
ZE2026-205	Gabe von Polatuzumab vedotin, parenteral	6-00c.c-
ZE2026-210	Gabe von Eculizumab, parenteral	6-003.h-
ZE2026-211	Gabe von Tocilizumab, intravenös	6-005.m-
ZE2026-216	Gabe von Avelumab, parenteral	6-00a.2-
ZE2026-218	Gabe von Cemiplimab, parenteral	6-00c.3-
ZE2026-221	Gabe von Atezolizumab, subkutan	6-00a.n-
ZE2026-223	Gabe von Inotuzumab ozogamicin, parenteral	6-00a.8-
ZE2026-224	Gabe von Isatuximab, parenteral	6-00e.n-
ZE2026-231	Gabe von Ravulizumab, parenteral	6-00c.d-

ZE	Bezeichnung	OPS
ZE2026-233	Gabe von Mogamulizumab, parenteral	6-00d.g-
ZE2026-234	Gabe von Dostarlimab, parenteral	6-00e.a-
ZE2026-235	Gabe von Enfortumab vedotin, parenteral	6-00e.d-
ZE2026-236	Gabe von Sacituzumab govitecan, parenteral	6-00f.8-
ZE2026-237	Gabe von Tafasitamab, parenteral	6-00f.f-
ZE2026-238	Gabe von Trastuzumab deruxtecan, parenteral	6-00f.j-
ZE2026-239	Gabe von Glofitamab, parenteral	6-00j.4-
ZE2026-240	Gabe von Tebentafusp, parenteral	6-00k.7
ZE2026-241	Gabe von Nivolumab, intravenös	6-008.n-
ZE2026-242	Gabe von Nivolumab, subkutan	6-008.p-
Zytostatika und small molecules		
ZE52	Gabe von liposomalem Doxorubicin, parenteral	6-001.b-
ZE72	Gabe von pegyliertem liposomalem Doxorubicin, parenteral	6-002.8-
ZE78	Gabe von Temozolomid, oral	6-002.e-
ZE135	Gabe von Vinflunin, parenteral	6-005.b-
ZE156	Gabe von Decitabine, parenteral	6-004.4-
ZE174	Gabe von Venetoclax, oral	6-00a.k-
ZE2026-74	Gabe von Sunitinib, oral	6-003.a-
ZE2026-75	Gabe von Sorafenib, oral	6-003.b-
ZE2026-77	Gabe von Lenalidomid, oral	6-003.g-
ZE2026-79	Gabe von Nelarabin, parenteral	6-003.e-
ZE2026-85	Gabe von Temsirolimus, parenteral	6-004.e-
ZE2026-91	Gabe von Dasatinib, oral	6-004.3-
ZE2026-101	Gabe von Mifamurtid, parenteral	6-005.g-

ZE	Bezeichnung	OPS
ZE2026-111	Gabe von Paclitaxel, als an Albumin gebundene Nanopartikel, parenteral	6-005.d-
ZE2026-112	Gabe von Abirateronacetat, parenteral	6-006.2
ZE2026-113	Gabe von Cabazitaxel, parenteral	6-006.1
ZE2026-120	Gabe von Pemetrexed, parenteral	6-001.c-
ZE2026-122	Gabe von Imatinib, oral	6-001.g-
ZE2026-127	Gabe von L-Asparaginase aus Erwinia chrysanthemi [Crisantaspase], parenteral	6-003.r-
ZE2026-128	Gabe von nicht pegylierter Asparaginase, parenteral	6-003.n
ZE2026-129	Gabe von pegylierter Asparaginase, parenteral	6-003.p
ZE2026-132	Gabe von Thiotepa, parenteral	6-007.n
ZE2026-141	Gabe von Enzalutamid, oral	6-007.6
ZE2026-142	Gabe von Aflibercept, intravenös	6-007.3
ZE2026-143	Gabe von Eltrombopag, oral	6-006.0
ZE2026-145	Gabe von Ibrutinib, oral	6-007.e
ZE2026-147	Gabe von Bortezomib, parenteral	6-001.9-
ZE2026-150	Gabe von Busulfan, parenteral [nur Alter < 15 Jahre!]	6-002.d-
ZE2026-157	Gabe von Pixantron, parenteral	6-006.e-
ZE2026-162	Gabe von Carfilzomib, parenteral	6-008.9-
ZE2026-169	Gabe von liposomalem Irinotecan, parenteral	6-009.e-
ZE2026-171	Gabe von Clofarabin, oral	6-003.j-
ZE2026-180	Gabe von Azacytidin, parenteral	6-005.0-
ZE2026-192	Gabe von Midostaurin, oral	6-00a.b-
ZE2026-208	Gabe von Trabectedin, parenteral	6-004.a-
ZE2026-217	Gabe von Apalutamid, oral	6-00c.1-

ZE	Bezeichnung	OPS
ZE2026-229	Gabe von Liposomalem Daunorubicin-Cytarabin, parenteral	6-00b.6
ZE2026-232	Gabe von Darolutamid, oral	6-00d.8-
Blut und Blutprodukte (genaue OPS-Liste siehe unten)		
ZE30	Gabe von Prothrombin-Komplex, parenteral	8-812.5-
ZE47	Gabe von Antithrombin III, parenteral	8-810.g-
ZE64	Gabe von Human-Ig, spezifisch gegen CMV, parenteral	8-810.s-
ZE67	Gabe von Human-Ig, spezifisch gegen VZV, parenteral	8-810.t-
ZE93	Gabe von Human-Immunglobulin, polyvalent, parenteral	8-810.w-
ZE107	Gabe von Erythrozyten-Konzentraten	8-800.c-
ZE108	Gabe von patientenbezogenen Thrombozytenkonzentraten	8-800.6- 8-800.p-
ZE146	Gabe von Thrombozyten-Konzentraten	8-800.g- 8-800.m-
ZE147	Gabe von Apherese-Thrombozyten-Konzentraten	8-800.f 8-800.k-
ZE164	Gabe von pathogeninaktivierten Thrombozyten-Konzentraten	8-800.h- 8-800.n-
ZE165	Gabe von pathogeninaktivierten Apherese-TK	8-800.d- 8-800.j-
ZE2026-34	Gabe von Granulozytenkonzentraten	8-802.6-
ZE2026-46	Gabe von Anti-Human-T-Lymphozyten-Immunglobulin	8-812.3 vom Kaninchen 8-812.4 vom Pferd
ZE2026-97	Behandlung von Blutern mit Blutgerinnungsfaktoren	diverse OPS

ZE	Bezeichnung	OPS
ZE2026-137	Gabe von rekomb. aktiviertem Faktor VII	8-810.6-
ZE2026-219	Gabe von rekomb. aktiviertem Faktor VII bei postpartaler Blutung	8-810.6- mit 072.-
ZE2026-138	Gabe von Fibrinogenkonzentrat	8-810.j-
ZE2026-139	Gabe von Blutgerinnungsfaktoren	diverse OPS
Antimykotika und Virostatika (genaue OPS-Liste siehe unten)		
ZE110	Gabe von Liposomalem Amphotericin B, parenteral	6-002.q-
ZE2026-80	Gabe von Amphotericin-B-Lipidkomplex, parenteral	6-003.1-
ZE2026-123	Gabe von Caspofungin, parenteral	6-002.p-
ZE2026-124	Gabe von Voriconazol, oral	6-002.5-
ZE2026-125	Gabe von Voriconazol, parenteral	6-002.r-
ZE2026-154	Gabe von Anidulafungin, parenteral	6-003.k-
ZE2026-156	Gabe von Posaconazol, pareneral	6-007.k-
ZE2026-166	Gabe von Isavuconazol, parenteral	6-008.g-
ZE2026-167	Gabe von Isavuconazol, oral	6-008.h-
ZE2026-172	Gabe von Posaconazol, oral, Suspension	6-007.0-
ZE2026-173	Gabe Posaconazol, oral, Tabletten	6-007.p-
ZE2026-196	Gabe von Micafungin, parenteral	6-004.5
ZE2026-207	Gabe von Itraconazol, parenteral	6-002.c-
ZE2026-214	Gabe von Letermovir, oral	6-00b.c-
ZE2026-215	Gabe von Letermovir, parenteral	6-00b.d-
Wachstumsfaktoren (genaue OPS-Liste siehe unten)		
ZE144	Gabe von Romiplostim, parenteral	6-005.9-
ZE2026-33	Gabe von Sargramostim, parenteral	6-001.4-
ZE2026-175	Gabe von Filgrastim, parenteral	6-002.1-
ZE2026-176	Gabe von Lenograstim, parenteral	6-002.2-

ZE	Bezeichnung	OPS
ZE2026-177	Gabe von Pegfilgrastim, parenteral	6-002.7-
ZE2026-178	Gabe von Lipegfilgrastim, parenteral	6-007.7-
ZE2026-209	Gabe von Plerixafor, parenteral	6-005.e-
Sonstiges (genaue OPS-Liste siehe unten)		
ZE36	Plasmapherese	8-820.- (einfach) 8-826.- (Doppelfiltration)
ZE37	Extrakorporale Photopherese	8-824
ZE2026-13	Adsorption zur Entfernung von Immunglobulinen und/oder Immunkomplexen	8-821.-
ZE2026-15	Zellapherese	8-823 8-825.- (spezielle Verfahren)
ZE2026-35	Fremdbezug von hämatopoetischen Stammzellen	Kein OPS
ZE2026-44	Stammzellboost mit In-vitro-Aufbereitung, nach TPL	8-805.62
ZE2026-45	Komplexe Diagnostik bei Kindern und Jugendlichen	1-940
ZE2026-99	Fremdbezug von Donor-Lymphozyten [Fremdbezug von D-L über Spenderdateien bei nicht-verwandten Spendern od. Bezug von D-L von außerhalb Deutschlands bei Familienspendern]	
ZE2026-109	Dialyse mit High-Cut-off-Dialysemembran	8-854.8
ZE2026-131	Gabe von Defibrotide, parenteral	6-005.k
ZE2026-220	Zusatzaufwand bei Behandlung mit Gabe von CAR-T-Zellen	mit 8-802.24/34

8.3 NUBs und ZE-Kandidaten

Neu geschaffen werden jedes Jahr Kodes für neue Substanzen und Verfahren, die möglicherweise in Zukunft in den Katalog der Zusatzentgelte oder Fallpauschalen aufgenommen werden. Automatisch werden vom BfArM neue OPS-Kodes für Medikamente eingeführt, die im Vorjahr erstmals NUB-Status 1 erhielten. Für 2026 waren das 29 Präparate. Mit den Kodes kann eine fallbezogene Dokumentation erfolgen, damit das Auffinden der Kosten und die Kalkulation für das InEK leichter werden. Vereinzelt sind auch Medikamente darunter, die es nie zu einer NUB-Vergütung gebracht haben. Erlösrelevant sind die Kodes nur bei NUB-Medikamenten, helfen aber ansonsten sehr beim internen und externen Verfolgen der Fälle. Für die Abrechnung selbst sind sie nicht zwingend erforderlich, da sie zu spät eingeführt werden, dort sind die bundesweit einheitlichen Entgeltschlüssel relevant. Für die Hämatologie und Onkologie handelt es sich um die Kodes

6-003.q	Dexrazoxan, parenteral	6-00c.j	Treosulfan, parenteral zur Konditionierung vor Stammzelltransplantation
6-004.6	Nilotinib, oral	6-00c.k	Vismodegib, oral
6-004.c	Rasburicase, parenteral	6-00d.1	Acalabrutinib, oral
6-005.5	Arsentrioxid, parenteral	6-00d.2	Alpelisib, oral
6-005.6	Denileukin Diftitox, parenteral	6-00d.3	Avapritinib, oral
6-005.8	Everolimus, oral	6-00d.4	Belantamab Mafodotin, parenteral
6-005.a	Pazopanib, oral	6-00d.7	Crizanlizumab, parenteral
6-005.c	Temozolomid, parenteral		
6-005.f	Ixabepilon, parenteral	6-00d.9	Entrectinib, oral
6-005.h	Vorinostat, oral	6-00d.a	Fostamatinib, oral
6-006.4	Ofatumumab [seit 2022 nur noch als NUB für die Indikation MS]	6-00d.c	Glasdegib, oral

6-006.5	Eribulin, parenteral	6-00d.f	Luspatercept, parenteral
6-006.9	Tafamidis, oral		
6-006.c	Crizotinib, oral	6-00d.h	Tagraxofusp, parenteral
6-006.f	Vemurafenib, oral	6-00d.j	Talazoparib, oral
6-006.g	Axitinib, oral	6-00e.0	Amivantamab, parenteral
6-007.4	Bosutinib, oral	6-00e.2	Asciminib, oral
6-007.5	Dabrafenib, oral	6-00e.5	Avatrombopag, oral
6-007.8	Ocriplasmin, intravitreal	6-00e.6	Azacitidin, oral
6-007.a	Pomalidomid, oral	6-00e.8	Capmatinib, oral
6-007.b	Ponatinib, oral		
6-007.c	Regorafenib, oral	6-00e.b	Duvelisib, oral
6-007.d	Trastuzumab-Emsantin, parenteral		
6-007.f	Idelalisib, oral	6-00e.e	Fedratinib, oral
6-007.l	Siltuximab, parenteral	6-00e.g	Glucarpidase, parenteral
6-008.8	Cabozantinib, oral	6-00f.1	Lusutrombopag, oral
6-008.a	Ceritinib, oral	6-00f.3	Pegcetacoplan, parenteral
6-008.c	Cobimetinib, oral	6-00f.4	Pemigatinib, oral
6-008.f	Isarucizumab, parenteral	6-00f.5	Pralsetinib, oral
6-008.j	Lenvatinib, oral	6-00f.6	Ripretinib, oral
6-009.0	Olaparib, oral		
6-009.2	Panobinostat, oral	6-00f.a	Selinexor, oral
6-009.4	Ruxolitinib, oral	6-00f.b	Selpercatinib, oral
6-009.7	Trametinib, oral	6-00f.c	Selumetinib, oral
6-009.8	Vandetanib, oral	6-00f.d	Sotorasib, oral
6-009.g	Necitumumab, parenteral	6-00f.e	Sotrovimab, parenteral
6-009.h	Olaratumab, parenteral	6-00f.g	Tepotinib, oral
6-009.j	Palbociclib, oral		
6-009.n	Trifluridin/Tipiracil, oral	6-00f.k	Tucatinib, oral
6-00a.0	Alectinib, oral	6-00j.3	Futibatinib, oral

6-00a.4	Cladribin, oral		
6-00a.9	Ixazomib, oral	6-00j.5	Ivosidenib, oral
6-00a.a	Ixekizumab, parenteral	6-00j.6	Loncastuximab tesirin, parenteral
6-00a.c	Niraparib, oral	6-00j.8	Maribavir, oral
6-00a.e	Ocrelizumab, parenteral	6-00j.9	Melphalanflufenamid, parenteral
6-00a.f	Ribociclib, oral	6-00j.c	Mosunetuzumab, parenteral
6-00b.0	Abemaciclib, oral	6-00j.d	Niraparib-Abirateron, oral
6-00b.1	Bezlotoxumab, parenteral	6-00k.1	Nivolumab-Relatlimab, parenteral
6-00b.2	Binimetinib, oral	6-00k.2	Mizellares Paclitaxel, parenteral
6-00b.3	Brigatinib, oral	6-00k.4	Sutimlimab, parenteral
6-00b.4	Burosumab, parenteral	6-00k.5	Tabelecleucel, parenteral
6-00b.5	Caplacizumab, parenteral	6-00k.6	Talquetamab, parenteral
6-00b.8	Emicizumab, parenteral	6-00k.7	Tebentafusp, parenteral
6-00b.9	Encorafenib, oral	6-00k.8	Teclistamab, parenteral
6-00b.f	Osimertinib, oral	6-00k.9	Tixagevimab-Cilgavimab, parenteral
6-00b.g	Patisiran, parenteral	6-00k.a	Tremelimumab, parenteral
6-00b.h	Streptozocin, parenteral	6-00k.b	Valoctocogen roxaparvovec, parenteral
6-00b.j	Talimogen Laherparepvec	6-00k.d	Voxelotor, oral
6-00c.2	Betibeglogen Autotemcel, parenteral	6-00k.e	Vutrisiran, parenteral
6-00c.5	Dacomitinib, oral	6-00m.1	Decitabin-Cedazuridin, oral
6-00c.7	Gilteritinib, oral	6-00m.2	Elacestrant, oral
6-00c.9	Larotrectinib, oral	6-00m.3	Elranatamab, parenteral

6-00c.a	Lorlatinib, oral	6-00m.4	Epcoritamab, parenteral
6-00c.b	Neratinib, oral	6-00m.5	Erdafitinib, oral
		6-00m.8	Momelotinib, oral
6-00c.f	Ropeginterferon alfa-2b, parenteral	6-00m.c	Pirtobrutinib, oral
6-00c.g	Rucaparib, oral	6-00m.d	Quizartinib, oral
6-00c.h	Sonidegib, oral	6-00m.e	Rezafungin, parenteral
6-00n.0	Acoramidis, oral	6-00p.1	Imetelstat, parenteral
6-00n.1	Adagrasib, oral	6-00p.2	Inavolisib, oral
6-00n.2	Rekombinante Apadamtase alfa-Cinaxadamptase alfa [rADAMTS13], parenteral	6-00p.3	Iptacopan, oral
6-00n.3	Belzutifan, oral	6-00p.4	Lazertinib, oral
6-00n.6	Capivasertib, oral	6-00p.5	Mirvetuximab soravtansin, parenteral
6-00n.7	Concizumab, parenteral	6-00p.6	Repotrectinib, oral
6-00n.8	Crovalimab, parenteral	6-00p.8	Tislelizumab, parenteral
6-00n.9	Danicopan, oral	6-00p.9	Tisotumab vedotin, parenteral
6-00n.a	Efbemalenograstim alfa, parenteral	6-00p.a	Toripalimab, parenteral
6-00n.c	Exagamglogen autotemcel, parenteral	6-00p.c	Vorasidenib, oral
6-00n.d	Fidanacogen elaparvovec, parenteral	6-00p.d	Zolbetuximab, parenteral
6-00n.e	Fruquintinib, oral		

8.4 Definition von Prozeduren

Für die meisten in der Hämatologie verwendeten Prozeduren ergeben sich keine Probleme bei der Definition. Einige Prozedurenkodes unterscheiden zwischen diagnostischer und therapeutischer Anwendung (z. B. Pleurapunktionen).

Manche Prozeduren sind **nur auf Intensivstationen** anwendbar. Diese Ziffern sind nicht auf Normalstation zu verwenden, auch wenn technisch und vom Aufwand her kein Unterschied besteht. Dagegen sind andere Kodes nur auf Normalstation kodierbar, z. B. die Pflegekomplexmaßnahmen-Kodes oder die Kodes für enterale Ernährung.

Bei manchen Prozeduren muss die Seite des Eingriffs [R(echts), L(inks)] kodiert werden. **Achtung:** Das Merkmal beidseits wurde 2026 gestrichen, stattdessen wird nun bei beidseitigen Prozeduren jeweils die linke und rechte Seite kodiert. Dazu wurde der Absatz „Bilaterale Prozeduren in der DKR P005y angepasst: „Wenn eine Prozedur beidseitig durchgeführt wird, ist jeweils ein Kode für die linke und für die rechte Seite anzugeben."

Im Folgenden werden einige Prozeduren, deren Definition erfahrungsgemäß Probleme bereitet, erläutert.

8.4.1 Ernährung

Der Kode für enterale Ernährung lautet

8-015.- Enterale Ernährungstherapie als medizinische Hauptbehandlung

Er unterscheidet nach dem Zugangsweg und darf nur verwendet werden, wenn der Patient zur Ernährung stationär aufgenommen wird, z. B. bei Anorexie oder extremer Tumorkachexie.

Für die parenterale Ernährung gilt analog

8-016 Parenterale Ernährungstherapie als medizinische Hauptbehandlung

Die Ernährung ist als Nebenbehandlung kodierbar, die Kodes unterscheiden nach Dauer der Behandlung in Wochen. Die Ernährungskodes beinhalten das Erstellen des Ernährungsplanes. Die Kodes und ihre jeweiligen Mindestvoraussetzungen sind in der Tabelle Therapeutische Maßnahmen in Kapitel 8.7.5 zusammengefasst.

8.4.2 Gabe von Blutprodukten allgemein

Die einzelnen Transfusionen wurden nach Menge aufgeschlüsselt und ab einem gewissen Schwellenwert mit Zusatzentgelten versehen, welche Erlöse generieren. Daher ist die exakte Dokumentation der Art und Menge der verabreichten Transfusionen und Blutprodukte auch für die Abrechnung unabdingbar. Da die Kodierung auch von der Definition der Blutprodukte abhängt, müssen die verwendeten Blutprodukte mit den offiziellen Definitionen abgeglichen werden. Diese Definitionen der verschiedenen Blutprodukte sind den aktuellen Transfusions-Richtlinien der BÄK entnommen. Dort werden genaue Angaben über Volumen, Zellzahl u. a. gemacht.

Eine **Bestrahlung** ist nicht kodierbar, was wegen des vergleichsweise geringen Aufwands auch nicht erforderlich ist. Achtung: Insbesondere bei TKs ist es nicht zulässig, eine Bestrahlung automatisch mit „patientenbezogenes THK" zu kodieren. Die Bestrahlung ist nicht in diesem Sinn zu verstehen. Ebenso wenig stellt die Bestrahlung eine Pathogeninaktivierung im Sinne der Zusatzentgelte dar. Bestrahlte Blutprodukte sind aufgrund der Zulassungsbestimmungen der Blutbank Fertigarzneimittel und haben keine unterschiedlichen Haltbarkeiten im Vergleich zu nicht bestrahlen Produkten. Siehe hierzu auch die MD-Empfehlung Nr. 342.

Transfusionen können immer kodiert werden, wenn sie verabreicht werden. Die frühere Ausnahme bei Einsatz der Herz-Lungen-Maschine wurde gestrichen. [P001f]

8.4.3 Thrombozytensubstitution

Werden **Apphereseprodukte** verwendet, kann bei Patienten ab 15 Jahren bereits ab dem 2. THK während des Aufenthalts ein Zusatzentgelt abgerechnet werden (für Kinder ist schon ein THK abrechenbar).

Laut Definition des InEK haben Aphereseprodukte

- ein Volumen > 200 ml
- einen Thrombozytengehalt > 200 x 10^9/Einheit.

Mit den Ziffern 8-800.6- und 8-800.p- (für pathogeninaktivierte Produkte) ist die Möglichkeit gegeben, eine sehr teure (z. B. HLA-kompatible) patientenbezogene THK-Versorgung bereits ab dem 1. Präparat zu erfassen. Diese Ziffern können bei Verdacht auf bzw. Nachweis von Thrombozyten spezifischen oder HLA-Antikörpern verwendet werden, wenn entsprechende Präparate transfundiert werden. Auch hier besteht die Notwendigkeit, die Anzahl dieser Präparate zu erfassen.

Seit 2014 wurde ein neuer OPS-Kode für pathogeninaktivierte Apherese-TK geschaffen. Dieser ist seit 2018 in einem eigenen bewerteten Zusatzentgelt erlösrelevant. Gleiches gilt für Pool-TK und seit 2024 auch für HLA-kompatible TK, wenn auch dort ohne Erlösrelevanz aufgrund der hohen Grundkosten dieser Produkte.

Für gepoolte TKs wurde 2009 die Kodierung geändert. Vorher war der lokale „Umrechnungsfaktor" (aus wie vielen TKs das gepoolte Präparat hergestellt wird) für die Berechnung des ZE mit entscheidend. Das InEK hat die gepoolten Thrombozytenkonzentrate analog den Richtlinien der BÄK wie folgt definiert:

- Thrombozytenzahl > 200 × 10^9 pro Transfusionseinheit.

Es ist also nur noch die Thrombozytenzahl als objektiver, leicht messbarer Parameter das Definitionskriterium. Dadurch änderten sich auch die Schwellenwerte für die Abrechnung. Auch bei den Pool-TK wurde für 2014 ein neuer OPS-Kode geschaffen, der pathogeninaktivierte Produkte erfasst. Dieser Kode führt seit 2018 in ein eigenes bewertetes Zusatzentgelt.

Inzwischen werden von einigen MDen die teureren Apherese-TKs nur noch in wenigen ausgewählten Indikationen anerkannt (z. B. allogene Transplantationen, Leukämien, häufige Transfusionsnotwendigkeit wie bei MDS, nicht aber solide Tumore oder autologe Transplantationen). Auch logistische Gründe werden nach einem Urteil des BSG von März 2015 nicht mehr automatisch akzeptiert, sozialrechtlich gilt das Pool-TK als gleichwertig, aber wirtschaftlicher. Die Fachgesellschaft DGHO versucht daher seit Jahren eine Lösung zu vermitteln, die die Vergütung im Einzelfall und gleichzeitig die Versorgungssicherheit mit Apherese-TK in der Fläche sicherstellen soll. Als Lösung bietet sich dabei eine Verschmelzung der Zusatzentgelte für Pool- und Apherese-TK an, um keine ökonomischen Fehlanreize mehr zu setzen (siehe DGHO-Positionspapier dazu). Auf Intervention der Transfusionsmediziner wurde dieser Vorschlag aber bisher nicht umgesetzt. Ebenso wenig umgesetzt ist die Idee der Angleichung der unteren Schwellenwerte, um hier keinen Fehlanreiz in Richtung Apherese-TK zu schaffen. Bereits für 2016 wurde der Unterschied in der Vergütung innerhalb der „komplizierenden Konstellationen" aufgehoben.

Die Dosisstufen der Apherese- und Pool-Präparate wurden 2015 angeglichen. Die ersten 5 Präparate sind einzeln kodierbar, danach aufsteigend in 2er-, 4er- und 8er Schritten bis zu einer oberen Schwelle von 374 Einheiten. Diese sehr hohen oberen Dosisstufen wurden 2017 neu geschaffen, da solche Verbräuche aus dem Extremkostenbericht zurückgemeldet wurden.

8.4.4 Erythrozytenkonzentrate und andere Blutprodukte

Auch hier zählt die Anzahl der transfundierten EKs pro Aufenthalt. Der Schwellenwert für Erwachsene, ab dem ein Zusatzentgelt abgerechnet werden kann, liegt bei 16 EKs (Kinder < 15 Jahre ab 6 EKs), es kann aber bereits ab dem 1. EK kodiert werden. Dies hilft bei der Plausibilisierung kodierter Anämien. Erfahrungsgemäß erreichen nur ca. 5 % der Fälle den unteren Schwellenwert und damit eine ZE-Vergütung. In der überwiegenden Mehrzahl der Fälle werden EK in der Fallpauschale mit vergütet. Dadurch besteht ein hoher Einsparanreiz für die Kliniken, was im Sinne des Patient Blood Managements begrüßenswert ist.

Für die Gabe von Plasma, Immunglobulinen und Gerinnungsfaktoren wurde eine umfangreiche Systematik entwickelt, die eine semiquantitative Erfassung der infundierten Mengen ermöglicht (OPS-Kodes 8-81). Neu geregelt wurde 2013 die Vergütung von Gerinnungsfaktoren über das sog. Bluterentgelt (ZE20XX-97) bei der Behandlung angeborener Gerinnungsstörungen und ein Zusatzentgelt für die Gabe bei nicht angeborenen Gerinnungsstörungen. Dieses ZE wurde 2018 dreigeteilt in eines für rekomb. aktivierten Faktor VII, Fibrinogen und alle übrigen Faktoren, mit jeweils eigenen Schwellenwerten. Hier bestanden bis 2012 sehr unterschiedliche Ländervereinbarungen, die durch eine bundeseinheitliche Regelung abgelöst wurden. 2024 wurde für die Gabe von rekombinantem Faktor VII für die Indikation postpartale Blutung ein ZE ergänzt, da hierfür deutlich weniger Menge benötigt wird und das vorhandene ZE aufgrund des hohen Schwellenwertes daher nicht „auslösen" würde. 2025 wurde Faktor XI trotz sehr seltener Indiktation in die Vergütung aufgenommen. Näheres siehe weiter unten in diesem Kapitel unter 8.6.

8.4.5 Knochenmark-Zytologie und -biopsie

Für diese Maßnahmen wurden in der Vergangenheit zum Teil abenteuerliche Prozedurenkombinationen verwendet. Daher erfolgte durch die DRG-Arbeitsgruppe der DGHO und das BfArM eine Klarstellung, die auch von der MD-Empfehlung Nr. 12 bestätigt wird: Sowohl für die in Lokalanästhesie durchgeführte Zytologie als auch für eine Biopsie mit Jamshidi-Nadeln gilt nur der Kode

1-424 Biopsie ohne Inzision am Knochenmark.

Unter **Inzision** wird vom OPS nicht die kleine Stichinzision mit einer Skalpellspitze verstanden, sondern die operative Freilegung des Knochens. Daher sind diese Kodes hier nicht anwendbar. Dazu hat der Bundeschlichtungsausschuss 2020 in einem anderen Fall (Lippenbiopsie) eine vergleichbare Entscheidung getroffen (KDE 202 der SEG 4): „Die Inzision bezieht sich auf die Art des Zugangs und erfordert eine Freilegung des Biopsiegebietes durch Inzision. Eine Stichinzision, die ausschließlich der leichteren Einführung einer Biopsienadel dient, stellt keine Inzision im Sinne des OPS dar."

8.4.6 In-vitro-Aufbereitung von Stammzelltransplantaten

Die Verwendung eines Kodes für In-vitro-Aufbereitung führt bei allogenen Stammzell-Transplantationen zu einer deutlich höher bewerteten DRG. Infolgedessen können nur aufwendige Methoden der Transplantatverarbeitung wie Verwendung antikörperbeladener Säulen, CD34-Anreicherung, T-Zell-Depletion usw. in diese Kodierung münden. Einfache Methoden reichen dafür nicht aus, z. B. die Erythrozytendepletion, das Einfrieren, Qualitätssicherungsmaßnahmen oder Sterilitätskontrollen. Dies wurde inzwischen auch in den Splitkriterien der betroffenen DRGs korrigiert. 2025 wurde die Kodierung deutlich vereinfacht mit nur noch einem Kode, der vom Krankenhaus mit den entsprechenden Kosten erfasst wird. Näheres siehe Kapitel 5.1.2.

8.4.7 Stammzellsupport und Stammzellboost

Bis 2008 bestand die Möglichkeit, neben der Transplantation von Stammzellen auch den Stammzellsupport und den Stammzellboost zu kodieren. Aufgrund fehlender Definitionsschärfe und Abgrenzbarkeit untereinander und zur Stammzelltransplantation wurde der Kode für Stammzellsupport 2009 gestrichen. Es verblieben die Schlüssel

8-805.60 Stammzellboost nach erfolgter Transplantation von hämatopoetischen Stammzellen, ohne In-vitro-Aufbereitung

8-805.62 Stammzellboost nach erfolgter Transplantation von hämatopoetischen Stammzellen, nach In-vitro-Aufbereitung

Ein Stammzellboost erfolgt nach erfolgter Transplantation, z. B. um eine bisher schlechte (aber vorhandene!) Rekonstitution zu verbessern. Er kann, muss aber nicht im Transplantationsaufenthalt erfolgen. Da es auch hier Abgrenzungsprobleme zwischen einer Retransplantation und einem Boost gab, wurde der Boost 2026 wie folgt definiert: Unter einem Stammzellboost versteht man die erneute Gabe von hämatopoetischen Stammzellen nach erfolgter allogener oder autogener Stammzelltransplantation, um die unzureichende Rekonstitution (Engraftment) der vorherigen Transplantation auszugleichen. Dazu werden Stammzellen desselben Spenders verwendet. Eine erneute Konditionierung erfolgt nicht. Ein Stammzellboost kann in demselben stationären Aufenthalt, in dem die Stammzelltransplantation erfolgte, oder in einem Folgeaufenthalt durchgeführt werden.

Für den Stammzell-Boost mit in-vitro aufbereiteten Stammzellen kann ein Krankenhaus-individuelles Zusatzentgelt mit den Krankenkassen verhandelt werden (ZE2026-44). Weitere Details hierzu siehe im Kapitel 5.3 Autologe Transplantation.

8.5 Chemotherapie

8.5.1 Allgemeine Hinweise

Bei der Kodierung von Zytostatika gab es für 2022 gravierende Änderungen. Nach mehrjährigen Beratungen und Verhandlungen konnte sich die Selbstverwaltung endlich auf einen Änderungsvorschlag der DGHO verständigen, der die Kodierung einfacher und logischer macht. Das InEK hat aufgrund der Bedeutung dieser Kodes für die Vergütung (v.a. als Funktionen und in den Basis-DRGs E71, I65, R60, R61 und R63) bereits für 2022 die neue Kodierung simuliert und die Fälle entsprechend neu sortiert und bewertet. Üblicherweise wäre dies erst nach Ermittlung der neuen Leistungs- und Kostendaten in frühestens 2 Jahren geschehen. 2022 erfolgte noch keine reguläre Kalkulation auf Basis der Falldaten aus 2021, dies erfolgte erst ab 2023, aufgrund anderer Umbauten und Coronamaßnahmen (z. B. Dämpfungen) aber ohne deutlichen Effekt.

Die bisherigen Kodes aus 8-54 hatten seit Jahren zahlreiche Mängel bzw. passten nicht mehr zur Entwicklung der medikamentösen Tumortherapie:

Vor allem Unschärfen in der Abgrenzung der verschiedenen Chemotherapiekodes führten zu einer inkonsistenten Kodierung. So waren identische Protokolle bei Erwachsenen und Kindern unterschiedlich eingestuft, die Definitionen der Kodes überlappten sich teilweise. Auch lange Beispiellisten brachten keine Lösung, diese mussten mit großem Aufwand gepflegt werden, enthielten jedoch trotzdem Protokolle, die nicht gebräuchlich waren und ließen andererseits wichtige Therapien vermissen, waren fehlerhaft und unvollständig. Die Chemotherapie-Kodes wurden zwar vor einigen Jahren überarbeitet. Zusätzlich zur Komplexität müssen seitdem bei den nicht komplexen (8-542.-) und mittelgradig komplexen (8-543.-) Chemotherapien noch die Anzahl der Zytostatika und die Anzahl der Tage kodiert werden. Aber auch dies brachte keine Klarheit.

Weitere Probleme waren: neue Substanzen erfüllen formal nicht mehr die Definition einer Chemotherapie bzw. von zytostatischen Medikamenten. Auch war unklar, wie Kombinationspräparate mit 2 Wirkstoffen gezählt werden sollten. Und zuletzt entstanden Widersprüche bei der Kodierung von Doppelinduktionen zwischen den alten Kodes 8-544.1 und zweimal 8-544.0: obwohl beide Kodierungen die gleiche Therapie beschreiben, führten sie zuletzt in unterschiedliche DRG-Splits und damit Vergütungen. All diese Probleme wurden in der Reform der Chemotherapiekodierung nun angegangen, ohne das Prinzip der Zählung von Substanzen und Tagen aufzugeben.

Die Bedeutung der Chemotherapie als Kostentrenner ist über die Jahre gewachsen und geht über die reine Bewertung der Substanzen hinaus. Vielmehr sind die Kodes Surrogatparameter für komplexe Fälle mit langer Verweildauer. Für 2012 wurde erstmals eine Chemotherapie als Splitkriterium in der DRG M60B geschaffen, inzwischen jedoch wieder abgeschafft. Für 2013 wurde das Splitkriterium der mäßig komplexen Chemotherapie durch Streichung der Protokolle mit einem Medikament über ein bis 7 Tage bei akuten Leukämien (R60 und R63) geschärft. Seit 2017 ist die Chemotherapie auch Splitkriterium bei Bronchialkarzinomen (E71). In der DRG R63A war das Kriterium „hochkomplexe Chemotherapie" bis 2021 nur noch erfüllt bei Vorliegen von zwei Chemotherapieblöcken einer hochgradig komplexen und intensiven Blockchemotherapie (OPS 8-544.1), nicht mehr bei Kodierung von 8-544.0. In der Lymphom-DRG R61 erfolgte wiederholt eine Aufwertung von Fällen mit verschiedenen Chemotherapien. Bei Sarkomen erfolgte die Aufwertung der Chemotherapie von I65B in I65A, bevor der Split gestrichen wurde.

Die Chemotherapieprotokolle werden entsprechend der **Komplexität der Verabreichung** (Anzahl der Medikamente pro Zyklus, Infusionsdauer, Überwachungsaufwand, Spiegelmessungen usw.) in 3 Kategorien eingeteilt. Dabei wird der finanzielle Aufwand nicht berücksichtigt, sodass einfach zu applizierende, aber teure Zytostatika in der Gruppe „Nicht komplexe Chemotherapie" eingruppiert werden und umgekehrt. Die neuen Regeln seit 2022 werden weiter unten in diesem Kapitel erläutert.

Seit 2005 können einige Zytostatika auch als Zusatzentgelt abgerechnet werden. Da in vielen Krankenhäusern eine zentrale Chemotherapie-Zubereitung besteht und die Mengen dort erfasst werden, steht in diesem Leitfaden nicht die Auflistung sämtlicher Kodes. Welche Substanzen mengenmäßig erfasst werden können, siehe Liste der ZE-Medikamente. 2023 wurden 5 generische und damit günstige Chemotherapeutika, u. a. die Taxane, aus der ZE-Liste gestrichen, 2024 vier nicht mehr am Markt befindliche Produkte.

Achtung: Die **Prozeduren**-Kodes für Chemotherapie gelten **immer** (z.B. auch bei Verabreichung bei Amyloidose, MTX- oder Cyclophosphamid-Gabe bei rheumatischen Erkrankungen oder Rituximab bei Thrombopenien).

Bei Chemotherapie nichtmaligner Krankheiten kann zur Erläuterung der **Diagnose**kode

Z51.2 Zytostatische Therapie bei nichtmalignen Erkrankungen

als Nebendiagnose verwendet werden.

Zytostatika, Inhibitoren, Antikörper und Supportivmedikamente mit einem eigenen OPS-Kode in Kapitel 6 [Medikamente] werden zusätzlich zu einem Kode aus 8-54 mit einem Kode aus 6-00 kodiert (Beispiele: Filgrastim, Lenograstim oder Pegfilgrastim bei Chemotherapie; Rituximabgabe alleine oder bei R-DHAP).

Die redundanten Diagnose-Kodes

Z51.1 Chemotherapiesitzung wegen bösartiger Neubildung
Z51.82 Kombinierte Strahlen- und Chemotherapiesitzung wegen bösartiger Neubildung

entfallen ersatzlos.

Orale Chemotherapie ist in der OPS-Definition nicht enthalten, ebenso wenig zählt die Gabe von **Steroiden** im Sinne des OPS-Katalogs zu Chemotherapie. Die Unklarheiten der vergangenen Jahre über die Kodierbarkeit oraler Zytostatika wurden durch Streichung der entsprechenden Kodierregel beseitigt, die Kodierung ist eindeutig nicht möglich.

Im Prozedurenteil Chemotherapie wurden auch die Therapieformen mit Antikörpern aufgenommen.

Die Chemotherapie wird entsprechend der protokollgemäßen Dauer und Komplexität der während des stationären Aufenthaltes applizierten parenteralen Chemotherapie kodiert. Maßgeblich sind die im offiziellen, aktuellen Chemotherapieprotokoll gemachten Tagesvorgaben. Individuell notwendig werdende Verzögerungen bleiben unberücksichtigt. Verkürzungen führen ab 2022 also nicht mehr zu einer niedrigeren Klassifizierung (z. B. bei Abbruch einer Chemotherapie der Gruppe 8-543.- ggf. zur Umgruppierung in 8-542.-), diese Regel wurde 2022 gestrichen. Jeder stationäre Aufenthalt und jeder Block müssen einzeln kodiert werden. Komplexe Induktionschemotherapien werden weiterhin mit dem Kode 8-544 erfasst, auch wenn es innerhalb der Induktion einzelne Pausentage geben sollte. Die 2022 gestrichenen Regelungen für Pausentage wurden 2023 wieder aufgenommen, was von der DGHO begrüßt wird, da dadurch die Zählung der Dauer klarer wird.

Fest an Zytostatika gekoppelte Supportivmedikamente gelten nicht als eigene Medikamente und dürfen nicht kodiert und auch nicht zu den Medikamenten gezählt werden (Beispiele: Uromitexan nach Cyclophosphamid/Ifosfamid; Folinsäure nach Methotrexat). Diese Substanzen werden schon bei der Kalkulation der Relativgewichte berücksichtigt. Auch wirkungsverstärkende Substanzen (z. B. Leukovorin), Wachstumsfaktoren, Immunglobuline und Antikörper werden nicht als zusätzliche Substanzen gezählt. Klargestellt wurde 2023 auch, dass das Toxin in einem Antikörper-Konjugat nicht als Substanz im Sinne des OPS 8-54 zählt.

Um die neuen Ziffern etwas verständlicher zu machen, sind im Folgenden die Regeln zur Erfassung der Therapietage und Substanzen zusammengefasst:

Berechnung der Therapietage:

- Es zählen nur die Tage, an denen Substanzen iv oder sc appliziert werden und einzelne Pausentage. Orale Medikamente zählen nicht!
- Tage mit Vorspülung oder Nachspülung zählen nicht.
- Protokollgemäße Pausen bis einen Kalendertag gelten weiterhin als ein Protokoll, werden auch mitgezählt (dies kommt in den modernen Protokollen fast nicht mehr vor)
- Einzelne Pausentage wegen Therapieverzögerung, welche nicht zum Protokoll gehören, werden nicht mitgezählt, es kommt weder zu einem 2. Kode (erst ab 2 Tagen Pause) noch wird der Tag mitgezählt. [„Individuell notwendig werdende Verzögerungen bleiben unberücksichtigt."].

- Protokollgemäße Pausen ab zwei (Kalender)-Tagen führen dazu, dass ein neuer Kode angegeben werden muss (Beispiel: BEACOPP Tag 1–3 und Tag 8 werden gesondert kodiert)
- Bei Gaben über Nacht zählt nur der Tag, an dem die Gabe begonnen wurde (Beispiel: bei AraC über 24 Stunden zählt nur der Tag, an dem die Infusion gestartet wurde)
- Bei Gabe von Hochdosis-Methotrexat unter 1,5g/m² zählen die Tage mit Spiegelmessung zur Chemotherapie (Eine Chemotherapie mit Hochdosis-Methotrexat mit mindestens 1,5g/m² plus Leukovorin-Rescue ist in der Liste der Protokolle, die mit 8-544 zu kodieren sind; eine Zählung der Tage ist daher bei der hohen Dosis nicht erforderlich). Die Dauer des Leukovorin-Rescue ist seit 2023 keine Bedingung mehr, da sie in vielen Protokollen sehr unterschiedlich gehandhabt wird, es aber eindeutig HD-MTX-Protokolle sind.
- Die Chemotherapie wird entsprechend der protokollgemäßen Dauer kodiert. Der Satz mit den Kürzungen wurde 2022 gestrichen, sodass nun Kürzungen und Abbruch der Chemotherapie deren Kodierung nicht verändern. Es zählt die geplante Dauer. Dies gilt auch für Verlängerungen der Therapie.

Zählung der Substanzen:

Es wurde 2022 eine neue Definition der Medikamente, die gezählt werden dürfen, eingeführt. Dabei spricht mal neutral nur noch von Substanzen. Alle Substanzen, die intravenös oder subkutan verabreicht werden, werden gezählt.

Folgende Einzelsubstanzen oder Substanzgruppen können gezählt werden:

- Alkylierende Substanzen
- Antimetaboliten
- Pflanzliche Alkaloide (mit Ausnahme von homöopathischen und anthroposophischen Mitteln und anderen pflanzlichen Mitteln)

- Zytotoxische Antibiotika und verwandte Substanzen
- Platinhaltige Verbindungen
- Methylhydrazine
- Amsacrin, Asparaginase und Derivate wie Pegaspargase, Pemtostatin, Topotecan, Irinotecan, Arsentrioxid, Denileukindiftitox, Bortezomib, Vorinostat, Romidepsin, Eribulin, Aflibercept, Carfilzomib, Belinostat und Talimogen laherparepvec sowie neue antineoplastische Substanzen mit unterjähriger Zulassung, die bisher noch nicht berücksichtigt werden konnten, mit Ausnahme von zellulären Therapien und unter Berücksichtigung der Inklusiva und Exklusiva

Jede Substanz der o. a. Liste wird einzeln gezählt, auch wenn mehrere Substanzen in einem Medikament als Kombination enthalten sind. Dies löst das Problem von Vyxeos als Fixkombination aus Daunorubicin und Cytarabin. Nicht gezählt werden jedoch Toxine in Antikörper-Konjugaten.

Es werden die verwendeten Substanzen und nicht die Einzelapplikationen gezählt, also unabhängig davon, ob sie über alle zu berechnenden Tage verabreicht wurden oder über weniger Tage bzw. nur einmal.
Nicht gezählt werden:

- Orale Substanzen
- Lokal applizierte Zytostatika (z. B. intrathekal, hierfür ein Kode aus 8.541.-)
- Steroide
- Antikörper (hierfür 8-547.-)
- Toxine in Antikörper-Konjugaten
- wirkungsverstärkende Substanzen (z. B. Leukovorin)
- Wachstumsfaktoren
- Immunglobuline
- Fest an Zytostatika gekoppelte Supportivmedikamente (Beispiele: Uromitexan nach Cyclophosphamid/Ifosfamid; Folinsäure nach Methotrexat).

Die Systematik der Kodierung ist selbsterklärend: An die vierstelligen Kodes für die Komplexität werden an 5. Stelle die Anzahl der Tage und an 6. Stelle die Anzahl der Medikamente angefügt. Dabei wurden die Ziffern so gewählt, dass sie mit der Anzahl übereinstimmen:

.1X	1 Tag
.2X	2 Tage
.3X	3 Tage usw.
.X1	1 Zytostatikum
.X2	2 Zytostatika
.X3	3 Zytostatika usw.

Beispiel

Kodierung einer mittelgradig komplexen Chemotherapie mit 4 Medikamenten über 3 Tage:

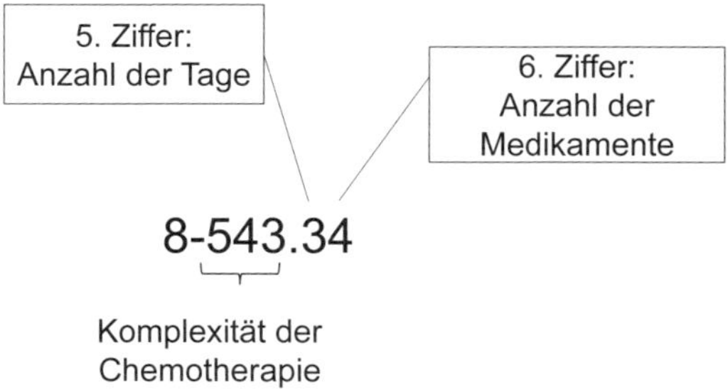

Neben den Klarstellungen zu Dauer der Chemotherapie und Anzahl der Substanzen, wie oben beschrieben, konnten die 3 Kodes für nicht, mittelgradig und hoch komplexe Chemotherapie nun endlich überschneidungsfrei definiert werden. Dadurch konnten eine ganze Reihe von Kodes sowie alle Beispiellisten endlich gestrichen werden. Details siehe unten unter 8.5.4.

8.5.2 Konditionierungsprotokolle vor Transplantation

Die Konditionierungs-Chemotherapie vor Stammzelltransplantationen muss kodiert werden. Die entsprechenden Kodes werden nach den allgemeinen Regeln ermittelt. Sie spiegeln nicht die potenzielle Toxizität wider (myeloablativ vs. nicht myeloablativ), sondern nur den Applikationsaufwand.

Für Treosulfan ist ausschließlich für die Konditionierung ein NUB-Entgelt vorhanden, nicht jedoch für die Gabe außerhalb dieser Indikation.

Eine Ganzkörperbestrahlung zur Konditionierung wird unterteilt nach der Gesamtdosis in die Kodes:

8-523.40 Gesamtdosis unter 4 Gy
8-523.41 Gesamtdosis 4 Gy bis unter 10 Gy
8-523.42 Gesamtdosis 10 Gy oder mehr

8.5.3 Chemotherapie bei Akuten Leukämien und Lymphomen

Die Durchführung von Chemotherapien ist in einigen Basis-DRGs splitrelevant u.a. in der A42 (Stammzellenentnahme) und den DRGs für akute Leukämie und Lymphome.

Die wesentliche Bedeutung besteht in der Einführung des Splitkriteriums „Komplexität der Chemotherapie“, das vor allem bei akuten Leukämien (Basis-DRGs R60 und R63 sowie R66Z) sowie bei gleichzeitiger Operation und hochkomplexer Chemotherapie (DRG R16Z) und bei Bronchialkarzinomen (E71) relevant ist. Seit 2009 sind die Lymphom-DRGs (R61) nach hochkomplexer und aufwändiger mäßig komplexer Chemotherapie gesplittet. Schließlich spielen einige Chemotherapiekodes bei der Komplizierenden Konstellation „Prä-MDC“ eine Rolle. Daher ist es sehr wichtig, die Kodierung der Chemotherapie bei diesen Hauptdiagnosen sorgfältig vorzunehmen. Dabei ist zu beachten, dass die komplizierten Protokolle, z.B. Induktionstherapien bei einer ALL-Therapie, trotz Pausentagen mit dem Kode 8-544 und nicht mit mehreren Kodes aus 8-543 verschlüsselt werden. Dazu dient eine Positivliste der in 844 zu kodierenden Protokolle. In der DRG R63A war das Kriterium „hochkomplexe Chemotherapie“ seit 2019 nur noch erfüllt bei Vorliegen von zwei Chemotherapieblöcken einer hochgradig komplexen und intensiven Blockchemotherapie (OPS 8-544.1), nicht mehr bei 8-544.0 (was gerne synonym kodiert wurde). Diese Unsicherheit ist durch Streichung der 5. Stelle des Kodes 8-544 beseitigt. In der Lymphom-DRG R61 erfolgte 2019 eine Aufwertung von Fällen mit nicht komplexer Chemotherapie ab 7 Tagen, mittelgradig komplexer und intensiver Blockchemotherapie ab 5 Tagen sowie mit hochgradig komplexer und intensiver Blockchemotherapie. Analog erfolgte 2021 eine Aufwertung von Fällen in R63 mit einer hochkomplexen Blockchemotherapie. Da für 2022 alle Kodes neu zugeordnet und sortiert wurden, müssen die Katalogeffekte dazu noch abgewartet werden, für 2025 waren die Effekte gering. Bei der Überführung der OPS-Kodes von 2019 und 2020 in das DRG-System 2022 wurden die Kodes durch das InEK entsprechend der neuen Definitionen überführt. Zum Beispiel wurden Fälle von 2020 mit einem Kode 8.543.52 (mittelgradig komplexe Chemotherapie, 5 Tage, 2 Medikamente) mit dem Kode 8-544 (hochkomplexe Chemotherapie mit der Bedingung mindestens 5 Tage und mindestens 2 Substanzen) in die Kalkulation übernommen oder die Unterscheidung zwischen 544.0 und 544.1 aufgehoben.

8.5.4 Definition der Chemotherapie-Kodes

Die Definitionen wurden 2022 eindeutig und überschneidungsfrei überarbeitet:

Nicht-komplexe Chemotherapie
Dieser Kode beinhaltet nur noch eintägige Protokolle mit einem oder zwei Substanzen. Entsprechend gibt es nur noch 2 Kodes:

8-542.11 ein Tag mit einer Substanz
8-542.12 ein Tag mit zwei Substanzen

Die Ziffer gilt für systemisch gegebene Substanzen, nicht jedoch für Steroide, Antikörpergabe (8-547.-) und andere Applikationen wie orale Gabe oder intrathekale Verabreichung u. ä. (8-541.-).

Sind Pausentage von mehr als einem Kalendertag in der Behandlung (z. B. Gabe an Tag 1, 8 und 15), muss die Ziffer jeweils neu kodiert werden.

Mittelgradig komplexe und intensive Chemotherapie
Dieser Kode gilt für Protokolle, bei denen an mindestens 2 Tagen mindestens eine Substanz (Zytostatika, Inhibitoren) oder als Eintages-Chemotherapie mindestens 3 Substanzen gegeben werden. Weiterhin gilt der Kode auch für komplexe und intensive Chemotherapie mit einer aufwendigen Therapiesteuerung mit Messung von Medikamentenspiegeln (z. B. MTX) oder Laborwerten (z. B. AT III bei Asparaginase).

Auch hier gelten die Ausnahmen von nicht intravenöser/subkutaner Therapie wie bei Ziffer 8-542. Auch hier wurden entsprechend Kodes gestrichen, die der neuen Definition nicht mehr entsprechen. Insbesondere erfolgt eine Abgrenzung zu den hochkomplexen Therapien nun per Definition (siehe unten).

Achtung: per Ausnahmedefinition zählen zusätzliche Gaben einer 5-FU-Dauerinfusion und/oder Decitabin und/oder Azacitidin und/oder niedrig dosiertem ARA-C nicht als Gaben einer weiteren Substanz. Somit bleiben solche Protokolle mittelgradig komplex (8-543), ohne diese Ausnahme wären diese Protokolle trotz geringem Applikationsaufwand in 8-544 zu hoch eingestuft worden.

Hochgradig komplexe und intensive Chemotherapie
Hier werden die aufwendigen Therapien hauptsächlich bei akuten Leukämien, aber auch bei Lymphomen, Hodentumoren und kindlichen Sarkomen erfasst. Dieser Kode hat die größten Veränderungen erfahren, entsprechend seiner ökonomischen Bedeutung.

Es werden mindestens 2 Substanzen (Zytostatika, Inhibitoren) innerhalb eines Therapieblocks von mindestens 5 Tagen Dauer subkutan oder intravenös verabfolgt oder eines der folgenden Protokolle angewendet:

Bei Kindern und Jugendlichen:

- Blöcke HR-1, HR-2, HR-3, F1, F2, R1, R2; Protokolle I, II oder III: Phase 1 oder 2 bei ALL
- Blöcke SIA (F1 oder F2) oder SIB (Phase 1); SCA1 oder SCB1 (Phase 2), SCA2 oder SCB2 (Phase 3); SCA3-SCA7; SCB3 Part 1 oder 2, SCB4 Part 1 oder 2; Blöcke F1, F2, R1, R2; Protokoll II-Ida, Phase 1 oder 2; Clo/Cyc/Eto bei ALL-Rezidiven
- Blöcke HAM, AIE, ADxE (Induktion), AI, AI/2-CDA (Konsolidierungstherapie), HD-Ara-C/ETO (HAE), FLAG, FLAG-L-DNR, Ida-FLAG, ARAC/L-DNR bei AML
- Kurs a, A4, A24, AA, AA24, AAZ1, AAZ2, AM, b, B4, B24, BB, BB24, BBZ1, BBZ2, BM, CC, Protokolle I, II oder III: Phase 1 oder 2 (a oder b) bei NHL A1, A2, A3, B1, B2, B3, AV2, AV3, BV1, BV2, BV3, AM1, AM2, AM3, BM1, BM2, BM3, AMV2, AMV3, BMV1, BMV2, BMV3, CC, ICM und ICI bei NHL
- Hochdosis-Methotrexat, mindestens 1,5 g/m^2 plus drei Tage Leucovorin-Rescue, auch ohne 2. Substanz [hier Abgrenzung zu 8-543 über die Dosis]

Bei Erwachsenen:

- Induktionstherapie I oder II, Konsolidationstherapie I, Konsolidationstherapie II in high-risk oder very-high-risk ALL, Reinduktionstherapie I oder II bei ALL
- Block A, B oder C bei B-ALL, aggressiven Lymphomen und ZNS-Lymphomen bei Patienten vor dem vollendeten 60. Lebensjahr („Bonner Protokoll"), BEAM, Dexa-BEAM bei NHL
- CLAEG, Ida-FLAG oder Mito-FLAG bei AML oder ALL
- AML-Induktion (A-EC, AIE, DA, LipDA, DA+Dasatinib, DAV, DNR, EC, HAM, IA, IAA, ICE, IC mit/ohne Clofarabin, IDAC, I-MAC, IVA, IVA+ATRA, IVA+Valproinsäure, IVA+Valproinsäure+ATRA, MAV, MAMAC, Mini-ICE, MTC)
- AML-Konsolidation (HAM, H-MAC, I-MAC, MAMAC, MHD-Ara-C/AMSA, MHD-Ara-C/Daunorubicin, MICE, NOVE)
- Hochdosis-Cytarabin, mindestens 1 g/m^2 als Einzeldosis und mindestens 6 g/m^2 kumulativ, auch ohne 2. Substanz

- Hochdosis-Methotrexat, mindestens 1,5 g/m² plus drei Tage Leucovorin-Rescue, auch ohne 2. Substanz [auch hier Abgrenzung zu 8-543 durch die MTX-Dosis]

Als besondere Therapieform wurden Therapieblöcke mit 5-FU-Dauerinfusion, Decitabin, Azacitidin und niedrig dosiertem ARA-C hier explizit ausgeschlossen, diese werden in 8-543 kodiert, obwohl sie formal in die hochkomplexen Therapien gehören würden.

Bei diesem Kode sind also die Beispiellisten durch Positivlisten abgelöst worden. Daher wird die Pflege dieser Listen sehr wichtig sein, auch wenn der Kode in der o.g. Definition auch noch nicht enthaltene Protokolle zulässt.

Durch die eindeutige Definition ist eine Unterscheidung in einen oder zwei Blöcke pro Aufenthalt nun obsolet, die 5. Stelle des Kodes wurde daher gestrichen. Bei einer Doppelinduktion wird der Kode 8-544 einfach zweimal kodiert, jeweils unter dem Tag der ersten Gabe.

Mit dieser Änderung stimmt die Kodierung nun auch mit der KDE Nr. 604 des MD vom Juni 2020 überein, in der der Teil einer Induktion entsprechend „niedriger" kodiert wird.

Um die Abgrenzung der Kodes voneinander anschaulich zu machen, hilft folgende Tabelle:

Tage/ Substanzen	1	2	3	4	5	6	7	8	≥9
1	542.11	543.21	543.31	543.41	543.51	543.61	543.71	543.81	543.91
2	542.12	543.22	543.32	543.42	544	544	544	544	544
3	543.13	543.23	543.33	543.43	544	544	544	544	544
4	543.14	543.24	543.34	543.44	544	544	544	544	544
5	543.15	543.25	543.35	543.45	544	544	544	544	544
6	543.16	543.26	543.36	543.46	544	544	544	544	544
≥ 7	543.17	543.27	543.37	543.47	544	544	544	544	544

8.6 Gerinnungsfaktoren

8.6.1 Ausgangslage

Nachdem viele Jahre über länderspezifische oder regionale Vereinbarungen Gerinnungsfaktoren (nicht) erstattet wurden, konnte 2013 endlich eine bundesweite Vereinbarung über den Zusatzentgeltkatalog getroffen werden.

Diese Vereinbarung war erforderlich geworden, da etwa die Hälfte der Bundesländer keine oder eine auf die sog. „Erbbluter" (angeborene Gerinnungsstörungen wie Hämophilie A) beschränkte Vergütung von Gerinnungsfaktoren hatte. Dies führte dazu, dass die Erstattung von Gerinnungsfaktoren bei erworbenen Gerinnungsstörungen in diesen Bundesländern regelhaft aus formalen Gründen von den Kassen verweigert wurde. In Bundesländern mit großzügigen Vereinbarungen dagegen wurden über das Bluterentgelt selbst Thrombozytenstörungen oder die Therapie des Morbus Werlhof vergütet.

Auf Initiative der Krankenhausgesellschaften wurde daher auf Bundesebene mit dem GKV Spitzenverband ein Vergütungskompromiss ausgehandelt, der als Einstieg in eine sachgerechte Vergütung von Gerinnungsfaktoren zu sehen ist, aber in den folgenden Jahren noch vereinfacht und verbessert werden musste. Das komplizierte Vergütungsmodell ist der Tatsache geschuldet, dass die Behandlung der angeborenen Gerinnungsstörungen gesetzlich geregelt außerhalb des Erlösbudgets der Krankenhäuser vergütet werden muss. Damit nicht auch erworbene und passagere Gerinnungsstörungen in diesen Budgettopf gelangen, war den Krankenkassen eine deutliche Abgrenzung dieser Fälle zum Bluterentgelt wichtig. Die 2013 grundsätzlich getroffene Vereinbarung konnte für 2014/2015 noch einmal nachgebessert werden. So sank die untere Schwelle, ab der eine Vergütung erfolgt, von 15.000 auf 9.500 EUR, gleichzeitig wurde von einer Faktorensicht (15.000 EUR pro Faktor) auf eine Fallsicht (9.500 EUR pro Fall) umgestellt. Beide Maßnahmen führten dazu, seitdem etwas mehr Fälle in den Genuss einer ZE-Vergütung kamen. Aus den Kostendaten des InEK für 2016 war eine Dreiteilung der Kosten für Gerinnungsfaktoren in den Kalkulationshäusern ersichtlich:

Wenige, aber sehr teure Fälle erhielten rekombinanten Faktor VII, eine weitere, sehr große Gruppe von Patienten erhielt Fibrinogen. Alle anderen Faktoren zusammen genommen bildeten den dritten Kostenblock. Daher wurden aus dem ZE2017-98 für die Gerinnungsfaktorgabe bei erworbenen Störungen ab 2018 drei Zusatzentgelte mit jeweils unterschiedlicher Einstiegsschwelle gebildet. Die Höhe der Einstiegsschwelle orientiert sich dabei jeweils an den Kosten für etwa 7–8 Einzelgaben. Aufgrund einer Zulassungserweiterung bei rekombinantem Faktor VII für die Indikation postpartale Blutung wurde 2024 ein eigenes ZE mit deutlich niedrigerer Einstiegsschwelle geschaffen, die etwa 3.500 EUR Kosten entspricht. Alles darunter verbleibt in den Kosten der Fallpauschalen:

Zusatzentgelt	Bezeichnung	Schwellenwert
ZE20XX-137	Gabe von rekombinantem aktiviertem Faktor VII	20.000 €
ZE20XX-138	Gabe von Fibrinogenkonzentrat	2.500 €
ZE20XX-139	Gabe von Blutgerinnungsfaktoren	6.000 € (für die Summe der Faktoren)
ZE20XX-219	Gabe von rekombinantem aktiviertem Faktor VII bei postpartaler Blutung (O72.-)	ab 200 kIE, entsprechend etwa 3.500 €

Bis 2013 war die Kodierung der Gerinnungsfaktoren bezüglich der applizierten Menge nur semiquantitativ möglich. Es existierten nur 3 Mengenkodes für die Gabe bis 2.000, bis 5.000 und für mehr als 5.000 Einheiten. Dies, zusammen mit den inkonsistenten Kostendaten der Kalkulationshäuser, stellte das InEK vor große Probleme, zu diesen Verbräuchen sachgerechte Kosten und damit Entgelte zu berechnen. Daher wurden im Katalog 2014 zahlreiche neue Dosisstufen für sämtliche Gerinnungsfaktoren eingeführt und 2016 noch einmal erweitert. Diese ermöglichen selbst ohne Kenntnis der Kostendaten der Kalkulationshäuser eine halbwegs genaue Erfassung der fallbezogenen Kosten. Die Ergebnisse dieser genaueren Kodierung konnten vom InEK allerdings erst 2018 in eine sachgerechtere Vergütung übersetzt werden, da vorher auch zu viele Fehler in Kodierung, Abrechnung und Kostenkalkulation der Gerinnungsfaktoren vorhanden waren.

Änderungen seit 2015

Für die Substitution von Gerinnungsfaktoren sind im Kapitel 8 des OPS-Katalogs entsprechende Ziffern vorhanden. Diese decken die in Deutschland und Europa erhältlichen Faktoren vollständig ab. Für 2015 wurden für den plasmatischen Faktor X und 2017 für Faktor XI neue Kodes eingeführt. Faktor X wurde 2019 und Faktor XI 2025 auch in zwei Zusatzentgelten vergütungsrelevant aufgenommen (ZE2026-97 und ZE2026-139). Seit 2015 sind die Alterssplits beim OPS-Kode für PPSB (8-812.5*) gestrichen worden. Dies war erforderlich geworden, da bei Vergütung des Faktors über das Bluterentgelt keine untere Schwelle existiert, hier also die Faktoren ab der ersten Einheit abgerechnet werden können. Da aber bei Patienten über 14 Jahren Verbräuche bis 3.500 IE bisher nicht kodiert werden konnten, lehnten manche Kostenträger die Bezahlung aufgrund dieses formalen Fehlers ab. Seit 2015 ist PPSB damit im Bluterentgelt ab der ersten Einheit abrechenbar, im Zusatzentgelt 30 wie bisher auch erst ab 3.500 Einheiten. Das Problem ist damit behoben.

Im Ergebnis bestehen nun 5 Zusatzentgelte.

8.6.2 Gerinnungsfaktoren bei angeborenen Gerinnungsstörungen

Im ZE2026-97 „Behandlung von Blutern mit Blutgerinnungsfaktoren" ging das bereits bestehende „Bluterentgelt" (zuletzt ZE2012-27) auf. Dieses wird extrabudgetär vergütet und definiert sich über eine Liste von Diagnosen, welche in Kombination mit bestimmten OPS-Kodes in das ZE münden. Die Diagnosenliste (siehe Kapitel 3.10) befindet sich in der Anlage 7 des Fallpauschalenkatalogs und beinhaltet neben sämtlichen angeborenen Gerinnungsstörungen auch die Hemmkörperhämophilien (D68.31 und .32, nicht jedoch .38!), die primäre Thrombopenie, das Wiskott-Aldrich-Syndrom und das Moschkowitz-Syndrom. Vor allem die nicht angeborenen Gerinnungsstörungen müssen exakt dokumentiert und schlüssig belegt werden, da sonst die Abrechnung des Bluter-ZE nicht möglich ist. Bei den Hemmkörperhämophilien empfehlen sich ein gerinnungsphysiologisches Konsil und eine genaue Labordiagnostik, da hier beim Faktorverbrauch schnell Summen von mehreren Hunderttausend Euro erreicht werden.

Neben diesen Diagnosen muss zur Abrechnung des ZE2026-97 mindestens einer der folgenden OPS-Kodes erfasst werden:

OPS-Kode	Bezeichnung
	Transfusion von Plasmabestandteilen und gentechnisch hergestellten Plasmaproteinen
8-810.6*	Rekombinanter aktivierter Faktor VII
8-810.7*	Plasmatischer Faktor VII
8-810.8*	Rekombinanter Faktor VIII
8-810.9*	Plasmatischer Faktor VIII
8-810.a*	Rekombinanter Faktor IX
8-810.b*	Plasmatischer Faktor IX
8-810.c*	Feiba – Prothrombinkomplex mit Faktor-VIII-Inhibitor-Bypass-Aktivität
8-810.d*	Von-Willebrand-Faktor
8-810.e*	Faktor XIII
8-810.j*	Fibrinogenkonzentrat
8-812.5*	Prothrombinkomplex
8-812.9	Humanes Protein C, parenteral
8-812.a	Plasmatischer Faktor X
8-812.b	Plasmatischer Faktor XI

In dieser Liste sind sämtliche kodierbaren Gerinnungsfaktoren enthalten. Für **PPSB** existiert bereits das ZE30, vereinbarungsgemäß kann bei Abrechnung des ZE2026-97 nicht gleichzeitig das ZE30 abgerechnet werden.

Der neu geschaffene Kode für humanes Protein C konnte vom InEK bisher nicht endgültig überprüft werden. Das Produkt ist nicht zu verwechseln mit dem rekombinanten Protein C, das bei der Sepsis eingesetzt wurde und bis 2012 als ZE73 abzurechnen war, dann jedoch vom Hersteller vom Markt genommen und als ZE gestrichen wurde. Bedauerlich ist das Fehlen des zu Protein C passenden Diagnosekodes D68.5 in Anlage 7. Bisher gab es bei den wenigen behandelten Fällen aber keine Abrechnungsprobleme.

8.6.3 Gerinnungsfaktoren bei erworbenen Gerinnungsstörungen

Neu geschaffen wurde 2013 das ZE20XX-98 „Gabe von Blutgerinnungsfaktoren", welches nicht bewertet ist, jedoch intrabudgetär vergütet wird. Dieses ZE hat also Effekte auf den Landesbasisfallwert und führt damit zu Umverteilungen zwischen den Krankenhäusern. Krankenhäuser, die in Bundesländern ohne historische Blutervereinbarung liegen, hatten im Jahr 2013 erstmals die Möglichkeit, Gerinnungsfaktoren bei erworbenen Störungen abrechnen zu können. Aus Furcht vor Fehlanreizen bestanden die Krankenkassen allerdings auf einem unrealistisch hohen unteren Schwellenwert in Höhe von 15.000 EUR für das ZE2013-98, und zwar jeweils für jeden Faktor getrennt. Ab Überschreitung dieses Schwellenwertes ist dann der gesamte für die Behandlung mit diesem Blutgerinnungsfaktor angefallene Betrag abzurechnen. Dieser Schwellenwert schloss über 99 % der Fälle in 2013 von einer Vergütung aus. Ab dem Katalog 2014 sank der Schwellenwert auf 9.500 EUR pro Fall. In einem weiteren Verbesserungsschritt wurde das ZE2017-98 ab 2018 in drei neue ZE geteilt, mit differenzierten Einstiegsschwellen. Insgesamt ist mit einer weiteren Verbesserung der Vergütung der Faktorkonzentrate über die ZE zu rechnen.

Aus dem alten ZE2017-98 wurden Fibrinogen und rekombinanter Faktor VII entnommen, alle anderen Faktoren verblieben in dem neuen ZE20XX-139. Für Faktor VII wurde das ZE20XX-137 geschaffen, Fibrinogen wird seit 2018 mit dem ZE20XX-138 ab einer Schwelle von 2.500 EUR vergütet. In Anlage 7 der Fallpauschalenvereinbarung sind die Diagnosen genannt, die zusammen mit einem entsprechenden OPS aus Anlage 6 in die ZE2026-137 bis 139 führen. Hierbei handelt es sich um die Antikoagulanzienblutung, die ITP, die HIT, weitere thrombozytäre Störungen, aber auch um unspezifische Kodes. Details siehe in Anlage 7 Tabelle 2 sowie Kapitel 3.10 in diesem Leitfaden.

Folgende OPS-Kodes (neu seit 2025 auch Faktor XI) triggern zusammen mit den genannten Diagnosen in folgende ZE:

OPS-Kode	Bezeichnung	ZE2026
	Transfusion von Plasmabestandteilen und gentechnisch hergestellten Plasmaproteinen	
8-810.6*	Rekombinanter aktivierter Faktor VII	137
8-810.6*	Rekombinanter aktivierter Faktor VII bei postpartaler Blutung	219 mit 072.-
8-810.7*	Plasmatischer Faktor VII	139
8-810.8*	Rekombinanter Faktor VIII	139
8-810.9*	Plasmatischer Faktor VIII	139
8-810.a*	Rekombinanter Faktor IX	139
8-810.b*	Plasmatischer Faktor IX	139
8-810.c*	Feiba-Prothrombinkomplex mit Faktor-VIII-Inhibitor-Bypass-Aktivität	139
8-810.d*	Von-Willebrand-Faktor	139
8-810.e*	Faktor XIII	139
8-810.j*	Fibrinogenkonzentrat	138
8-812.9	Humanes Protein C, parenteral	139
8-812.a	Plasmatischer Faktor X	139
8-812.b	Faktor XI	139

Die Liste ist bis auf das Fehlen von Prothrombinkomplex identisch mit der Liste für ZE2026-97. Der selten benötigte Faktor XI wurde 2025 ergänzt.

Für PPSB besteht das ZE30, daher ist die Vergütung darüber problemlos möglich. ZE30 kann nicht gleichzeitig mit dem entsprechenden ZE2026-97 für PPSB abgerechnet werden.

8.6.4 Gerinnungsfaktoren bei Gerinnungsstörungen der „Liste 3"

Leider konnten sich die Selbstverwaltungspartner bisher nicht bei allen Gerinnungsstörungen auf eine Zuordnung einigen, daher blieben 12 Kodes (seit 2026 durch Teilung von D65.1 13 Kodes) übrig, die nun im Einzelfall jeweils einem der beiden ZE zugeordnet werden müssen. Es handelt sich um Kodes aus D65 (inkl. Verbrauchskoagulopathie), die sonstige Hemmkörperhämophilie sowie unspezifische Kodes. Kritisch ist der Kode D68.4 zu sehen, da über diesen Kode recht viele erworbene Gerinnungsstörungen, v.a. bei Lebererkrankungen, kodiert werden. Bei diesem Kode ist das Streitpotenzial mit dem MD bereits vorprogrammiert. Details zu den Diagnosen in Anlage 7 Tabelle 3 sowie in Kapitel 3.10 in diesem Leitfaden. Die Einteilung von Fall zu Fall soll über das Kriterium „dauerhaft erworben" (in Bluter-ZE) und „temporär" (in ZE2026-137 bis 139) erfolgen, ohne dass diese Begriffe medizinisch definiert wären. Dauerhaft erworben wäre auf alle Fälle eine Störung, die lebenslang besteht bzw. bei Lebererkrankungen nur durch eine Lebertransplantation heilbar wäre. Daher können sicherlich Faktoren bei Patienten, die bereits gelistet sind oder zur Lebertransplantation aufgenommen wurden, über das ZE2026-97 abgerechnet werden. Auch Substitutionen bei schwersten Lebererkrankungen bei Alkoholikern, die nicht gelistet werden können, würden über das „Bluter-ZE" abgerechnet werden. Näheres dazu siehe Kapitel 3.10.5.

Liste 3: Folgende Diagnosekodes werden von Fall zu Fall dem Bluter- [97] oder Gerinnungsfaktoren-ZE [137-139] zugeordnet:

Kode	Bezeichnung	Führt in ZE2026-
D65.0	Erworbene Afibrinogenämie [auch erworbener Fibrinogenmangel, siehe SAB-Entscheidung]	138

Kode	Bezeichnung	Führt in ZE2026-
D65.1	Disseminierte intravasale Gerinnung [DIG, DIC]	In der Regel temporär, da mit Überwindung der Ursache auch die Gerinnungsstörung behoben ist; daher 137–139
D65.2	Erworbene Fibrinolyseblutung	
D68.01	Erworbenes Willebrand-Jürgens-Syndrom	97 oder 137–139
D68.09	Willebrand-Jürgens-Syndrom, nicht näher bezeichnet	97 oder 137–139
D68.38	Sonstige hämorrhagische Diathese durch sonstige und nicht näher bezeichnete Antikörper	Cave: die spezifischeren Kodes .31 und .32 führen eindeutig in das Bluter-ZE2026-97!
D68.4	Erworbener Mangel an Gerinnungsfaktoren	Blutgerinnungsstörungen, die nur durch eine Lebertransplantation heilbar wären, sind dem ZE2026-97 zuzuordnen.
D68.8	Sonstige näher bezeichnete Koagulopathien	97 oder 137–139
D69.1	Qualitative Thrombozytendefekte	97 oder 137–139
D69.88	Sonstige näher bezeichnete hämorrhagische Diathesen	97 oder 137–139
P53	Hämorrhagische Krankheit beim Feten und Neugeborenen	97 oder 137–139
P60	Disseminierte intravasale Gerinnung beim Feten und Neugeborenen	97 oder 137–139

Da die Zuordnung der Diagnosen zu einem der beiden Zusatzentgelte Probleme bereiten kann, sollen im Folgenden einige Hilfestellungen dazu gegeben werden:

Disseminierte intravasale Gerinnung

Die Kodes aus D65 beschreiben in der Regel die Komplikation einer anderen Erkrankung, z. B. eines Polytraumas mit Schock, einer geburtshilflichen Komplikation oder einer Sepsis. Mit Beherrschen dieser schweren Grunderkrankung normalisiert sich in der Regel auch die Gerinnungssituation, sodass bei diesen Kodes von einer temporären Störung und damit einer Vergütung über das Zusatzentgelt ZE2026-137 bis 139 auszugehen ist. Eine länger andauernde disseminierte intravasale Gerinnung führt andererseits rasch zum Tod des Patienten. Das Gesagte gilt auch für die Verbrauchskoagulopathie des Neugeborenen (P60).

Erworbenes Willebrand-Jürgens-Syndrom

Die beiden Kodes zum Willebrand-Jürgens-Syndrom aus Liste 3 beschreiben ein sehr seltenes Phänomen. In der Regel ist das Willebrand-Jürgens-Syndrom angeboren. Seltene erworbene Formen treten meistens als Begleiterkrankung bei Herzklappendefekten (vor allem bei der Aortenstenose), im Rahmen von einigen Autoimmunerkrankungen (wie z. B. bei der Purpura Schönlein-Henoch), bei Malignen Lymphomen, als Folge des Einsatzes einer Herz-Lungen-Maschine oder als Nebenwirkung einer Therapie mit Valproat auf. Meist ist die Störung temporär, in extrem seltenen Fällen wie als Symptom einer Autoimmunerkrankung kann die Gerinnungsstörung aber auch persistieren. Nur dann kommt bei Substitution von Faktoren das Bluterentgelt zur Abrechnung.

D68.4 Sonstige Gerinnungsstörung

Kritisch ist der Kode D68.4 zu sehen, da über diesen Kode recht viele erworbene Gerinnungsstörungen, v. a. bei Lebererkrankungen, kodiert werden. Außerdem wird dieser Kode oft irrtümlich zusätzlich kodiert und löst damit eine falsche Vergütung aus. Bei diesem Kode ist das Streitpotenzial mit dem MD also bereits vorprogrammiert.

Daher können sicherlich Faktoren bei Patienten, die bereits zur Lebertransplantation gelistet sind oder zur Lebertransplantation aufgenommen wurden, über das ZE20XX-97 abgerechnet werden. Auch Substitutionen bei schwersten Lebererkrankungen bei

Alkoholikern, die nicht gelistet werden können, würden über das Bluter-ZE abgerechnet werden.

Folgende Einschränkungen finden sich im ICD-10 zu D68.4:

Enthalten sind die Gerinnungsstörungen bei Lebererkrankungen und durch Vitamin-K-Mangel, nicht jedoch, wenn der Vitamin-K-Mangel iatrogen bei Cumaringabe (dann D68.33) oder anderen Medikamenten (dann anderen Kode aus D68.3-) oder bei Neugeborenen (dann P53) auftritt. Ebenso wenig kann D68.4 bei einem erworbenen Willebrand-Jürgens-Syndrom (dann D68.01) kodiert werden.

Folgende Diagnosen qualifizieren (ohne Anspruch auf Vollständigkeit) zusammen mit dem Kode D68.4 bei Faktorengabe wegen Gerinnungsstörung zur Abrechnung im ZE2026-97:

ICD-Kode	Bezeichnung
K70.4	Alkoholisches Leberversagen [sämtliche Kodes]
K71.1	Toxische Leberkrankheit mit Lebernekrose
K72.-	Leberversagen, andernorts nicht klassifiziert [sämtliche Kodes]
K74.3	Primäre biliäre Cholangitis
K74.4	Sekundäre biliäre Zirrhose
K74.72!	Leberzirrose, Stadium Child-Pugh C [Zusatzkode]
K76.5	VOD
K76.7	Hepatorenales Syndrom
O90.4	Hepatorenales Syndrom, postpartal
K77.13*	Stadium 3 der akuten Leber-Graft-versus-host-Krankheit (mit T86.02†)
K77.14*	Stadium 4 der akuten Leber-Graft-versus-host-Krankheit (mit T86.02†)

8.7 Hitliste Prozeduren

Diese Liste stellt eine Hitliste der wichtigsten Prozeduren und deren Regeln bei der Verschlüsselung für eine **internistische** Abteilung mit hämatologisch-onkologischem Schwerpunkt dar.

Die Prozeduren werden in die Bereiche

- Hämato-onkologische Diagnostik
- Allgemeine Diagnostik
- Infektionsdiagnostik
- Transplantationsprozeduren
- Therapeutische Maßnahmen (außer TPL und Chemotherapie)
- Chemotherapie
- Transfusionen
- ZE-Medikamente (Antikörper, Antimykotika, Wachstumsfaktoren, Zytostatika)
- Notfälle, kardiologische Prozeduren, Reanimation

unterteilt.

Nomenklatur:
Fettgedruckte Ziffern sind nur Kapitelüberschriften und nicht verwendbar.
Hellgrau unterlegte Ziffern nur einmal pro Aufenthalt verschlüsseln, alle anderen bei jeder Maßnahme (z. B. TPL über 2 Tage = 2 x die Ziffer eingeben)

↔bei diesem Symbol muss die Seite mit kodiert werden: R = rechts, L = links. Beidseitige Prozeduren werden mit jeweils links und rechts kodiert.

8.7.1 Hämato-onkologische Diagnostik

Für die Messung der minimalen Resterkrankung (MRD) gibt es die Kodes:

1-991.- Molekulares Monitoring der Resttumorlast [MRD]

1-991.0 Molekulargenetische Identifikation und Herstellung von patientenspezifischen Markern für die Bestimmung der Resttumorlast (Minimal Residual Diseases (MRD)) Inkl.: PCR- und Sequenzanalyse zur Markeridentifikation, Sensitivitäts- und Spezifitätstestung

1-991.1 Patientenspezifische molekulargenetische Quantifizierung der Resttumorlast (MRD-Monitoring) (mindestens 2 quantitative PCR pro Untersuchung).

1-991.2 Molekular-genetische Identifikation von krankheitsspezifischen Markern

1-991.3 Krankheitsspezifische molekulargenetische Quantifizierung

Diese Kodes unterscheiden nach patienten- und krankheitsspezifischer Untersuchung und führen in die unbewerteten Zusatzentgelte ZE2026-115 (1991.0) und -116 (für 1-991.1) für die patientenspezifischen Untersuchungen (v.a. bei ALL) und ZE2026-198 (1-991.2) und -199 (1-991.3) für die krankheitsspezifischen Tests, wie sie z.B. bei der AML durchgeführt werden. Ursache der Einführung von 2 neuen OPS-Kodes und den dazu gehörigen Zusatzentgelten im Jahr 2022 war, dass vom MD die Kodierungen der MRD-Untersuchung bei ALL bisher akzeptiert wurde, nicht jedoch bei anderen hämatologischen Malignomen wie der AML. Das InEK fand in der Datenanalyse zahlreiche Fälle mit HD AML und den (formal falsch) verwendeten Kodes für patientenspez. Testung. Durch die neuen Kodes sollte dieser Streit beigelegt sein. Trotzdem sollte im Vorfeld mit den Kassen die Vergütung geklärt werden, wenn andere Erkrankungen mittels MRD überwacht werden. Teilweise ist dem MD die Evidenz bei diesen Indikationen zu gering, um die teure Untersuchung hier bereits als Standard anzuerkennen. Auch werden die beiden neuen ZE wohl geringere Erlöse generieren, was den Streit weiter entschärfen wird.

Komplexe Diagnostik bei myeloischen und lymphatischen Neubildungen

Die Ziffer 1-941.- für die komplexe Leukämiediagnostik bei Erwachsenen wurde 2021 komplett überarbeitet. Sie umfasst nun

die Untersuchung im Rahmen der Initial- bzw. Rezidivdiagnostik einer Erkrankung aus den Kategorien C82–88, C90–C95, D46 und D47. Seit 2022 sind auch die NHL enthalten.
Der Kode hat folgende Mindestvoraussetzungen (alles in einem Aufenthalt):

- Knochenmarkpunktion/-aspiration mit morphologischer Beurteilung
- Immunphänotypisierung (FACS-Analyse)
- mindestens ein molekular- oder zytogenetisches Verfahren

Die klassische Zytogenetik wurde gestrichen, da sie nicht mehr regelhaft eingesetzt wird. Selbstverständlich darf der Kode nur verwendet werden, wenn dem Krankenhaus dafür auch Kosten entstehen, nicht aber, wenn die Zusatzuntersuchungen durch Dritte getragen werden wie z.B. im Rahmen der Referenzleistungsvereinbarung für Therapieoptimierungsstudien zwischen der Gesellschaft für Pädiatrische Onkologie und Hämatologie (GPOH) und der GKV.

Auch sind durch entsprechende Exklusiva Doppelvergütungen ausgeschlossen, z.B. darf ein Kode für MRD-Untersuchungen aus 1-991.2 nicht angegeben werden, wenn das molekulargenetische Verfahren als Komponente in dem bereits dokumentierten Kode 1-941.0 enthalten ist.

Neu ist ebenfalls, dass die HLA-Typisierung nun abgetrennt wurde und zusätzlich kodiert werden kann, und zwar nun getrennt nach niedrig- und hochauflösend sowie jeweils für den Patienten oder seine Verwandten im Rahmen der Familienspendersuche:

Mit einem Kode aus diesem Bereich ist die HLA-Typisierung zur Identifikation eines möglichen verwandten Spenders für eine allogene Stammzelltransplantation zu kodieren, inkl. der HLA-Typisierung der Eltern und Geschwister des Patienten. Die hochauflösende HLA-Typisierung (Zweifeldauflösung) beim Patienten gilt ferner als Voraussetzung zur Einleitung einer Fremdspendersuche für eine allogene Stammzelltransplantation und muss ab 2026 6 Allele umfassen (neu auch HLA-DP):

1-941.0 Komplexe Diagnostik

1-941.2 Niedrigauflösende HLA-Typisierung [Einfeldauflösung] oder hochauflösende HLA-Typisierung [Zweifeldauflösung] mit Bestimmung von HLA-A, HLA-B und HLA-DR

HLA-Typisierung mit Bestimmung von mindestens 3 und höchstens 5 Loci

.20 Beim Patienten

.21 Bei einem oder mehreren Verwandten

1-941.3 Hochauflösende HLA-Typisierung [Zweifeldauflösung] mit Bestimmung von HLA-A, HLA-B, HLA-C, HLA-DR, HLA-DP und HLA-DQ

.30 Beim Patienten

.31 Bei einem oder mehreren Verwandten

Damit ist die aufwendige Initial- und Rezidivdiagnostik kodierbar, die inzwischen auch als Splitkriterium in den Basis-DRGs R60 (für AML und MDS!) und R61 erlösrelevant und bei der AML 2021 und 2022 deutlich aufgewertet worden ist. Die hochauflösende Bestimmung in allen 6 Loci ist seit 2015 auch Standard zur Entscheidung, ob ein Spender HLA-ident ist oder nicht (siehe Kapitel 5). Der neuerdings eingeführte 6. Lokus DP findet seit 2026 Anwendung, vorher genügten 5 Loci.

Für Kinder und Jugendliche gibt es den Kode:

1-940 Komplexe Diagnostik bei hämatologischen und onkologischen Erkrankungen bei Kindern und Jugendlichen

Er gilt für Patienten bis 18 Jahren und ist an etliche Bedingungen geknüpft (Details siehe OPS-Katalog).

Genanalysen bei soliden Tumoren

Mit der Überarbeitung des bestehenden und der Schaffung neuer OPS-Kodes, zuletzt zur Epigenetik für 2022, hat das BfArM endlich den entscheidenden Schritt zur besseren Abbildung dieser teuren Spezialdiagnostik im DRG-System getan.

1-992 Durchführung von Genexpressionsanalysen in soliden bösartigen Neubildungen

Der Kode 1-992 wurde komplett überarbeitet und bildet die Genexpressionsanalysen bei soliden Tumoren ab, wie bisher unterteilt nach der Anzahl der analysierten Zielstrukturen. Er kodiert die Genexpressionsanalyse von Tumor- oder Zellmaterial aus Primärtumor oder Metastasen, Analysen zur Therapieplanung oder -steuerung in einem malignen Tumor durch quantitative Verfahren, z.B. PCR-Analyse, FISH, hybridisierungsbasierte Verfahren. Dabei werden die Zielstrukturen genau definiert: AZGP1, BIRC5, DHCR7, ERBB2(HER2)-Amplifikation, IL6ST, Ki67, MGP, PDL1, RBBP8, STC2, UBE2E. Ein Kode aus diesem Bereich ist jeweils nur einmal pro stationären Aufenthalt anzugeben.

Bei der kombinierten Durchführung von Genexpressionsanalysen und Analysen genetischer Veränderungen sind ein Kode aus 1-992 ff. und ein Kode aus 1-995 ff. anzugeben. Allerdings ist dieser Kode nicht mit 1-991 (MRD-Untersuchung),1-996 (NGS-Verfahren) oder 1-997 (epigenetische Untersuchungen) zu kombinieren.

Für die Bestimmung der Anzahl der Zielstrukturen sind für jede durchgeführte Analyse die gemäß klinischer Indikation zu untersuchenden Veränderungen auf Expressionsebene (z.B. mRNA, Protein) zu zählen. Der Aufwand für die Aufbereitung und Präanalytik des Tumormaterials oder der Biopsate oder für zusätzliche Untersuchungen zur Amplifikations-, Kontaminations- oder Identitätskontrolle sind im Kode enthalten und nicht gesondert zu kodieren. Bei Genexpressionsanalysen, die zur Identifikation von Expressionsmustern für eine gezielte medikamentöse Arzneimitteltherapie durchgeführt werden, können diese Kodes nur für die Diagnostik in Bezug auf zugelassene Anwendungsgebiete der jeweiligen Arzneimittel angegeben werden! Hiermit wird dann die Companion Diagnostik endlich abgebildet.

1-995 (Gezielte) Analyse genetischer Veränderungen in soliden bösartigen Neubildungen

Dieser 2021 neu geschaffene Kode verschlüsselt die Analyse von Tumor- oder Zellmaterial aus Primärtumor und Metastasen zur molekularen Charakterisierung, Therapieplanung oder -steuerung, nicht jedoch Diagnostik von Tumorprädispositionssyndromen in der Keimbahn oder histologische Untersuchungen eines Materials ohne topographische oder pathogenetische Beziehung zum Krankheitsprozess. Auch hier wird die Kodierung bei Analysen tumorgenetischer Veränderungen, die zur Identifikation von Mutationen für eine gezielte medikamentöse Arzneimitteltherapie durchgeführt werden, eingeschränkt auf die Diagnostik in Bezug auf zugelassene Anwendungsgebiete der jeweiligen Arzneimittel!

Bei der kombinierten Durchführung von Analysen genetischer Veränderungen und Genexpressionsanalysen sind ein Kode aus 1-992 ff. und ein Kode aus 1-995 ff. anzugeben. Für die Bestimmung der Anzahl der Zielstrukturen sind für jede durchgeführte Analyse die gemäß klinischer Indikation zu untersuchenden Mutationen zu zählen. Der Aufwand für die Aufbereitung und Präanalytik des Tumormaterials oder der Biopsate oder zusätzliche Untersuchungen zur Amplifikations-, Kontaminations- oder Identitätskontrolle sind im Kode enthalten und nicht gesondert zu kodieren. Auch hier gibt es Exklusiva zu den anderen molekulargenetischen Untersuchungen.

Der Kode wird an der 5. Stelle unterteilt nach der Art der Untersuchung und and er 6. Stelle nach der Anzahl der untersuchten Zielstrukturen:

0 Untersuchung auf chromosomale Alterationen/Aberrationen

1 Untersuchung auf Genmutationen

2 Untersuchung auf abnorme DNA-Methylierungsmuster

3 Klonalitätsanalyse

6. Ziffer	0 =	Analyse von 1 Zielstruktur
	1 =	Analyse von 2 bis 3 Zielstrukturen
	2 =	Analyse von 4 bis 10 Zielstrukturen
	3 =	Analyse von 11 oder mehr Zielstrukturen

1-996 Hochdurchsatz-Sequenzierungsverfahren [NGS] zur Analyse genetischer Veränderungen bei/in soliden bösartigen Neubildungen

Auch dieser Kode wurde 2021 neu eingeführt. Er inkludiert Next Generation Sequencing (NGS), High throughput sequencing (HTS) und Massive parallel sequencing. Verschlüsselt werden hier Analysen von Tumor- oder Zellmaterial aus Primärtumor und Metastasen oder Flüssigbiopsaten (zirkulierende freie Nukleinsäuren, Nukleinsäuren in Vesikeln) zur Therapieplanung und -steuerung bei einem soliden malignen Tumor.

Auch hier ist nicht die gleichzeitige Kodierung von Diagnostik von Tumordispositionssyndromen in der Keimbahn gemeint.

Bei einem Hochdurchsatz-Sequenzierungsverfahren werden gleichzeitig einzelne oder mehrere krankheitsrelevante oder krankheitsauslösende Gene mit ihren zugehörigen regulatorischen Sequenzen hinsichtlich genetischer Veränderungen untersucht. Der Aufwand für die Aufbereitung und Präanalytik des Tumormaterials oder der (liquiden) Biopsate oder zusätzliche Untersuchungen zur Amplifikations-, Kontaminations- oder Identitätskontrolle sind im Kode enthalten und nicht gesondert zu kodieren. Bei Genmutationsanalysen, die zur Identifikation von Mutationen für eine gezielte medikamentöse Arzneimitteltherapie durchgeführt werden, können diese Kodes nur für die Diagnostik in Bezug auf zugelassene Anwendungsgebiete der jeweiligen Arzneimittel angegeben werden.

Mindestmerkmale sind:

- Bioinformatische Auswertung der erhobenen Sequenzdaten mit Ergebnisdokumentation (ggf. mit Darlegung möglicher Konsequenzen für den Therapieplan)
- Durchführung eines validierten Verfahrens, für das anhand von Vergleichsproben Nachweisgrenzen von ≤ 1 % bei Flüssigbiopsaten und ≤ 5 % bei Gewebeproben belegt werden können

Der Kode unterscheidet an 5. Stelle, ob eine Gewebeprobe oder ein Flüssigbiopsat untersucht wird. Entscheidend jedoch ist die

6. Stelle, die anhand der untersuchten Menge an Kilobasen den Aufwand quantifiziert:

- 0 bis zu 5 Kilobasen
- 1 mehr als 5 bis zu 10 Kilobasen
- 2 mehr als 10 bis zu 15 Kilobasen
- 3 mehr als 15 bis zu 20 Kilobasen
- 4 mehr als 20 bis zu 25 Kilobasen
- 5 mehr als 25 bis zu 30 Kilobasen
- 6 mehr als 30 bis zu 35 Kilobasen
- 7 mehr als 35 bis zu 40 Kilobasen
- 8 mehr als 40 Kilobasen

1-997 DNA-methylierungsspezifische Hochdurchsatzverfahren (Array- oder NGS-basiert) zur Analyse epigenetischer Veränderungen bei/in soliden bösartigen Neubildungen

Dieser Kode wurde 2022 neu eingeführt, um die Lücke für epigenetische Untersuchungen zu schließen. Auch hier steht die Therapieplanung und -steuerung bei einem soliden malignen Tumor im Vordergrund. Einige Exklusiva grenzen den Kode von bereits etablierten Schlüsseln ab.

Bei einem DNA-methylierungsspezifischen Hochdurchsatzverfahren werden gleichzeitig einzelne oder mehrere krankheitsrelevante oder krankheitsauslösende Gene mit ihren zugehörigen regulatorischen Sequenzen hinsichtlich epigenetischer Veränderungen untersucht. Der Aufwand für die Aufbereitung und Präanalytik des Tumormaterials oder der (liquiden) Biopsate oder zusätzliche Untersuchungen zur Amplifikations-, Kontaminations- oder Identitätskontrolle sind im Kode enthalten und nicht gesondert zu kodieren. Bei DNA-methylierungsspezifischen Analysen, die zur Identifikation von epigenetischen Veränderungen für eine gezielte medikamentöse Arzneimitteltherapie durchgeführt werden, können diese Kodes nur für die Diagnostik in Bezug auf zugelassene Anwendungsgebiete der jeweiligen Arzneimittel angegeben werden. Auch hier ist also ein Bezug zur Therapieplanung Voraussetzung!

Mindestmerkmale:

- Bioinformatische Auswertung der erhobenen Sequenzdaten mit Ergebnisdokumentation (ggf. mit Darlegung möglicher Konsequenzen für den Therapieplan)
- Durchführung eines validierten Verfahrens, für das anhand von Vergleichsproben Nachweisgrenzen belegt werden können (analog 1-996)

Der Kode unterscheidet auch hier an 5. Stelle, ob eine Gewebeprobe oder ein Flüssigbiopsat untersucht wird, und über die 6. Stelle, die anhand der untersuchten Menge an Kilobasen den Aufwand quantifiziert.

Zusammenfassung der speziellen Diagnosekodes für die Hämatologie und Onkologie

Ziffer	Bezeichnung	Bemerkung
1-991.0	Molekulargenetische Identifikation und Herstellung von patientenspezifischen Markern für die Bestimmung der Resttumorlast (Minimal Residual Disease (MRD)) Inkl.: PCR- und Sequenzanalyse zur Markeridentifikation, Sensitivitäts- und Spezifitätstestung	Nur einmal pro Aufenthalt zu kodieren
1-991.1	Patientenspezifische molekulargenetische Quantifizierung der Resttumorlast (MRD-Monitoring)	mindestens 2 quantitative PCR pro Untersuchung
1-991.2	Molekulargenetische Identifikation von krankheitsspezifischen Markern für die Bestimmung der Resttumorlast (Minimal Residual Disease [MRD])	
1-991.3	Krankheitsspezifische molekulargenetische Quantifizierung der Resttumorlast [MRD-Monitoring]	

Ziffer	Bezeichnung	Bemerkung
1-992.-	Durchführung von Genexpressionsanalysen in soliden bösartigen Neubildungen *Inkl.:* Genexpressionsanalyse von Tumor- oder Zellmaterial aus Primärtumor oder Metastasen, Analysen zur Therapieplanung oder -steuerung in einem malignen Tumor durch quantitative Verfahren	Nur einmal pro Aufenthalt zu kodieren
1-992.0	Analyse von 1 bis 2 Zielstrukturen	
1-992.2	Analyse von 3 bis 12 Zielstrukturen	
1-992.3	Analyse von 13 oder mehr Zielstrukturen	
1-993	Automatisierte Anreicherung mit immunzytochemischer Detektion zirkulierender Tumorzellen [CTC]	
1-994	In-vitro-Bestimmung des Genexpressionsprofils mittels RNA aus Monozyten des peripheren Blutes bei Zustand nach Transplantation	
1-995	(Gezielte) Analyse genetischer Veränderungen in soliden bösartigen Neubildungen	
1-995.0	Untersuchung auf chromosomale Alterationen/Aberrationen	6. Ziffer 0=Analyse von 1 Zielstruktur 1=Analyse von 2 bis 3 Zielstrukturen 2=Analyse von 4 bis 10 Zielstrukturen 3=Analyse von 11 oder mehr Zielstrukturen
1-995.1	Untersuchung auf Genmutationen	
1-995.2	Untersuchung auf abnorme DNA-Methylierungsmuster	
1-995.3	Klonalitätsanalyse	

Ziffer	Bezeichnung	Bemerkung
1-996	Hochdurchsatz-Sequenzierungsver-fahren [NGS] zur Analyse genetischer Veränderungen bei/in soliden bösartigen Neubildungen 6. Ziffer: 0 bis zu 5 Kilobasen 1 mehr als 5 bis zu 10 Kilobasen 2 mehr als 10 bis zu 15 Kilobasen 3 mehr als 15 bis zu 20 Kilobasen 4 mehr als 20 bis zu 25 Kilobasen 5 mehr als 25 bis zu 30 Kilobasen 6 mehr als 30 bis zu 35 Kilobasen 7 mehr als 35 bis zu 40 Kilobasen 8 mehr als 40 Kilobasen	
1-996.0	Gewebeprobe	
1-996.1	Flüssigbiopsat	
1-997	DNA-methylierungsspezifische Hochdurchsatzverfahren (Array- oder NGS-basiert) zur Analyse epigenetischer Veränderungen bei/in soliden bösartigen Neubildungen	6. Ziffer: Anzahl analysierter Kilobasen wie bei 1-996
1-997.0	Gewebeprobe	
1-997.1	Flüssigbiopsat	
1-940	Komplexe Diagnostik bei hämatologischen und onkologischen Erkrankungen bei Kindern und Jugendlichen	Nur bei Patienten bis 18 Jahren kodierbar Definition siehe OPS Zusatzentgelt ZE2026-45!
1-941.0	Komplexe Diagnostik bei myeloischen und lymphatischen Neubildungen	Mindestens Zytologie, FACS, und ein molekular- od. zytogenetisches Verfahren

Ziffer	Bezeichnung	Bemerkung
1-941.2	Niedrigauflösende oder hochauflösende HLA-Typisierung von HLA-A, HLA-B und HLA-DR	HLA-Typisierung in 3-5 Loci niedrig- oder hochauflösend
.20	Beim Patienten	
.21	Bei einem oder mehreren Verwandten	
1-941.3	Hochauflösende HLA-Typisierung von HLA-A, HLA-B, HLA-C, HLA-DR, HLA-DP und HLA-DQ	HLA-Typisierung in 6 Loci hochauflösend
.30	Beim Patienten	
.31	Bei einem oder mehreren Verwandten	
1-990	Ex-vivo-Zellkultursystem zur prätherapeutischen Chemosensibilitätstestung	Bei Testung von mehr als 7 Medikamenten ist der jeweilige Kode erneut anzugeben
1-990.0	Durch Analyse der genomischen DNA-Synthese	
1-990.1	Durch Analyse von Parametern des Metabolismus	Inkl. ATP-Gehalt oder Aktivität der Atmungskette mit Farbstoffen
1-990.2	Durch Analyse von Parametern der Apoptose	Inkl. Anfärben toter oder apoptotischer Zellen od Messung der Caspasenaktivität
1-990.x	Sonstige	

8.7.2 Allgemeine Diagnostik

Ziffer	Bezeichnung	Bemerkung
1-204.2	Lumbale Liquorpunktion	nur Diagnostik
1-204.5	Liquorentnahme aus Shunt	z.B. aus Rickham-Reservoir, nur Diagnostik

Ziffer	Bezeichnung	Bemerkung
1-424	Biopsie am Knochenmark, Stanzbiopsie	gilt für alle KM-Punktionen (Stanzen, Zytologien, Beckenkamm und Sternum)
1-425	(Perkutane) (Nadel-)Biopsie an Lymphknoten .0↔ LK, zervikal .1↔ LK, supraklavikulär (Virchow-Drüse) .2↔ LK, axillär .3 LK, mediastinal .4 LK, paraaortal .5↔ LK, iliakal .6↔ LK, pelvin .7↔ LK, inguinal .x↔ LK, sonstige	5. Stelle Lokalisation
1-426.-	(Perkutane) (Nadel-)Biopsie an Lymphknoten mit Steuerung durch Bildgebung	5. Stelle Lokalisation wie unter 1-425 Endosono extra kodieren.
1-426.2-	Biopsie LK axillär .20↔ Ohne Markierung .21↔ Mit Clip-Markierung .22↔ Mit 1 magnetischen Marker .23↔ Mit 2 od. mehr magnet. Markern .2x↔ Mit sonstiger Markierung	Zusätzliche 6. Stelle für Art der Markierung
1-430	**Endoskopische Biopsie ohne Inzision an respiratorischen Organen**	1-5 Biopsien Inkl. Blutstillung Inkl. endoskopische Biopsie (dann Endoskopie zusätzlich kodieren)
1-430.1-	Biopsie Bronchus↔	.10 Zangenbiopsie .11 Kryobiopsie .12 Biopsie durch Schlingenabtragung .1x Sonstige

Ziffer	Bezeichnung	Bemerkung
1-430.2-	Biopsie Lunge↔	1-5 Biopsien .20 Zangenbiopsie .21 Kryobiopsie .2x Sonstige
1-430.3-	Stufenbiopsie Lunge↔	Mehr als 5 Biopsien .30 Zangenbiopsie .31 Kryobiopsie .3x Sonstige
1-431.0	Perkutane Biopsie Lunge↔	
1-432	**Perkutane Biopsie an respiratorischen Organen mit Steuerung Bildgebung**	
1-432.00	Lunge durch Feinnadelaspiration↔	
1-432.01	Lunge durch Stanzbiopsie ohne Clip-Markierung↔	
1-432.02	Lunge durch Stanzbiopsie mit Clip-Markierung↔	
1-432.0x	Lunge sonstige↔	
1-490.-	Biopsie ohne Inzision Haut	
1-490.0	Hals	Punch-Biopsie der Haut bei GvHD-Verdacht u. ä. Achtung: Weitere Codes für Kopf/Gesicht unter 1-41 (wird i.d.R. in einer Hautklinik durchgeführt). Achtung: Kodes gelten auch für Biopsien mit Inzision.
1-490.1	Schulterregion↔	
1-490.2	Oberarm und Ellbogen↔	
1-490.3	Unterarm und Hand↔	
1-490.4	Rumpf	
1-490.5	Oberschenkel↔	
1-490.6	Unterschenkel↔	
1-490.7	Fuß↔	
1-493.-	Perkutane (Nadel-)Biopsie Mamma	Siehe auch MD-Regel Nr. 3
1-493.30	durch Feinnadelaspiration	ohne Bildsteuerung
1-493.31	Stanzbiopsie ohne Clip-Markierung	
1-493.32	Stanzbiopsie mit Clip-Markierung	
1-494.30	durch Feinnadelaspiration	mit Bildsteuerung
1-494.31	Stanzbiopsie ohne Clip-Markierung	
1-494.32	Stanzbiopsie mit Clip-Markierung	
1-842	Perikardpunktion	Nur Diagnostik

Ziffer	Bezeichnung	Bemerkung
1-844	Pleurapunktion↔	Nur Diagnostik, nur 1x/Aufenthalt!
1-859.0	Punktion Schilddrüse	Nur Diagnostik
1-845	Leberpunktion (auch Zyste)	Nur Diagnostik
1-441.0	Perkutane (Nadel-)biospie der Leber	
1-441.2	Perkutane (Nadel-)biospie der Leber mit Steuerung durch bildgebende Verfahren	z. B. CT-gesteuert, Sonographie-gesteuert
1-853.2	Aszitespunktion	Nur Diagnostik, nur 1x/Aufenthalt!
8-93-.-	Monitoring Atmung, Herz, Kreislauf	
8-930	Ohne Messung PA-Druck und ZVD	Beinhaltet kontinuierliche Messung von EKG, RR, AF, sonstigen Vitalzeichen, O2-Sättigung, Bilanzierung
8-931.0	Mit Messung von ZVD, ohne kontin. reflexionsspektrom. Messung der zentralven. O2-Sättigung	
8-931.1	Mit Messung von ZVD, mit kontin. reflexionsspektrom. Messung der zentralven. O2-Sättigung	
8-932	Mit Messung von PA-Druck	

8.7.3 Infektionen – Diagnostik und Therapie

Ziffer	Bezeichnung	Bemerkung
	Klinische Untersuchung	Nicht kodierbar
	Blutkultur/Urinkultur	Nicht kodierbar
1-930.0	Infektiologisch-mikrobiologisches Monitoring bei Immunsuppression	Monitoring auf Infektionen (z.B. durch M. tuberculosis, nicht tuberkulöse Mykobakt., Mykoplasmen, Legionellen, CMV, HSV, VZV, Chlamydia pneumoniae, Pneumocystis carinii (jiroveci), Toxoplasma gondii, Aspergillus u.a. Fadenpilze und Candida) mit speziellen Methoden (Nukleinsäurenachweis, Antigennachweis, Spezialkulturen) bei Immunsuppression
1-930.1	Quantitative Virus-Nukleinsäurebestimmung	

Ziffer	Bezeichnung	Bemerkung
1-931.0	Molekularbiologisch-mikrobiologische Diagnostik – ohne Resistenzbestimmung	Inkl.: Multiplex-PCR, FISH [Fluoreszenz-in-situ-Hybridisierung], 16rDNA-Sequenzierung, Mehrfach-PCR Nicht gleichzeitig mit 1-930 Ein Kode aus diesem Bereich ist zu verwenden bei Verfahren zur schnellen Erregeridentifikation z.B. bei Blutstrominfektionen, schweren respiratorischen Infektionen, Meningitis, Enzephalitis, Gewebs- und Implantatinfektionen Mindestmerkmale: Es werden in einem einzigen diagnostischen Schritt mit einem spezialisierten Verfahren zum Nukleinsäurenachweis (mit/ohne Amplifikation) mindestens 10 Erreger gleichzeitig bestimmt
1-931.1	Molekularbiologisch-mikrobiologische Diagnostik – mit Resistenzbestimmung	
	Sonst. aufwendige Labordiagnostik	Nicht kodierbar
	Native Sonographie	Nicht kodierbar
8-831.2-	ZVK-Wechsel	5. Stelle: 0= anterograd 1= retrograd
	ZVK-Entfernung mit bakteriologischer Probenentnahme	Einschicken der ZVK-Spitze Seit 2008 nicht mehr kodierbar.
	Gabe von Antibiotika	Nicht kodierbar
	Gabe von Antimykotika	Kodes siehe OPS-Katalog
8-987.-	Komplexbehandlung bei Besiedelung oder Infektion mit multiresistenten Erregern [MRE]	5. Stelle: 0=Isolierstation 1=Normalstation 6. Stelle: Behandlungsdauer
8-98g	Komplexbehandlung bei Besiedelung oder Infektion mit isolationspflichtigen nicht multiresistenten Erregern	

8.7.4 Prozeduren bei Stammzelltransplantation

Ziffer	Bezeichnung	Bemerkung
5-410.--	**Entnahme von Stammzellen aus KM und PB zur Transplantation**	
5-410.2-	Art der In-vitro-Aufbereitung	
5-410.20	Positivanreicherung	Dieser Kode ist ein Zusatzkode. Er kann von der Klinik verwendet werden, bei der der Aufwand für die In-vitro-Aufbereitung entstanden ist.
5-410.21	T- und/oder B-Zell-Depletion	
5-410.22	Erythrozytendepletion	
5-410.2x	Sonstige	
5-410.00	aus KM zur Eigenspende	KM-Entnahme zur autologen Transplantation
5-410.01	aus KM zur allogenen Spende	Allogener Spender (verwandt und nicht verwandt!)
5-410.10	aus PB zur Eigenspende	Leukapherese zur autologen Transplantation. Die Stimulation mit G-CSF ist im Kode enthalten, ebenso die apparative Aufbereitung der Stammzellen!
5-410.11	aus PB zur allogenen Spende	Allogener Spender (verwandt und nicht verwandt!) Die Stimulation mit G-CSF ist im Kode enthalten, ebenso die apparative Aufbereitung der Stammzellen!
Für die Sammlung von Lymphozyten siehe nächste Liste. Für die Sammlung von Granulozyten gibt es keinen Prozeduren-Kode.		
5-411	**Knochenmarktransplantation**	

Ziffer	Bezeichnung	Bemerkung
5-411.00	autolog ohne In-vitro-Aufbereitung	In-vitro- = aufwendige Methoden mit AK-Säulen u. ä. HLA-identisch = 10/10 (A,B,C,DR,DQ) [hier im Gegensatz zur Diagnostik noch 5 Loci]
5-411.02	autolog nach In-vitro-Aufbereitung	
5-411.26	Allogen, nicht HLA-identisch, verwandt ohne In-vitro-Aufbereitung, Differenz in 1 Antigen	
5-411.24	Allogen, nicht HLA-identisch, verwandt nach In-vitro-Aufbereitung, Differenz in 1 Antigen	
5-411.25	Allogen, nicht HLA-identisch, verwandt nach In-vitro-Aufbereitung Differenz in 2-3 Antigenen (haploident)	
5-411.27	Allogen, nicht HLA-identisch, verwandt, ohne In-vitro-Aufbereitung, Differenz in 2-3 Antigenen (haploident)	
5-411.30	Allogen, nicht HLA-identisch, nicht verwandt ohne In-vitro-Aufbereitung	
5-411.32	Allogen, nicht HLA-identisch, nicht verwandt nach In-vitro-Aufbereitung	
5-411.40	Allogen, HLA-identisch, verwandt ohne In-vitro-Aufbereitung	
5-411.42	Allogen, HLA-identisch, verwandt nach In-vitro-Aufbereitung	
5-411.50	Allogen, HLA-identisch, nicht verwandt ohne In-vitro-Aufbereitung	
5-411.52	Allogen, HLA-identisch, nicht verwandt nach In-vitro-Aufbereitung	
5-411.6	Retransplantation während desselben stationären Aufenthalts	Komplett neue Transplantation mit neuer Konditionierung u./o. Spenderwechsel

Ziffer	Bezeichnung	Bemerkung
8-805	**Transfusion von peripher gewonnenen hämatopoetischen Stammzellen**	
8-805.00	autolog ohne In-vitro-Aufbereitung	In-vitro- = aufwendige Methoden mit AK-Säulen u. ä.
8-805.03	autolog nach In-vitro-Aufbereitung	
	Stammzellsupport nach Chemotherapie	gestrichen
8-805.26	Allogen, nicht HLA-identisch, verwandt ohne In-vitro-Aufbereitung bei Differenz in 1 Antigen	In-vitro- = aufwendige Methoden mit AK-Säulen u. ä. HLA-identisch = 10/10 (A,B,C,DR,DQ)
8-805.24	Allogen, nicht HLA-identisch, verwandt nach In-vitro-Aufbereitung bei Differenz in 1 Antigen	
8-805.25	Allogen, nicht HLA-identisch, verwandt nach In-vitro-Aufbereitung bei Differenz in 2-3 Antigenen (haploident)	
8-805.27	Allogen, nicht HLA-identisch, verwandt, ohne In-vitro-Aufbereitung, Differenz in 2-3 Antigenen (haploident)	
8-805.30	Allogen, nicht HLA-identisch, nicht verwandt ohne In-vitro-Aufbereitung	
8-805.32	Allogen, nicht HLA-identisch, nicht verwandt nach In-vitro-Aufbereitung	
8-805.40	Allogen, HLA-identisch, verwandt ohne In-vitro-Aufbereitung	
8-805.42	Allogen, HLA-identisch, verwandt nach In-vitro-Aufbereitung	
8-805.50	Allogen, HLA-identisch, nicht verwandt ohne In-vitro-Aufbereitung	
8-805.52	Allogen, HLA-identisch, nicht verwandt nach In-vitro-Aufbereitung	
8-805.6-	Stammzellboost nach erfolgter Stammzell-Transplantation	0 = ohne In-vitro Aufbereitung 2 = nach In-vitro Aufbereitung

Ziffer	Bezeichnung	Bemerkung
8-805.7	Retransfusion während desselben stationären Aufenthalts	Komplett neue Transplantation mit neuer Konditionierung u./o. Spenderwechsel
8-863.0	Periphere mesenchymale Stammzelltherapie	
5-410.3	Entnahme peripherer Blutzellen, Lymphozyten	
5-411.30	Autogen, T-Zellen zur Ex-vivo-Kultur und tumorspezifischen In-vitro-Aufbereitung Entnahme von T-Zellen zur Herstellung von CAR-T-Zellen	
5-411.31	Allogen (verwandt oder nicht verwandt)	Donor-Lymphozyten-Entnahme (für DLI)
8-802	**Transfusion von Leukozyten**	
8-802.2-	Lymphozyten, 1-5 TE	5. Stelle 0 ohne In-vitro-Aufbereitung 1 mit virusspezifischer In-Vitro-Aufbereitung 2 mit pilzspezifischer In-vitro-Aufbereitung 3 mit tumorspezifischer In-vitro-Aufbereitung, ohne gentechnische In-vitro-Aufbereitung 4 mit tumorspezifischer In-vitro-Aufbereitung, mit gentechnischer In-vitro-Aufbereitung 5 mit antigenspezifischer In-vitro-Aufbereitung, mit gentechnischer In-vitro-Aufbereitung [CAR-T!] x mit sonstiger In-vitro-Aufbereitung
8-802.3-	Lymphozyten, >5 TE	

Ziffer	Bezeichnung	Bemerkung
8-802.4-	Lymphozyten ohne erneute Gewinnung vom gleichen Spender nach Stammzelltransplantation	Bei DLI-Gabe verwenden! 5. Stelle 0 ohne In-vitro-Aufbereitung 2 mit virusspezifischer In-Vitro-Aufbereitung 3 mit pilzspezifischer In-vitro-Aufbereitung 4 mit tumorspezifischer In-vitro-Aufbereitung 5 mit sonstiger In-vitro-Aufbereitung 6 mit depletierender In-vitro-Aufbereitung
8-802.50	T-Zellen nach ex-vivo-Kultur	
8-802.51	NK-Zellen nach ex-vivo-Kultur	
8-802.52	Dendritische Zellen nach ex-vivo-Kultur	
8-802.5x	Sonstige Zellen nach ex-vivo-Kultur	
8-802.6-	Granulozytenkonzentrate	siehe ZE-Katalog
8-802.7	Lymphozyten **nach** erneuter Gewinnung vom **gleichen** Spender, nach Transplantation von hämatopoetischen Stammzellen	Bei DLI-Gabe verwenden! 5. Stelle 0 ohne In-vitro-Aufbereitung 1 mit virusspezifischer In-Vitro-Aufbereitung 2 mit pilzspezifischer In-vitro-Aufbereitung 3 mit tumorspezifischer In-vitro-Aufbereitung 5 mit depletierender In-vitro-Aufbereitung x mit sonstiger In-vitro-Aufbereitung
8-802.8	Lymphozyten **nach** erneuter Gewinnung von einem **anderen** Spender, nach Transplantation von hämatopoetischen Stammzellen	
	Zusatzkodes zur Transplantation	
5-411.2	**Art der In-vitro-Aufbereitung [Details siehe oben]**	
5-411.7	gestrichen	
5-930	**Art des Transplantats**	
5-930.00	Autolog ohne externe In-vitro-Aufbereitung	
5-930.01	Autolog mit externer In-vitro-Aufbereitung	

Ziffer	Bezeichnung	Bemerkung
5-930.1	Syngen	
5-930.20	Allogen, AB0-kompatibel	
5-930.21	Allogen, AB0-nichtkompatibel	

8.7.5 Therapeutische Maßnahmen (außer TPL und Chemotherapie)

Ziffer	Bezeichnung	Bemerkung
8-390.- (Auswahl)	**Lagerungsbehandlung**	Nur bei deutlich erhöhtem personellen, zeitlichen od. materiellen Aufwand, keine Antidekubituslagerung, nicht die standardmäßige Dekubitus-prophylaxe, siehe MD-Empfehlung Nr. 93
8-390.0	Lagerung im Spezialbett	Spezielle Lagerung (Schienen, Extensionen, Spezialbetten, bei Hemi- und Tetraplegie, bei WS-Instabilitäten (MM!)
8-390.1	Therapeutisch-funktionelle Lagerung (mehrmals täglich!)	
8-390.2	Lagerung im Schlingentisch	Beispiele: Sandwich- oder Rotationsbett, programmierbares elektrisches Schwergewichtigenbett
8-390.3	Lagerung bei Schienen	
8-390.5	Lagerung im Weichlagerungsbett	Mit programmierbarer automatischer Lagerungshilfe
8-547.30	Immunsuppression intravenös	
8-547.31	Immunsuppression sonstige Applikationsform	
8-015.-	Enterale Ernährungstherapie als medizinische Hauptbehandlung	Inkl. Erstellung des Behandlungsplanes
8-015.0	Über eine Sonde	
8-015.1	Über ein Stoma	
8-015.2	Therapeutische Hyperalimentation	
8-015.x	Sonstige	
8-016	Parenterale Ernährungstherapie als medizinische Hauptbehandlung	Inkl. Erstellung des Behandlungsplanes

Ziffer	Bezeichnung	Bemerkung
8-017.-	Enterale Ernährung als medizinische Nebenbehandlung	Inkl. Erstellung des Behandlungsplanes Die enterale Ernährung erfolgt über eine Sonde bzw. ein Stoma. Nicht auf Intensivstation
8-017.0	Mindestens 7 bis höchstens 13 Behandlungstage	
8-017.1	Mindestens 14 bis höchstens 20 Behandlungstage	
8-017.2	Mindestens 21 Behandlungstage	
8-018.-	Komplette parenterale Ernährung als medizinische Nebenbehandlung	Inkl. Erstellung des Behandlungsplanes Die parenterale Ernährung erfolgt intravenös. Nicht auf Intensivstation. Eine komplette parenterale Ernährung enthält die Makronährstoffe Glukose, Fette u. Aminosäuren und die Mikronährstoffe fett- und wasserlösliche Vitamine und Spurenelemente
8-018.0	Mindestens 7 bis höchstens 13 Behandlungstage	
8-018.1	Mindestens 14 bis höchstens 20 Behandlungstage	
8-018.2	Mindestens 21 Behandlungstage	
8-121	Darmspülung	Hebe-/Senk-Einlauf Nicht Micro-Clyss, nicht Oralav u. ä. Nicht als Vorbereitung auf einen Eingriff, z. B. Koloskopie!
8-132	**Manipulationen an der Harnblase**	
8-132.1	Spülung, einmalig	
8-132.2	Spülung, intermittierend	
8-132.3	Spülung, kontinuierlich	
	Transurethrales Legen eines Blasenkatheters	Kein Kode
8-144.-	**Therapeutische Drainage der Pleurahöhle↔**	Therapeutische Spülungen der Pleurahöhle gesondert kodieren (8-173.1 ff.)
8-144.0	Großlumig	Inkl.: Thoraxdrainage durch Mini-Thorakotomie

Ziffer	Bezeichnung	Bemerkung
8-144.1	Kleinlumig, dauerhaftes Verweilsystem	
8-144.2	Kleinlumig, sonstiger Katheter	Inkl.: Pleurakatheter; Einführung einer Drainage über Hohlnadel
8-152.0	Therapeutische Punktion Perikard	Perikardpunktion zur Entlastung Perikarddrainage
8-152.1	Therapeutische Punktion Pleurahöhle	Pleurapunktion zur Entlastung Nicht Chemotherapiegabe in die Pleurahöhle
8-153	Therapeutische Punktion Bauchhöhle	Aszitespunktion zur Entlastung
8-151.2	Therapeutische Punktion Ventrikelshunt	z. B. Punktion Rickham-Reservoir in Verbindung mit intrathekaler Chemotherapie
8-151.4	Therapeutische Lumbalpunktion	z. B. in Verbindung mit intrathekaler Chemotherapie
8-820	**Plasmapherese**	Die Gabe von Plasma oder Albumin ist im Kode enthalten!
8-820.0-	Therapeutische Plasmapherese mit normalem Plasma	z. B. bei HUS, letzte Ziffer: Anzahl der Plasmapheresen, siehe OPS. ZE!
8-820.1-	Therapeutische Plasmapherese mit kryodepletiertem Plasma	z. B. bei HUS, letzte Ziffer: Anzahl der Plasmapheresen, Siehe OPS. ZE!
8-820.2-	Therapeutische Plasmapherese mit gefrorenem, pathogeninaktiviertem Plasma	letzte Ziffer: Anzahl der Plasmapheresen, siehe OPS. ZE!
8-826.0-	Doppelfiltrationsplasmapherese ohne Kryofiltration	letzte Ziffer: Anzahl der Plasmapheresen, siehe OPS. ZE!
8-826.1-	Doppelfiltrationsplasmapherese mit Kryofiltration	letzte Ziffer: Anzahl der Plasmapheresen, siehe OPS. ZE!

Ziffer	Bezeichnung	Bemerkung
8-821.3-	Hämoperfusion [Vollblut-Adsorption]	.30 selektiv zur Entfernung hydrophober Substanzen .31 selektiv zur Entfernung sonstiger Substanzen .32 spezifisch
8-821.4	Adsorption zur Entfernung von Immunglobulinen und/oder Immunkomplexen [6. Stelle je nach regenerierbarem bzw. wieder verwendbarem Adsorber, Ersteinsatz]	Jede Adsorption ist zu kodieren!
8-823	Zellapherese	Therapeutisch z. B. bei Leukämien mit sehr hohen Zellzahlen zur Blastenreduktion. Hat nichts mit der Leukapherese zur Stammzellgewinnung zu tun! Zusatzentgelt ZE2025-15
8-825.0	Spezielle Zellapherese	mit Adsorption von Granulozyten und Monozyten an Zellulose-Perlen
8-825.1	Spezielle Zellapherese	mit Adsorption von Granulozyten, Monozyten und Lymphozyten in einem Polypropylen-Adsorptionsfilter
8-824	Photopherese	Jede Photophorese ist zu kodieren.
8-831.-	**ZVK und periperer Katheter**	
8-831.0-	Legen (Katheter muss mind. 6 cm lang sein)	6. Stelle: 0= zentral anterograd 1= zentral retrograd 2= von peripher in zentrales Gefäß 3= von peripher in peripheres Gefäß
8-831.2-	Wechsel	6. Stelle: wie Legen Kodes für Entfernung 2008 gestrichen!

Ziffer	Bezeichnung	Bemerkung
8-831.04	Legen eines großlumigen Katheters zur extrakorporalen Blutzirkulation in zentralvenöses Gefäß	Sheldonkatheter zur Leukapherese
8-854.2	Hämodialyse intermittierend mit Heparin oder ohne Antikoagulation	Jede einzelne Dialyse verschlüsseln! ZE!
8-854.3	Hämodialyse intermittierend mit anderer Antikoagulation	z. B. mit Citrat Jede einzelne Dialyse verschlüsseln! ZE!
8-854.4	Hämodialyse verlängert intermittierend mit Heparin oder ohne Antikoagulation	Mindestens 6 Stunden Jede einzelne Dialyse verschlüsseln! ZE!
8-854.5	Hämodialyse verlängert intermittierend mit anderer Antikoagulation	z. B. mit Citrat, mindestens 6 Stunden Jede einzelne Dialyse verschlüsseln! ZE!
5-399.-	Andere Operation an Blutgefäßen	
5-399.5	Implantation und Wechsel von venösen Katheterverweilsystemen (z. B. zur Chemotherapie oder zur Schmerztherapie)	PORT-Implantation /-Wechsel
5-399.6	Revision von venösen Katheterverweilsystemen (z. B. zur Chemotherapie oder zur Schmerztherapie)	PORT-Revision
5-399.7	Entfernung von venösen Katheterverweilsystemen (z. B. zur Chemotherapie oder zur Schmerztherapie)	PORT-Entfernung
5-399.b	Implantation und Wechsel einer implantierbaren Medikamentenpumpe (z. B. zur Chemotherapie oder zur Schmerztherapie)	b0 mit konstanter Flussrate b1 programmierbar mit variablem Tagesprofil bx sonstige
5-399.c	Revision einer implantierbaren Medikamentenpumpe (z. B. zur Chemotherapie oder zur Schmerztherapie)	

Ziffer	Bezeichnung	Bemerkung
5-399.d	Entfernung einer implantierbaren Medikamentenpumpe (z. B. zur Chemotherapie oder zur Schmerztherapie)	

8.7.6 Chemotherapie bei Neubildungen

Übersicht

8-541.-	Instillation von und lokoregionale Therapie mit zytotoxischen Materialien und Immunmodulatoren
8-541.0	Intrathekal
8-541.1	Intrazerebral
8-541.2	In die Pleurahöhle↔
8-541.3	Intraperitoneal
8-541.4	In die Harnblase
8-541.5	In das Nierenbecken↔
8-541.6	Arteriell
8-541.x	Sonstige↔
8-542.-	Nicht komplexe Chemotherapie [ein Tag] [.11 eine Substanz, .12 zwei Substanzen]
8-543.-	Mittelgradig komplexe und intensive Blockchemotherapie [5. Ziffer Anzahl der Tage, 6. Ziffer Anzahl der Substanzen]
8-544	**Hochgradig komplexe und intensive Blockchemotherapie**
8-546.-	**Hypertherme Chemotherapie**
8-546.0	Hypertherme intraperitoneale Chemotherapie (HIPEC)
8-546.1	Hypertherme intrathorakale Chemotherapie (HITOC)
8-547.-	**Andere Immuntherapie [Erläuterungen siehe weiter unten in diesem Kapitel]**
8-547.0	Mit Antikörpern gegen ein Zielepitop [die „klassischen" AK, z. B. Rituximab, Trastuzumab, Bevacizumab]
8-547.2	Mit Immunmodulatoren
8-547.4	Mit Antikörper-Wirkstoff-Konjugaten Exkl.: Therapie mit radioaktiven Antikörpern (8-530.7) [zytotox. Substanz im Kode enthalten, nicht extra kodieren!]

8-547.5	Mit bispezifischen Antikörpern
8-549.-	**Perkutane geschlossene Organperfusion mit Chemotherapeutika** 8-549.00 Leber ohne externen Blutfilter 8-549.01 Leber mit externem Blutfilter Inkl.: Perkutane Chemosaturation 8-549.x Sonstige

Nicht komplexe Chemotherapie (8-542)

Dieser Kode ist zu verwenden bei subkutaner oder intravenöser Eintages-Chemotherapie mit 1 oder 2 Medikamenten. Definition siehe weiter oben in diesem Kapitel.

Mittelgradig komplexe und intensive Blockchemotherapie (8-543)

Dieser Kode ist zu verwenden bei subkutaner oder intravenöser Therapie von mindestens 3 Substanzen an einem Tag oder mindestens 2 Substanzen an 2 oder mehr Tagen. Außerdem gilt der Kode für eine Chemotherapie mit aufwendiger, messungsabhängiger Therapiesteuerung (z. B. MTX mit spiegelabhängigem Leukovorin-Rescue). Definition siehe weiter oben in diesem Kapitel.

Die 5. Ziffer erfasst die Tage, die 6. Ziffer die applizierten Substanzen. 2 oder mehr Substanzen an mehr als vier Tagen fallen ab 2022 unter hoch komplexe Therapie:

8-543		Tage								
		1	2	3	4	5	6	7	8	≥9
Medikamente	1		.21	.31	.41	.51	.61	.71	.81	.91
	2		.22	.32	.42					
	3	.13	.23	.33	.43					
	4	.14	.24	.34	.44					
	5	.15	.25	.35	.45					
	6	.16	.26	.36	.46					
	≥7	.17	.27	.37	.47					

Hochgradig komplexe und intensive Blockchemotherapie (8-544)

Dieser Kode ist zu verwenden bei subkutaner oder intravenöser Therapie von mindestens 2 Substanzen (Zytostatika, Inhibitoren) von mindestens 5 Tagen Dauer. Dabei werden die wesentlichen Protokolle in einer Positivliste genannt. Weitere Details und Ausnahmen siehe weiter oben in diesem Kapitel.

Andere Immuntherapie (8-547.-)

Dieser Kode ist zu verwenden bei subkutaner oder intravenöser Therapie mit monoklonalen Antikörpern und Zytokinen.

Der Kode wurde, der medizinischen Entwicklung folgend, 2025 auf Vorschlag der DGHO komplett umgebaut. Auch war der bisher verwendete Begriff „modifiziert" nicht definiert und sorgte regelmäßig für Rückfragen. Dieser wurde daher gestrichen und stattdessen eine Einteilung in „klassische", bispezifische und Antikörper in einem Konjugat gewählt. Die beiden letzteren nehmen in der Versorgung immer mehr zu und sind auch vom Nebenwirkungsspektrum her von den klassischen AK abzugrenzen. So müssen bispezifische AK oft initial unter stationärer Überwachung gegeben werden. Diese recht neue Therapieform besteht aus einem Konjugat zweier verschiedener Antikörper, das dadurch gleichzeitig an zwei verschiedene Zielstrukturen („bispezifisch") andocken kann.

8-547.-	**Andere Immuntherapie**
8-547.0	mit Antikörpern gegen ein Zielepitop:
Trastuzumab (auch biosimilare AK)	
Bevazicumab (auch biosimilare AK)	
Rituximab (auch biosimilare AK)	
Alemtuzumab	
Cetuximab (auch biosimilare AK)	
Panitumumab u. ä.	

8-547.4	mit Antikörper-Wirkstoff-Konjugaten **Hinw.:** Bei Konjugaten aus einem monoklonalen Antikörper und einer zytotoxischen Substanz ist die zytotoxische Substanz im Kode enthalten und nicht zusätzlich unter 8-542 ff. bis 8-544 zu zählen.
Brentuximab vedotin	
Belantamab mafodotin	
Denileukin difitox	
Enfortumab vedotin	
Gemtuzumab ozogamizin	
Inotuzumab ozogamizin	
Polatumumab vedotin	
Sacituzumab govitecan	
Trastuzumab emtasin	
Trastuzumab deruxtecan u. a.	
8-547.5	mit bispezifischen Antikörpern
Blinatumumab	
Emicizumab	
Elranatamab	
Talquetamab u. a.	
8-530.6	Therapie mit radioaktiven rezeptorgerichteten Substanzen [nicht mehr AK!]
8-530.7	Immuntherapie mit radioaktiven AK
8-547.2	mit Immunmodulatoren
Interferon	
Interleukin 2	
Mifamurtid	
TNFalpha: Infliximab, Ethanercept	
8-547.30	Immunsuppression intravenös
8-547.31	Immunsuppression sonstige Applikationsform
8-547.x	Sonstige

Auf der Homepage des AK DRG der DGHO findet sich eine Liste der verfügbaren Antikörper und ihrer Kodierung unter https://www.dgho.de/arbeitskreise/a-g/drg-gesundheitsoekonomie/copy_of_kodierleitfaden/liste-mab-2025-kodierung-ak-drg-der-dgho-stand-2025-08-01.pdf

Hyperthermie im Rahmen einer onkologischen Behandlung

Ziffer	Bezeichnung
	Lokoregionale Hyperthermie
8-600.0	Lokal (oberflächlich)
8-600.1	Tiefenhyperthermie
8-601	Teilkörperhyperthermie (inkl. MR-Monitoring)
8-602	Ganzkörperhyperthermie

Monitoring ist in den Kodes enthalten. Planung (8-604), Chemotherapie, Thermoablation, Einsatz der HLM u. ä. werden zusätzlich kodiert.

8.7.7 Transfusionen

Übersicht

Die Kodes dieses Kapitels führen zum Teil in Zusatzentgelte. Zusatzentgelte werden berechnet nach Menge oder Anzahl der verabreichten Präparate.

8-80	Transfusion von Blutzellen
8-800.0	Vollblut 1-5 TE
8-800.1	Vollblut > 5 TE
8-800.6-	Thrombozytenkonzentrate, patientenbezogen (HLA-kompatibel)
8-800.p-	Thrombozytenkonzentrate, patientenbezogen (HLA-kompatibel), pathogeninaktiviert
8-800.c-	Erythrozytenkonzentrate

8-800.g- 8-800.m-	Thrombozytenkonzentrate (früher: gepoolt)
8-800.h- 8-800.n-	Pathogeninaktiviertes Thrombozytenkonzentrat
8-800.f- 8-800.k-	Apherese-Thrombozytenkonzentrate
8-800.d- 8-800.j-	Pathogeninaktiviertes Apherese-Thrombozytenkonzentrat
8-802.2	Transfusion von Lymphozyten 1-5 TE [auch CAR-T-Zellen!]
8-802.3	Transfusion von Lymphozyten mehr als 5 TE [auch CAR-T-Zellen!]
8-802.4-	Transfusion von Lymphozyten ohne erneute Gewinnung von Lymphozyten vom gleichen Spender (DLI)
8-802.7-	Transfusion von Lymphozyten **nach** erneuter Gewinnung vom **gleichen** Spender, nach Transplantation von hämatopoetischen Stammzellen
8-802.8-	Transfusion von Lymphozyten **nach** erneuter Gewinnung von einem **anderen** Spender, nach Transplantation von hämatopoetischen Stammzellen
8-802.5-	Transfusion von Leukozyten nach ex-vivo-Kultur
8-802.6-	Transfusion von Granulozyten
8-81	**Transfusion von Plasma und Plasmabestandteilen**
	Tabelle siehe unten; deutliche Spezifizierung der Dosisstufen seit 2014

Transfusion von Blutzellen

8-80	**Transfusion von Blutzellen**	
8-800.0	Vollblut 1–5 TE	Inkl. Bedside-Test
8-800.1	Vollblut > 5 TE	Inkl. Massentransfusion
8-800.c.-	**Erythrozytenkonzentrate**	
8-800.c0	EKs 1–5 TE	Kein ZE

8-800.c1	EKs 6–10 TE	Kindersplit! Nur abrechenbar für Patienten < 15 Jahre	
8-800.c2	EKs 11–15 TE	Kindersplit! Nur abrechenbar für Patienten < 15 Jahre	
8-800.c3	EKs 16–23 TE	8-800.ce	EKs 120–135 TE
8-800.c4	EKs 24–31 TE	8-800.cf	EKs 136–151 TE
8-800.c5	EKs 32–39 TE	8-800.cg	EKs 152–167 TE
8-800.c6	EKs 40–47 TE	8-800.ch	EKs 168–183 TE
8-800.c7	EKs 48–55 TE	8-800.ci	EKs 184–199 TE
8-800.c8	EKs 56–63 TE	8-800.ck	EKs 200–215 TE
8-800.c9	EKs 64–71 TE	8-800.cm	EKs 216–231 TE
8-800.ca	EKs 72–79 TE	8-800.cn	EKs 232–247 TE
8-800.cb	EKs 80–87 TE	8-800.cp	EKs 248–263 TE
8-800.cc	EKs 88–103 TE	8-800.cq	EKs 264–279 TE
8-800.cd	EKs 104–119 TE	8-800.cr	EKs 280 oder mehr
8-800.g/m	**Thrombozytenkonzentrat [Pool]**		
8-800.g0	1 TK	kein ZE	
8-800.g1	2 TK	Kindersplit! Nur abrechenbar für Patienten < 15 Jahre	
8-800.g2	3 TK	Kindersplit! Nur abrechenbar für Patienten < 15 Jahre	
8-800.g3	4 TK	8-800.gs	94 bis unter 102 TK
8-800.g4	5 TK	8-800.gt	102 bis unter 110 TK
8-800.g5	6 bis unter 8 TK	8-800.gu	110 bis unter 118 TK
8-800.g6	8 bis unter 10 TK	8-800.gv	118 bis unter 126 TK
8-800.g7	10 bis unter 12 TK	8-800.gz	126 bis unter 134 TK
8-800.g8	12 bis unter 14 TK	8-800.m0	134 bis unter 146 TK
8-800.g9	14 bis unter 16 TK	8-800.m1	146 bis unter 158 TK
8-800.ga	16 bis unter 18 TK	8-800.m2	158 bis unter 170 TK
8-800.gb	18 bis unter 20 TK	8-800.m3	170 bis unter 182 TK

8-800.gc	20 bis unter 24 TK	8-800.m4	182 bis unter 194 TK
8-800.gd	24 bis unter 28 TK	8-800.m5	194 bis unter 210 TK
8-800.ge	28 bis unter 32 TK	8-800.m6	210 bis unter 226 TK
8-800.gf	32 bis unter 36 TK	8-800.m7	226 bis unter 242 TK
8-800.gg	36 bis unter 40 TK	8-800.m8	242 bis unter 258 TK
8-800.gh	40 bis unter 46 TK	8-800.m9	258 bis unter 274 TK
8-800.gj	46 bis unter 52 TK	8-800.ma	274 bis unter 294 TK
8-800.gk	52 bis unter 58 TK	8-800.mb	294 bis unter 314 TK
8-800.gm	58 bis unter 64 TK	8-800.mc	314 bis unter 334 TK
8-800.gn	64 bis unter 70 TK	8-800.md	334 bis unter 354 TK
8-800.gp	70 bis unter 78 TK	8-800.me	354 bis unter 374 TK
8-800.gq	78 bis unter 86 TK	8-800.mf	374 oder mehr TK
8-800.gr	86 bis unter 94 TK		
8-800.h/n	**Pathogeninaktiviertes Thrombozytenkonzentrat**		
		OPS-Kodes und Stufen identische zu normalem Pool-TK	
8-800.f/k	**Apherese-Thrombozytenkonzentrate**		
8-800.f0	1 TK	Kindersplit! Nur abrechenbar für Patienten < 15 Jahre	
8-800.f1	2 TK	8-800.fr	86 bis unter 94 TK
8-800.f2	3 TK	8-800.fs	94 bis unter 102 TK
8-800.f3	4 TK	8-800.ft	102 bis unter 110 TK
8-800.f4	5 TK	8-800.fu	110 bis unter 118 TK
8-800.f5	6 bis unter 8 TK	8-800.fv	118 bis unter 126 TK
8-800.f6	8 bis unter 10 TK	8-800.fz	126 bis unter 134 TK
8-800.f7	10 bis unter 12 TK	8-800.k0	134 bis unter 146 TK
8-800.f8	12 bis unter 14 TK	8-800.k1	146 bis unter 158 TK
8-800.f9	14 bis unter 16 TK	8-800.k2	158 bis unter 170 TK
8-800.fa	16 bis unter 18 TK	8-800.k3	170 bis unter 182 TK

8-800.fb	18 bis unter 20 TK	8-800.k4	182 bis unter 194 TK
8-800.fc	20 bis unter 24 TK	8-800.k5	194 bis unter 210 TK
8-800.fd	24 bis unter 28 TK	8-800.k6	210 bis unter 226 TK
8-800.fe	28 bis unter 32 TK	8-800.k7	226 bis unter 242 TK
8-800.ff	32 bis unter 36 TK	8-800.k8	242 bis unter 258 TK
8-800.fg	36 bis unter 40 TK	8-800.k9	258 bis unter 274 TK
8-800.fh	40 bis unter 46 TK	8-800.ka	274 bis unter 294 TK
8-800.fj	46 bis unter 52 TK	8-800.kb	294 bis unter 314 TK
8-800.fk	52 bis unter 58 TK	8-800.kc	314 bis unter 334 TK
8-800.fm	58 bis unter 64 TK	8-800.kd	334 bis unter 354 TK
8-800.fn	64 bis unter 70 TK	8-800.ke	354 bis unter 374 TK
8-800.fp	70 bis unter 78 TK	8-800.kf	374 oder mehr TK
8-800.fq	78 bis unter 86 TK		
8-800.d/j	**Pathogeninaktiviertes Apherese-Thrombozytenkonzentrat**		
		OPS-Kodes und Stufen identisch zu normalen Apherese-TK	
8-800.6.-	**THK, patientenbezogen HLA-kompatibel**	Bei Gabe von THKs, die wegen (V.a.) HLA- und andere(n) AK spezifisch für den Patienten hergestellt wurden.	
8-800.60	Pat-bez TKs 1 TE	8-800.6g	Pat-bez TKs 39–42 TE
8-800.61	Pat-bez TKs 2 TE	8-800.6h	Pat-bez TKs 43–46 TE
8-800.62	Pat-bez TKs 3–4 TE	8-800.6j	Pat-bez TKs 47–50 TE
8-800.63	Pat-bez TKs 5–6 TE	8-800.6k	Pat-bez TKs 51–54 TE
8-800.64	Pat-bez TKs 7–8 TE	8-800.6m	Pat-bez TKs 55–58 TE
8-800.65	Pat-bez TKs 9–10 TE	8-800.6n	Pat-bez TKs 59–62 TE
8-800.66	Pat-bez TKs 11–12 TE	8-800.6p	Pat-bez TKs 63–66 TE
8-800.67	Pat-bez TKs 13–14 TE	8-800.6q	Pat-bez TKs 67–70 TE
8-800.68	Pat-bez TKs 15–16 TE	8-800.6s	Pat-bez TKs 71–78 TE
8-800.69	Pat-bez TKs 17–18 TE	8-800.6t	Pat-bez TKs 79–86 TE

8-800.6a	Pat-bez TKs 19–22 TE	8-800.6u	Pat-bez TKs 87–94 TE
8-800.6b	Pat-bez TKs 23–26 TE	8-800.6v	Pat-bez TKs 95–102 TE
8-800.6c	Pat-bez TKs 27–30 TE	8-800.6w	Pat-bez TKs 103–110 TE
8-800.6d	Pat-bez TKs 31–34 TE	8-800.6z	Pat-bez TKs 111 oder mehr TE
8-800.6e	Pat-bez TKs 35–38 TE		
8-800.p	**Pathogeninaktiviertes patientenbezogenes Thrombozytenkonzentrat**		
		OPS-Kodes und Stufen analog zu normalen patientenbezogenen TK	
8-802.6-	**Transfusion von Granulozyten**		
8-802.60	GKs 1 TE	8-802.66	GKs 11–12 TE
8-802.61	GKs 2 TE	8-802.67	GKs 13–14 TE
8-802.62	GKs 3–4 TE	8-802.68	GKs 15–16 TE
8-802.63	GKs 5–6 TE	8-802.69	GKs 17–18 TE
8-802.64	GKs 7–8 TE	8-802.6a	GKs 19–20 TE
8-802.65	GKs 9–10 TE	8-802.6b	GKs mehr als 20 TE

Transfusion von Plasma und Plasmabestandteilen (Auswahl)

Diese Tabelle stellt nur eine Auswahl der wichtigsten Präparate dar. Weitere Faktorenkonzentrate und Plasmaprodukte siehe OPS.

8-812.-	**Transfusion von Plasma und anderen Plasmabestandteilen und gentechnisch hergestellten Plasmaproteinen**	
8-812.6-	**normales Plasma**	Inkl. FFP, Humanalbumin
8-812.60	1–5 TE	
8-812.61	6–10 TE	
8-812.62	11–20 TE	
8-812.63	21–30 TE	
8-812.64	30 oder mehr TE	

8-812.7-	**kryodepletiertes Plasma**	
8-812.70	1–5 TE	
8-812.71	6–10 TE	
8-812.72	11–20 TE	
8-812.73	21–30 TE	
8-812.74	30 oder mehr TE	
8-812.8-	**pathogeninaktiviertes Plasma**	
8-812.80	1–5 TE	
8-812.81	6–10 TE	
8-812.82	11–20 TE	
8-812.83	21–30 TE	
8-812.84	30 oder mehr TE	
8-812.9-	Humanes Protein C, parenteral	10 Dosisstufen von 1.000 bis 25.000 I.E.
8-812.3	ATG vom Kaninchen	nicht bewertetes ZE!
8-812.4	ATG vom Pferd	nicht bewertetes ZE!
8-812.5-	**Prothrombinkomplex-Gabe**	PPSB u. ä. ZE2026-97 oder ZE30 24 Dosisstufen zwischen 500 und 200.500 IE 500 bis unter 3.500 IE nur im ZE2026-97 abrechenbar
8-810.g-	**AT III-Gabe**	17 Dosisstufen zwischen 2.000 und 150.000 IE 2.000 bis unter 7.000 I.E nur bei Patienten < 15 Jahren kodierbar Zusatzentgelt 47!
	bis unter 2.000 IE	Nicht kodierbar
8-810.j-	**Fibrinogen-Gabe**	26 Dosisstufen von 1 bis 160 gr. Keine Kindersplits ZE2026-97 oder ZE2026-137

8-810.6-	**Rekombinanter aktivierter Faktor VII**	27 Dosisstufen von 1 bis 70.000 kIE Keine Kindersplits ZE2026-97 oder ZE2026-138
8-810.7-	**Plasmatischer Faktor VII**	21 Dosisstufen von 1 bis 70.000 Einheiten Keine Kindersplits ZE2026-97 oder ZE2026-139
8-810.8-	**Rekombinanter Faktor VIII**	26 Dosisstufen von 1bis 280.000 Einheiten Keine Kindersplits ZE2026-97 oder ZE2026-139
8-810.9-	**Plasmatischer Faktor VIII**	27 Dosisstufen von 1bis 280.000 Einheiten Keine Kindersplits ZE2026-97 oder ZE2026-139
8-810.a-	**Rekombinanter Faktor IX**	27 Dosisstufen von 1 bis 280.000 Einheiten Keine Kindersplits ZE2026-97 oder ZE2026-139
8-810.b-	**Plasmatischer Faktor IX**	27 Dosisstufen von 1 bis 280.000 Einheiten Keine Kindersplits ZE2026-97 oder ZE2026-139
8-810.c-	**FEIBA – Prothrombinkomplex mit Faktor-VIII-Inhibitor-Bypass-Aktivität**	27 Dosisstufen von 1 bis 280.0000 Einheiten Keine Kindersplits ZE2026-97 oder ZE2026-139
8-810.d-	**Von-Willebrand-Faktor**	27 Dosisstufen von 1 bis 280.0000 Einheiten Keine Kindersplits ZE2026-97 oder ZE2026-139
8-810.e-	**Faktor XIII**	25 Dosisstufen von 1 bis 180.000 Einheiten Keine Kindersplits ZE2026-97 oder ZE2026-139

8-812.a	**Plasmatischer Faktor X**	21 Dosisstufen von 1 bis 100.000 Einheiten Keine Kindersplits ZE2026-97 oder ZE2026-139	
8-812.b	**Faktor XI**	Keine Dosisstufen ZE2026-97 oder ZE2026-139	
8-810.w	**Gabe von Human-Immunglobulinen, polyvalent**		
	bis unter 2,0 g	nicht kodierbar	
8-810.wv	2,0 bis unter 2,5 g	nur bei Patienten < 15 Jahren kodierbar [neu seit 2025, ZE93]	
8-810.w0	2,5 bis unter 5 g	nur bei Patienten < 15 Jahren kodierbar	
8-810.w1	5 bis unter 10 g	nur bei Patienten < 15 Jahren kodierbar	
8-810.w2	10 bis unter 15 g	8-810.wf	185 bis unter 205 g
8-810.w3	15 bis unter 25 g	8-810.wg	205 bis unter 225 g
8-810.w4	25 bis unter 35 g	8-810.wh	225 bis unter 245 g
8-810.w5	35 bis unter 45 g	8-810.wj	245 bis unter 285 g
8-810.w6	45 bis unter 55 g	8-810.wk	285 bis unter 325 g
8-810.w7	55 bis unter 65 g	8-810.wm	325 bis unter 365 g
8-810.w8	65 bis unter 75 g	8-810.wn	365 bis unter 445 g
8-810.w9	75 bis unter 85 g	8-810.wp	445 bis unter 525 g
8-810.wa	85 bis unter 105 g	8-810.wq	525 bis unter 605 g
8-810.wb	105 bis unter 125 g	8-810.wr	605 bis unter 685 g
8-810.wc	125 bis unter 145 g	8-810.ws	685 bis unter 765 g
8-810.wd	145 bis unter 165 g	8-810.wt	765 bis unter 845 g
8-810.we	165 bis unter 185 g	8-810.wu	845 g oder mehr

8.7.8 Zusatzentgeltfähige Medikamente

Antikörper und andere Biologica

ZE	Bezeichnung	Nummer	OPS	OPS-Text
ZE2026-151	Gabe von Rituximab, intravenös		6-001.h0	150 mg bis unter 250 mg
			6-001.h1	250 mg bis unter 350 mg
			6-001.h2	350 mg bis unter 450 mg
			6-001.h3	450 mg bis unter 550 mg
			6-001.h4	550 mg bis unter 650 mg
			6-001.h5	650 mg bis unter 750 mg
			6-001.h6	750 mg bis unter 850 mg
			6-001.h7	850 mg bis unter 950 mg
			6-001.h8	950 mg bis unter 1.050 mg
			6-001.h9	1.050 mg bis unter 1.250 mg
			6-001.ha	1.250 mg bis unter 1.450 mg
			6-001.hb	1.450 mg bis unter 1.650 mg
			6-001.hc	1.650 mg bis unter 2.150 mg
			6-001.hd	1.850 mg bis unter 2.050 mg
			6-001.he	2.050 mg bis unter 2.450 mg
			6-001.hf	2.450 mg bis unter 2.850 mg
			6-001.hg	2.850 mg bis unter 3.250 mg
			6-001.hh	3.250 mg bis unter 3.650 mg
			6-001.hj	[gestrichen]
			6-001.hk	3.650 mg bis unter 4.050 mg
			6-001.hm	4.050 mg bis unter 4.450 mg
			6-001.hn	4.450 mg bis unter 5.250 mg
			6-001.hp	5.250 mg bis unter 6.050 mg
			6-001.hq	6.050 mg bis unter 6.850 mg
			6-001.hr	6.850 mg bis unter 7.650 mg
			6-001.hs	7.650 mg bis unter 8.450 mg
			6-001.ht	8.450 mg bis unter 9.250 mg
			6-001.hu	9.250 mg bis unter 10.050 mg
			6-001.hv	10.050 mg oder mehr

ZE	Bezeichnung	Nummer	OPS	OPS-Text
ZE2026-103	Gabe von Rituximab, subkutan		6-001.j0	1.400 mg bis unter 2.800 mg
			6-001.j1	2.800 mg bis unter 4.200 mg
			6-001.j2	4.200 mg bis unter 5.600 mg
			6-001.j3	5.600 mg bis unter 7.000 mg
			6-001.j4	7.000 mg bis unter 8.400 mg
			6-001.j5	8.400 mg oder mehr
ZE2026-153	Gabe von Trastuzumab, intravenös		6-001.k0	100 mg bis unter 150 mg
			6-001.k1	150 mg bis unter 200 mg
			6-001.k2	200 mg bis unter 250 mg
			6-001.k3	250 mg bis unter 300 mg
			6-001.k4	300 mg bis unter 350 mg
			6-001.k5	350 mg bis unter 400 mg
			6-001.k6	400 mg bis unter 450 mg
			6-001.k7	450 mg bis unter 500 mg
			6-001.k8	500 mg bis unter 600 mg
			6-001.k9	600 mg bis unter 700 mg
			6-001.ka	700 mg bis unter 800 mg
			6-001.kb	800 mg bis unter 900 mg
			6-001.kc	900 mg bis unter 1.000 mg
			6-001.kd	1.000 mg bis unter 1.200 mg
			6-001.ke	1.200 mg bis unter 1.400 mg
			6-001.kf	1.400 mg bis unter 1.600 mg
			6-001.kg	1.600 mg bis unter 1.800 mg
			6-001.kh	1.800 mg bis unter 2.000 mg
			6-001.kj	2.000 mg bis unter 2.200 mg
			6-001.kk	2.200 mg bis unter 2.400 mg
			6-001.km	2.400 mg oder mehr

ZE	Bezeichnung	Nummer	OPS	OPS-Text
ZE2026-104	Gabe von Trastuzumab, subkutan		6-001.m0	600 mg bis unter 1.200 mg
			6-001.m1	1.200 mg bis unter 1.800 mg
			6-001.m2	1.800 mg bis unter 2.400 mg
			6-001.m3	2.400 mg bis unter 3.000 mg
			6-001.m4	3.000 mg bis unter 3.600 mg
			6-001.m5	3.600 mg oder mehr
ZE50	Gabe von Cetuximab	ZE50.01	6-001.a0	250 mg bis unter 350 mg
		ZE50.02	6-001.a1	350 mg bis unter 450 mg
		ZE50.03	6-001.a2	450 mg bis unter 550 mg
		ZE50.04	6-001.a3	550 mg bis unter 650 mg
		ZE50.05	6-001.a4	650 mg bis unter 750 mg
		ZE50.06	6-001.a5	750 mg bis unter 850 mg
		ZE50.07	6-001.a6	850 mg bis unter 1.050 mg
		ZE50.08	6-001.a7	1.050 mg bis unter 1.250 mg
		ZE50.09	6-001.a8	1.250 mg bis unter 1.450 mg
		ZE50.10	6-001.a9	1.450 mg bis unter 1.650 mg
		ZE50.11	6-001.aa	1.650 mg bis unter 1.850 mg
		ZE50.12	6-001.ab	1.850 mg bis unter 2.150 mg
		ZE50.13	6-001.ac	2.150 mg bis unter 2.450 mg
		ZE50.14	6-001.ad	2.450 mg bis unter 2.750 mg
		ZE50.15	6-001.ae	2.750 mg bis unter 3.050 mg
		ZE50.16	6-001.af	3.050 mg bis unter 3.350 mg
		ZE50.17		[gestrichen]
		ZE50.18	6-001.ah	3.350 mg bis unter 3.950 mg
		ZE50.19	6-001.aj	3.950 mg bis unter 4.550 mg
		ZE50.20	6-001.ak	4.550 mg oder mehr
ZE2026-170	Gabe von Bevacizumab, parenteral		6-002.90	150 mg bis unter 250 mg
			6-002.91	250 mg bis unter 350 mg
			6-002.92	350 mg bis unter 450 mg
			6-002.93	450 mg bis unter 550 mg
			6-002.94	550 mg bis unter 650 mg
			6-002.95	650 mg bis unter 750 mg

ZE	Bezeichnung	Nummer	OPS	OPS-Text
			6-002.96	750 mg bis unter 850 mg
			6-002.97	850 mg bis unter 950 mg
			6-002.98	950 mg bis unter 1.150 mg
			6-002.99	1.150 mg bis unter 1.350 mg
			6-002.9a	1.350 mg bis unter 1.550 mg
			6-002.9b	1.550 mg bis unter 1.750 mg
			6-002.9c	1.750 mg bis unter 1.950 mg
			6-002.9d	1.950 mg bis unter 2.350 mg
			6-002.9e	2.350 mg bis unter 2.750 mg
				[gestrichen]
			6-002.9g	2.750 mg bis unter 3.350 mg
			6-002.9h	3.350 mg bis unter 3.950 mg
			6-002.9j	3.950 mg bis unter 4.550 mg
			6-002.9k	4.550 mg oder mehr
ZE116	Gabe von Panitumumab, parenteral	ZE116.01	6-004.70	180 mg bis unter 300 mg
		ZE116.02	6-004.71	300 mg bis unter 420 mg
		ZE116.03	6-004.72	420 mg bis unter 540 mg
		ZE116.04	6-004.73	540 mg bis unter 660 mg
		ZE116.05	6-004.74	660 mg bis unter 780 mg
		ZE116.06	6-004.75	780 mg bis unter 900 mg
		ZE116.07	6-004.76	900 mg bis unter 1.020 mg
		ZE116.08	6-004.77	1.020 mg bis unter 1.260 mg
		ZE116.09	6-004.78	1.260 mg bis unter 1.500 mg
		ZE116.10	6-004.79	1.500 mg bis unter 1.740 mg
		ZE116.11	6-004.7a	1.740 mg bis unter 1.980 mg
		ZE116.12	6-004.7b	1.980 mg bis unter 2.220 mg
		ZE116.13	6-004.7c	2.220 mg bis unter 2.460 mg
		ZE116.14	6-004.7d	[gestrichen]
		ZE116.15	6-004.7e	2.460 mg bis unter 2.700 mg
		ZE116.16	6-004.7f	2.700 mg bis unter 3.180 mg
		ZE116.17	6-004.7g	3.180 mg bis unter 3.660 mg
		ZE116.18	6-004.7h	3.660 mg bis unter 4.140 mg

ZE	Bezeichnung	Nummer	OPS	OPS-Text
		ZE116.19	6-004.7j	4.140 mg bis unter 4.620 mg
		ZE116.20	6-004.7k	4.620 mg bis unter 5.100 mg
		ZE116.21	6-004.7m	5.100 mg bis unter 5.580 mg
		ZE116.22	6-004.7n	5.580 mg bis unter 6.060 mg
		ZE116.23	6-004.7p	6.060 mg bis unter 6.540 mg
		ZE116.24	6-004.7q	6.540 mg bis unter 7.020 mg
		ZE116.25	6-004.7r	7.020 mg bis unter 7.500 mg
		ZE116.26	6-004.7s	7.500 mg oder mehr
ZE2026-210	Gabe von Eculizumab, parenteral		6-003.h0	300 mg bis unter 600 mg
			6-003.h1	600 mg bis unter 900 mg
			6-003.h2	900 mg bis unter 1.200 mg
			6-003.h3	1.200 mg bis unter 1.500 mg
			6-003.h4	1.500 mg bis unter 1.800 mg
			6-003.h5	1.800 mg bis unter 2.100 mg
			6-003.h6	2.100 mg bis unter 2.400 mg
			6-003.h7	2.400 mg bis unter 2.700 mg
			6-003.h8	2.700 mg bis unter 3.000 mg
			6-003.h9	3.000 mg bis unter 3.300 mg
			6-003.ha	3.300 mg bis unter 3.600 mg
			6-003.hb	3.600 mg bis unter 3.900 mg
			6-003.hc	3.900 mg bis unter 4.200 mg
			6-003.hd	4.200 mg bis unter 4.500 mg
			6-003.he	4.500 mg bis unter 4.800 mg
			6-003.hf	4.800 mg bis unter 5.100 mg
			6-003.hg	5.100 mg bis unter 5.400 mg
			6-003.hh	5.400 mg bis unter 5.700 mg
			6-003.hj	5.700 mg bis unter 6.000 mg
				[gestrichen]
			6-003.hm	6.000 mg bis unter 7.200 mg
			6-003.hn	6.600 mg bis unter 6.000 mg
			6-003.hp	7.200 mg bis unter 7.800 mg
			6-003.hq	7.800 mg bis unter 8.400 mg

ZE	Bezeichnung	Nummer	OPS	OPS-Text
			6-003.hr	8.400 mg bis unter 9.600 mg
			6-003.hs	9.600 mg bis unter 10.800 mg
			6-003.ht	10.800 mg bis unter 13.200 mg
			6-003.hu	13.200 mg bis unter 15.600 mg
			6-003.hv	15.600 mg bis unter 20.400 mg
			6-003.hw	20.400 mg bis unter 25.200 mg
			6-003.hz	25.200 mg und mehr
ZE2026-211	Gabe von Tocilizumab, intravenös		6-005.m0	80 mg bis unter 200 mg (nur Kinder < 15 Jahre!)
			6-005.m1	200 mg bis unter 320 mg (nur Kinder < 15 Jahre!)
			6-005.m2	320 mg bis unter 480 mg
			6-005.m3	480 mg bis unter 640 mg
			6-005.m4	640 mg bis unter 800 mg
			6-005.m5	800 mg bis unter 960 mg
			6-005.m6	960 mg bis unter 1.120 mg
			6-005.m7	1.120 mg bis unter 1.280 mg
			6-005.m8	1.280 mg bis unter 1.440 mg
			6-005.m9	1.440 mg bis unter 1.600 mg
			6-005.ma	1.600 mg bis unter 1.760 mg
			6-005.mb	1.760 mg bis unter 1.920 mg
			6-005.mc	1.920 mg bis unter 2.080 mg
			6-005.md	[gestrichen]
			6-005.me	2.080 mg bis unter 2.400 mg
			6-005.mf	2.400 mg bis unter 2.720 mg
			6-005.mg	2.720 mg bis unter 3.040 mg
			6-005.mh	3.040 mg bis unter 3.360 mg
			6-005.mj	3.360 mg bis unter 3.680 mg
			6-005.mk	3.680 mg bis unter 4.000 mg
			6-005.mm	[gestrichen]
			6-005.mn	4.000 mg bis unter 4.640 mg
			6-005.mp	4.640 mg bis unter 5.280 mg
			6-005.mq	5.280 mg bis unter 5.920 mg

ZE	Bezeichnung	Nummer	OPS	OPS-Text
			6-005.mr	5.920 mg bis unter 6.560 mg
			6-005.ms	6.560 mg bis unter 7.200 mg
			6-005.mt	7.200 mg bis unter 7.840 mg
			6-005.mu	7.840 mg bis unter 8.480 mg
			6-005.mv	8.480 mg oder mehr
ZE168	Gabe von Ipilimumab, parenteral	ZE168.01	6-006.j0	50 mg bis unter 60 mg
		ZE168.02	6-006.j1	60 mg bis unter 70 mg
		ZE168.03	6-006.j2	70 mg bis unter 80 mg
		ZE168.04	6-006.j3	80 mg bis unter 90 mg
		ZE168.05	6-006.j4	90 mg bis unter 100 mg
		ZE168.06	6-006.j5	100 mg bis unter 110 mg
		ZE168.07	6-006.j6	110 mg bis unter 120 mg
		ZE168.08	6-006.j7	120 mg bis unter 140 mg
		ZE168.09	6-006.j8	140 mg bis unter 160 mg
		ZE168.10	6-006.j9	160 mg bis unter 180 mg
		ZE168.11	6-006.ja	180 mg bis unter 200 mg
		ZE168.12	6-006.jb	200 mg bis unter 220 mg
		ZE168.13	6-006.jc	220 mg bis unter 240 mg
		ZE168.14	6-006.jd	240 mg bis unter 260 mg
		ZE168.15	6-006.je	260 mg bis unter 300 mg
		ZE168.16	6-006.jf	300 mg bis unter 340 mg
		ZE168.17	6-006.jg	340 mg bis unter 380 mg
		ZE168.18	6-006.jh	380 mg bis unter 420 mg
		ZE168.19	6-006.jj	420 mg bis unter 460 mg
		ZE168.20	6-006.jk	460 mg bis unter 500 mg
		ZE168.21	6-006.jm	500 mg bis unter 580 mg
		ZE168.22	6-006.jn	580 mg bis unter 660 mg
		ZE168.23	6-006.jp	660 mg bis unter 740 mg
		ZE168.24	6-006.jq	740 mg bis unter 820 mg
		ZE168.25	6-006.jr	820 mg bis unter 900 mg
		ZE168.26	6-006.js	900 mg bis unter 980 mg
		ZE168.27	6-006.jt	980 mg bis unter 1.060 mg

ZE	Bezeichnung	Nummer	OPS	OPS-Text
		ZE168.28	6-006.ju	1.060 mg bis unter 1.140 mg
		ZE168.29	6-006.jv	1.140 mg bis unter 1.220 mg
		ZE168.30	6-006.jw	1.220 mg oder mehr
ZE2026-140	Gabe von Brentuximab vedotin, parenteral		6-006.b0	25 mg bis unter 50 mg (nur Kinder < 5 Jahre!)
			6-006.b1	50 mg bis unter 75 mg
				weitere 16 Dosisstufen bis
			6-006.bj	700 mg oder mehr
ZE2026-142	Gabe von Aflibercept, intravenös		6-007.30	150 mg bis unter 250 mg
			6-007.31	250 mg bis unter 350 mg
				weitere 18 Dosisstufen bis
			6-007.3m	4.550 mg oder mehr
ZE2026-144	Gabe von Obinutuzumab, parenteral		6-007.j0	1.000 mg bis unter 2.000 mg
			6-007.j1	2.000 mg bis unter 3.000 mg
			6-007.j2	3.000 mg bis unter 4.000 mg
			6-007.j3	4.000 mg bis unter 5.000 mg
			6-007.j4	5.000 mg bis unter 6.000 mg
			6-007.j5	6.000 mg bis unter 7.000 mg
			6-007.j6	7.000 mg bis unter 8.000 mg
			6-007.j7	8.000 mg bis unter 9.000 mg
			6-007.j8	9.000 mg bis unter 10.000 mg
			6-007.j9	10.000 mg oder mehr
ZE2026-146	Gabe von Ramucirumab, parenteral		6-007.m0	
			6-007.m1	450 mg bis unter 600 mg
				weitere 19 Dosisstufen bis
			6-007.mn	8.400 mg oder mehr
ZE2026-158	Gabe von Pertuzumab, parenteral		6-007.90	420 mg bis unter 840 mg
			6-007.91	840 mg bis unter 1.260 mg
			6-007.92	1.260 mg bis unter 1.680 mg
			6-007.93	1.680 mg bis unter 2.100 mg
			6-007.94	2.100 mg bis unter 2.520 mg
			6-007.95	2.520 mg bis unter 2.940 mg
			6-007.96	2.940 mg bis unter 3.360 mg

ZE	Bezeichnung	Nummer	OPS	OPS-Text
			6-007.97	3.360 mg bis unter 3.780 mg
			6-007.98	3.780 mg bis unter 4.200 mg
			6-007.99	4.200 mg bis unter 4.620 mg
			6-007.9a	4.620 mg bis unter 5.040 mg
			6-007.9b	5.040 mg bis unter 5.460 mg
			6-007.9c	5.460 mg bis unter 5.880 mg
			6-007.9d	5.880 mg bis unter 6.300 mg
			6-007.9e	6.300 mg oder mehr
ZE2026-159	Gabe von Blinatumomab, parenteral		6-008.70	9 µg bis unter 18 µg
			6-008.71	18 µg bis unter 27 µg
			6-008.72	27 µg bis unter 36 µg
			6-008.73	36 µg bis unter 45 µg
			6-008.74	45 µg bis unter 54 µg
			6-008.75	54 µg bis unter 63 µg
			6-008.76	63 µg bis unter 72 µg
			6-008.77	72 µg bis unter 100 µg
			6-008.78	100 µg bis unter 130 µg
			6-008.79	130 µg bis unter 160 µg
			6-008.7a	160 µg bis unter 220 µg
			6-008.7b	220 µg bis unter 280 µg
			6-008.7c	280 µg bis unter 400 µg
			6-008.7d	400 µg bis unter 520 µg
			6-008.7e	520 µg bis unter 640 µg
			6-008.7f	640 µg bis unter 760 µg
			6-008.7g	760 µg bis unter 1.000 µg
			6-008.7h	1.000 µg bis unter 1.480 µg
			6-008.7j	1.480 µg bis unter 1.960 µg
			6-008.7k	1.960 µg bis unter 2.920 µg
			6-008.7m	2.920 µg bis unter 3.880 µg
			6-008.7n	3.880 µg bis unter 4.840 µg
			6-008.7p	4.840 µg bis unter 5.800 µg
			6-008.7q	5.800 µg oder mehr

ZE	Bezeichnung	Nummer	OPS	OPS-Text
ZE171	Gabe von Pembrolizumab, parenteral		6-009.p0	20 mg bis unter 40 mg (nur Kinder <15 Jahre!)
			6-009.p1	40 mg bis unter 60 mg (nur Kinder <15 Jahre!)
			6-009.p2	60 mg bis unter 80 mg (nur Kinder <15 Jahre!)
			6-009.p3	80 mg bis unter 100 mg
			6-009.p4	100 mg bis unter 150 mg
			6-009.p5	150 mg bis unter 200 mg
			6-009.p6	200 mg bis unter 300 mg
			6-009.p7	300 mg bis unter 400 mg
			6-009.p8	400 mg bis unter 600 mg
			6-009.p9	600 mg bis unter 800 mg
			6-009.pa	800 mg bis unter 1000 mg
			6-009.pb	1000 mg bis unter 1200 mg
			6-009.pc	1200 mg bis unter 1400 mg
			6-009.pd	1400 mg bis unter 1600 mg
			6-009.pe	1600 mg bis unter 1800 mg
			6-009.pf	1800 mg bis unter 2000 mg
			6-009.pg	2000 mg bis unter 2200 mg
			6-009.ph	2200 mg bis unter 2400 mg
			6-009.pj	2400 mg bis unter 2600 mg
			6-009.pk	2600 mg oder mehr
ZE2026-241	Gabe von Nivolumab, intravenös		6-008.n0	20 mg bis unter 40 mg (nur Kinder <15 Jahre!)
			6-008.n1	40 mg bis unter 80 mg
			6-008.n2	80 mg bis unter 120 mg
			6-008.n3	120 mg bis unter 160 mg
			6-008.n4	160 mg bis unter 200 mg
			6-008.n5	200 mg bis unter 240 mg
			6-008.n6	240 mg bis unter 280 mg
			6-008.n7	280 mg bis unter 320 mg
			6-008.n8	320 mg bis unter 400 mg

ZE	Bezeichnung	Nummer	OPS	OPS-Text
			6-008.n9	400 mg bis unter 480 mg
			6-008.na	480 mg bis unter 560 mg
			6-008.nb	560 mg bis unter 640 mg
			6-008.nc	640 mg bis unter 720 mg
			6-008.nd	720 mg bis unter 800 mg
			6-008.ne	800 mg bis unter 960 mg
			6-008.nf	960 mg bis unter 1.120 mg
			6-008.ng	1.120 mg bis unter 1.280 mg
			6-008.nh	1.280 mg bis unter 1.440 mg
			6-008.nj	1.440 mg bis unter 1.760 mg
			6-008.nk	1.760 mg bis unter 2.080 mg
			6-008.nn	2.080 mg bis unter 2.400 mg
			6-008.nn	2.400 mg bis unter 2.720 mg
			6-008.np	2.720 mg bis unter 3.360 mg
			6-008.nq	3.360 mg bis unter 4.000 mg
			6-008.nr	4.000 mg oder mehr
ZE2026-242	Gabe von Nivolumab, subkutan		6-008.p0	600 mg bis unter 1.200 mg
			6-008.p1	1.200 mg bis unter 1.800 mg
			6-008.p2	1.800 mg bis unter 2.400 mg
			6-008.p3	2.400 mg bis unter 3.000 mg
			6-008.p4	3.000 mg bis unter 3.600 mg
			6-008.p5	3.600 mg bis unter 4.200 mg
			6-008.p6	4.200 mg bis unter 4.800 mg
			6-008.p7	4.800 mg bis unter 5.400 mg
			6-008.p8	5.400 mg bis unter 6.000 mg
			6-008.p9	6.000 mg bis unter 6.600 mg
			6-008.pa	6.600 mg bis unter 7.200 mg
			6-008.pb	7.200 mg bis unter 7.800 mg
			6-008.pc	7.800 mg oder mehr

ZE	Bezeichnung	Nummer	OPS	OPS-Text
ZE2026-200	Gabe von Daratumumab, intravenös		6-009.q0	100 mg bis unter 200 mg (nur Kinder <15 Jahre!)
			6-009.q1	200 mg bis unter 300 mg (nur Kinder <15 Jahre!)
			6-009.q2	300 mg bis unter 400 mg
			6-009.q3	400 mg bis unter 500 mg
			6-009.q4	500 mg bis unter 600 mg
			6-009.q5	600 mg bis unter 800 mg
			6-009.q6	800 mg bis unter 1.000 mg
			6-009.q7	1.000 mg bis unter 1.200 mg
			6-009.q8	1.200 mg bis unter 1.400 mg
			6-009.q9	1.400 mg bis unter 1.800 mg
			6-009.qa	1.800 mg bis unter 2.200 mg
			6-009.qb	2.200 mg bis unter 2.600 mg
			6-009.qc	2.600 mg bis unter 3.000 mg
			6-009.qd	3.000 mg bis unter 3.400 mg
			6-009.qe	3.400 mg bis unter 4.200 mg
			6-009.qf	4.200 mg bis unter 5.000 mg
			6-009.qg	5.000 mg bis unter 5.800 mg
			6-009.qh	5.800 mg bis unter 6.600 mg
			6-009.qj	6.600 mg bis unter 7.400 mg
			6-009.qk	7.400 mg bis unter 9.000 mg
			6-009.qm	9.000 mg bis unter 10.600 mg
			6-009.qn	10.600 mg bis unter 12.200 mg
			6-009.qp	12.200 mg bis unter 13.800 mg
			6-009.qq	13.800 mg bis unter 17.000 mg
			6-009.qr	17.000 mg bis unter 20.200 mg
			6-009.qs	20.200 mg bis unter 23.400 mg
			6-009.qt	23.400 mg bis unter 26.600 mg
			6-009.qu	26.600 mg bis unter 29.800 mg
			6-009.qv	29.800 mg oder mehr

ZE	Bezeichnung	Nummer	OPS	OPS-Text
ZE2026-201	Gabe von Daratumumab, subkutan		6-009.r0	1.800 mg bis unter 3.600 mg
			6-009.r1	3.600 mg bis unter 5.400 mg
			6-009.r2	5.400 mg bis unter 7.200 mg
			6-009.r3	7.200 mg bis unter 9.000 mg
			6-009.r4	9.000 mg bis unter 10.800 mg
			6-009.r5	10.800 mg bis unter 12.600 mg
			6-009.r6	12.600 mg bis unter 14.400 mg
			6-009.r7	14.400 mg bis unter 16.200 mg
			6-009.r8	16.200 mg bis unter 18.000 mg
			6-009.r9	18.000 mg bis unter 19.800 mg
			6-009.ra	19.800 mg bis unter 21.600 mg
			6-009.rb	21.600 mg bis unter 23.400 mg
			6-009.rc	23.400 mg bis unter 25.200 mg
			6-009.rd	25.200 mg bis unter 27.000 mg
			6-009.re	27.000 mg oder mehr
ZE2026-183	Gabe von Elotuzumab, parenteral		6-009.d0	300 mg bis unter 400 mg
			6-009.d1	400 mg bis unter 500 mg
			6-009.d2	500 mg bis unter 600 mg
			6-009.d3	600 mg bis unter 700 mg
			6-009.d4	700 mg bis unter 800 mg

ZE	Bezeichnung	Nummer	OPS	OPS-Text
			6-009.d5	800 mg bis unter 1.000 mg
			6-009.d6	1.000 mg bis unter 1.200 mg
			6-009.d7	1.200 mg bis unter 1.400 mg
			6-009.d8	1.400 mg bis unter 1.600 mg
			6-009.d9	1.600 mg bis unter 1.800 mg
			6-009.da	1.800 mg bis unter 2.200 mg
			6-009.db	2.200 mg bis unter 2.600 mg
			6-009.dc	2.600 mg bis unter 3.000 mg
			6-009.dd	3.000 mg bis unter 3.400 mg
			6-009.de	3.400 mg bis unter 3.800 mg
			6-009.df	3.800 mg bis unter 4.600 mg
			6-009.dg	4.600 mg bis unter 5.400 mg
			6-009.dh	5.400 mg bis unter 6.200 mg
			6-009.dj	6.200 mg bis unter 7.000 mg
			6-009.dk	7.000 mg bis unter 7.800 mg
			6-009.dm	7.800 mg bis unter 9.400 mg
			6-009.dn	9.400 mg bis unter 11.000 mg
			6-009.dp	11.000 mg bis unter 12.600 mg
			6-009.dq	12.600 mg bis unter 14.200 mg
			6-009.dr	14.200 mg oder mehr
ZE177	Gabe von Atezolizumab, intravenös	ZE177.01	6-00m.10	840 mg bis unter 1.200 mg
		ZE177.02	6-00m.11	1.200 mg bis unter 1.680 mg
		ZE177.03	6-00m.12	1.680 mg bis unter 2.400 mg
		ZE177.04	6-00m.13	2.400 mg bis unter 2.520 mg
		ZE177.05	6-00m.14	2.520 mg bis unter 3.360 mg
		ZE177.06	6-00m.15	3.360 mg bis unter 3.600 mg
		ZE177.07	6-00m.16	3.600 mg bis unter 4.200 mg
		ZE177.08	6-00m.17	4.200 mg bis unter 4.800 mg
		ZE177.09	6-00m.18	4.800 mg bis unter 5.040 mg
		ZE177.10	6-00m.19	5.040 mg bis unter 5.880 mg
		ZE177.11	6-00m.1a	5.880 mg bis unter 6.000 mg
		ZE177.12	6-00m.1b	6.000 mg bis unter 6.720 mg
		ZE177.13	6-00m.1c	6.720 mg bis unter 7.200 mg

ZE	Bezeichnung	Nummer	OPS	OPS-Text
		ZE177.14	6-00m.1d	7.200 mg bis unter 7.560 mg
		ZE177.15	6-00m.1e	7.560 mg bis unter 8.400 mg
		ZE177.16	6-00m.1f	8.400 mg bis unter 9.600 mg
		ZE177.17	6-00m.1g	9.600 mg bis unter 10.800 mg
		ZE177.18	6-00m.1h	10.800 mg bis unter 12.000 mg
		ZE177.19	6-00m.1j	12.000 mg bis unter 13.200 mg
		ZE177.20	6-00m.1k	13.200 mg oder mehr
ZE2026-191	Gabe von Dinutuximab beta parental		6-009.b0	2 mg bis unter 4mg
			6-009.b1	4 mg bis unter 6 mg
				weitere 22 Dosistufen bis
			6-009.br	506 mg oder mehr
ZE2026-221	Gabe von Atezolizumab, subkutan		6-00a.n0	1.875 mg bis unter 3.750 mg
			6-00a.n1	3.750 mg bis unter 5.625 mg
			6-00a.n2	5.625 mg bis unter 7.500 mg
			6-00a.n3	7.500 mg bis unter 9.375 mg
			6-00a.n4	9.375 mg bis unter 11.250 mg
			6-00a.n5	11.250 mg bis unter 13.125 mg
			6-00a.n6	13.125 mg bis unter 15.000 mg
			6-00a.n7	15.000 mg bis unter 16.875 mg
			6-00a.n8	16.875 mg bis unter 18.750 mg
			6-00a.n9	18.750 mg oder mehr
ZE2026-223	Gabe von Inotuzumab ozogamicin, parenteral		6-00a.80	0,2 mg bis unter 0,3 mg
			6-00a.81	0,3 mg bis unter 0,4 mg
			6-00a.82	0,4 mg bis unter 0,6 mg
			6-00a.83	0,6 mg bis unter 0,8 mg
			6-00a.84	0,8 mg bis unter 1,0 mg
			6-00a.85	1,0 mg bis unter 1,2 mg
			6-00a.86	1,2 mg bis unter 1,6 mg
			6-00a.87	1,6 mg bis unter 2,0 mg
			6-00a.88	2,0 mg bis unter 2,4 mg
			6-00a.89	2,4 mg bis unter 2,8 mg
			6-00a.8a	2,8 mg bis unter 3,6 mg
			6-00a.8b	3,6 mg bis unter 4,4 mg
			6-00a.8c	4,4 mg bis unter 5,2 mg

ZE	Bezeichnung	Nummer	OPS	OPS-Text
			6-00a.8d	5,2 mg bis unter 6,0 mg
			6-00a.8e	6,0 mg bis unter 7,6 mg
			6-00a.8f	7,6 mg bis unter 9,2 mg
			6-00a.8g	9,2 mg bis unter 10,8 mg
			6-00a.8h	10,8 mg bis unter 14,0 mg
			6-00a.8j	14,0 mg bis unter 17,2 mg
			6-00a.8k	17,2 mg bis unter 20,4 mg
			6-00a.8m	20,4 mg bis unter 23,6 mg
			6-00a.8n	23,6 mg oder mehr
ZE2026-224	Gabe von Isatuximab, parenteral		6-00e.n0	100 mg bis unter 200 mg (nur Kinder <15 Jahre!)
			6-00e.n1	200 mg bis unter 400 mg
			6-00e.n2	400 mg bis unter 600 mg
			6-00e.n3	600 mg bis unter 800 mg
			6-00e.n4	800 mg bis unter 1.000 mg
			6-00e.n5	1.000 mg bis unter 1.200 mg
			6-00e.n6	1.200 mg bis unter 1.600 mg
			6-00e.n7	1.600 mg bis unter 2.000 mg
			6-00e.n8	2.000 mg bis unter 2.400 mg
			6-00e.n9	2.400 mg bis unter 3.100 mg
			6-00e.na	3.100 mg bis unter 3.800 mg
			6-00e.nb	3.800 mg bis unter 4.500 mg
			6-00e.nc	4.500 mg bis unter 5.900 mg
			6-00e.nd	5.900 mg bis unter 7.300 mg
			6-00e.ne	7.300 mg bis unter 8.700 mg
			6-00e.nf	8.700 mg bis unter 11.500 mg
			6-00e.ng	11.500 mg bis unter 14.300 mg
			6-00e.nh	14.300 mg bis unter 17.100 mg
			6-00e.nj	17.100 mg oder mehr
ZE2026-231	Gabe von Ravulizumab, parenteral		6-00c.d0	300 mg bis unter 600 mg
				Weitere 20 Dosisstufen
			6-00c.dn	15.600 mg oder mehr

ZE	Bezeichnung	Nummer	OPS	OPS-Text
ZE2026-233	Gabe von Mogamulizumab, parenteral		6-00d.g0	20 mg bis unter 30 mg
				Weitere 21 Dosisstufen
			6-00d.gp	1.240 mg oder mehr
ZE2026-234	Gabe von Dostarlimab, parenteral		6-00e.a0	500 mg bis unter 1.000 mg
				Weitere 8 Dosisstufen
			6-00e.a9	5.000 mg oder mehr
ZE2026-235	Gabe von Enfortumab vedotin, parenteral		6-00e.d0	40 mg bis unter 50 mg
				Weitere 18 Dosisstufen
			6-00e.dk	1.940 mg oder mehr
ZE2026-236	Gabe von Sacituzumab govitecan, parenteral		6-00f.80	200 mg bis unter 300 mg
				Weitere 21 Dosisstufen
			6-00f.8p	10.400 mg oder mehr
ZE2026-237	Gabe von Tafasitamab, parenteral		6-00f.f0	400 mg bis unter 600 mg
				Weitere 15 Dosisstufen
			6-00f.fg	12.400 mg oder mehr
ZE2026-238	Gabe von Trastuzumab deruxtecan, parenteral		6-00f.j0	100 mg bis unter 200 mg
				Weitere 20 Dosisstufen
			6-00f.jn	5.200 mg oder mehr
ZE2026-239	Gabe von Glofitamab, parenteral		6-00j.40	2,5 mg bis unter 5,0 mg
				Weitere 14 Dosisstufen
			6-00j.4f	210,0 mg oder mehr
ZE2026-240	Gabe von Tebentafusp, parenteral		6-00k.7	[keine Dosisstufen]

Antimykotika und Virostatika

ZE	Bezeichnung	Nummer	OPS	OPS-Text
ZE2026-123	Gabe von Caspofungin, parenteral		6-002.p0	35 mg bis unter 65 mg (nur Kinder < 5 Jahre!)
			6-002.p1	65 mg bis unter 100 mg
				weitere 28 Dosisstufen bis
			6-002.pv	8.400 mg oder mehr
ZE110	Gabe von Liposomalem Amphotericin B, parenteral	ZE110.01	6-002.q0	100 mg bis unter 175 mg (nur Kinder < 15 Jahre!)
		ZE110.02	6-002.q1	175 mg bis unter 250 mg (nur Kinder < 15 Jahre!)
		ZE110.03	6-002.q2	250 mg bis unter 350 mg
				weitere 27 Dosisstufen bis
		ZE110.29	6-002.qv	43.650 mg oder mehr
ZE2026-124	Gabe von Voriconazol, oral		6-002.50	1,00 g bis unter 1,75 g (nur Kinder < 15 Jahre!)
			6-002.51	1,75 g bis unter 2,50 g (nur Kinder < 15 Jahre!)
			6-002.52	2,50 g bis unter 3,50 g
				weitere 13 Dosisstufen bis
			6-002.5f	45,50 g oder mehr
ZE2026-125	Gabe von Voriconazol, parenteral		6-002.r0	0,4 g bis unter 0,6 g nur Kinder < 10 Jahre!
			6-002.r1	0,6 g bis unter 0,8 g nur Kinder < 10 Jahre!
			6-002.r2	0,8 g bis unter 1,2 g
				weitere 26 Dosisstufen bis
			6-002.ru	90,4 g oder mehr
ZE2026-207	Gabe von Itraconazol, parenteral		6-002.c0	400 mg bis unter 800 mg (nur Kinder < 10 Jahre!)
			6-002.c1	800 mg bis unter 1.200 mg (nur Kinder < 10 Jahre!)
			6-002.c2	1.200 mg bis unter 1.600 mg
				weitere 20 Dosisstufen bis
			6-002.cp	23.200 mg oder mehr
ZE2026-156	Gabe von Posaconazol, parenteral		6-007.k0	300 mg bis unter 600 mg (nur Kinder < 15 Jahre!)
			6-007.k1	600 mg bis unter 900 mg

ZE	Bezeichnung	Nummer	OPS	OPS-Text
				weitere 26 Dosisstufen bis
			6-007.kv	60.000 mg oder mehr
ZE2026-172	Gabe von Posaconazol, oral, Suspension		6-007.00	1.000 mg bis unter 2.000 mg (nur Kinder < 10 Jahre!)
			6-007.01	2.000 mg bis unter 3.000 mg (nur Kinder < 10 Jahre!)
			6-007.02	3.000 mg bis unter 4.200 mg
				weitere 21 Dosisstufen bis
			6-007.0p	93.000 mg oder mehr
ZE2026-173	Gabe von Posaconazol, oral, Tabletten		6-007.p0	600 mg bis unter 900 mg
			bis	weitere 22 Dosisstufen bis
			6-007.pq	46.500 mg oder mehr
ZE2026-154	Gabe von Anidulafungin, parenteral		6-003.k0	75 mg bis unter 125 mg (nur für Kinder unter 15 Jahren)
			6-003.k1	125 mg bis unter 200 mg (nur für Kinder unter 15 Jahren)
			6-003.k2	200 mg bis unter 300 mg
				weitere 25 Dosisstufen bis
			6-003.kt	12.800 mg oder mehr
ZE2026-196	Gabe von Micafungin, parenteral		6-004.50	75 mg bis unter 150 mg (nur für Kinder unter 15 Jahren)
			6-004.51	150 mg bis unter 250 mg
				weitere 27 Dosisstufen bis
			6-004.5u	17.550 mg oder mehr
ZE2026-80	Gabe von Amphotericin-B-Lipidkomplex, parenteral		6-003.13	800 mg bis unter 1.000 mg
				weitere 23 Dosisstufen bis
			6-003.1t	63.400 mg oder mehr
ZE2026-166	Gabe von Isavuconazol, parenteral		6-008.g0	100 mg bis unter 200 mg (nur für Kinder unter 15 Jahren)
			6-008.g1	200 mg bis unter 400 mg
				weitere 26 Dosisstufen bis
			6-008.gv	39.800 mg oder mehr
ZE2026-167	Gabe von Isavuconazol, oral		6-008.h0	200 mg bis unter 400 mg (nur für Kinder unter 10 Jahren)
			6-008.h1	400 mg bis unter 600 mg (nur für Kinder unter 10 Jahren)

ZE	Bezeichnung	Nummer	OPS	OPS-Text
			6-008.h2	600 mg bis unter 800 mg (nur für Kinder unter 10 Jahren)
			6-008.h3	800 mg bis unter 1000 mg (nur für Kinder unter 10 Jahren)
			6-008.h4	1000 mg bis unter 1400 mg
				weitere 19 Dosisstufen bis
			6-008.hr	31.000 mg oder mehr
ZE2026-214	Gabe von Letermovir, oral		6-00b.c0	240 mg bis unter 480 mg (nur Kinder unter 15 Jahren)
			6-00b.c1	480 mg bis unter 720 mg
				Weitere 25 Dosisstufen bis
			6-00b.cu	106.800 mg und mehr
ZE2026-215	Gabe von Letermovir, parenteral		6-00b.d0	240 mg bis unter 480 mg (nur Kinder unter 15 Jahren)
			6-00b.d1	480 mg bis unter 720 mg
				Weitere 25 Dosisstufen bis
			6-00b.du	106.800 mg und mehr

Wachstumsfaktoren

ZE	Bezeichnung	Nummer	OPS	OPS-Text
ZE2026-175	Gabe von Filgrastim, parenteral		6-002.10	70 Mio. IE bis unter 130 Mio. IE (nur Kinder < 15 Jahre!)
			6-002.11	130 Mio. IE bis unter 190 Mio. IE (nur Kinder < 15 Jahre!)
			6-002.12	190 Mio. IE bis unter 250 Mio. IE (nur Kinder < 15 Jahre!)
			6-002.13	250 Mio. IE bis unter 350 Mio. IE
			6-002.14	350 Mio. IE bis unter 450 Mio. IE
			6-002.15	450 Mio. IE bis unter 550 Mio. IE
			6-002.16	550 Mio. IE bis unter 650 Mio. IE
			6-002.17	650 Mio. IE bis unter 50 Mio. IE
			6-002.18	750 Mio. IE bis unter 850 Mio. IE
			6-002.19	850 Mio. IE bis unter 950 Mio. IE
			6-002.1a	950 Mio. IE bis unter 1.050 Mio. IE
			6-002.1b	1.050 Mio. IE bis unter 1.250 Mio. IE

ZE	Bezeichnung	Nummer	OPS	OPS-Text
			6-002.1c	1.250 Mio. IE bis unter 1.450 Mio. IE
			6-002.1d	1.450 Mio. IE bis unter 1.650 Mio. IE
			6-002.1e	1.650 Mio. IE bis unter 1.850 Mio. IE
			6-002.1f	1.850 Mio. IE bis unter 2.050 Mio. IE
			6-002.1g	2.050 Mio. IE bis unter 2.250 Mio. IE
			6-002.1h	2.250 Mio. IE bis unter 2.450 Mio. IE
			6-002.1j	2.450 Mio. IE oder mehr
ZE2026-176	Gabe von Lenograstim, parenteral		6-002.20	75 Mio. IE bis unter 150 Mio. IE (nur Kinder < 15)
			6-002.21	150 Mio. IE bis unter 225 Mio. IE (nur Kinder < 15)
			6-002.22	225 Mio. IE bis unter 300 Mio. IE (nur Kinder < 15)
			6-002.23	300 Mio. IE bis unter 400 Mio. IE
			6-002.24	400 Mio. IE bis unter 500 Mio. IE
			6-002.25	500 Mio. IE bis unter 600 Mio. IE
			6-002.26	600 Mio. IE bis unter 800 Mio. IE
			6-002.27	800 Mio. IE bis unter 1.000 Mio. IE
			6-002.28	1.000 Mio. IE bis unter 1.200 Mio. IE
			6-002.29	1.200 Mio. IE bis unter 1.400 Mio. IE
			6-002.2a	1.400 Mio. IE bis unter 1.600 Mio. IE
			6-002.2b	1.600 Mio. IE bis unter 1.800 Mio. IE
			6-002.2c	1.800 Mio. IE bis unter 2.000 Mio. IE
			6-002.2d	2.000 Mio. IE bis unter 2.200 Mio. IE
			6-002.2e	2.200 Mio. IE bis unter 2.400 Mio. IE

ZE	Bezeichnung	Nummer	OPS	OPS-Text
			6-002.2f	2.400 Mio. IE bis unter 2.600 Mio. IE
			6-002.2g	2.600 Mio. IE bis unter 2.800 Mio. IE
			6-002.2h	2.800 Mio. IE bis unter 3.000 Mio. IE
			6-002.2j	3.000 Mio. IE oder mehr
ZE2026-177	Gabe von Pegfilgrastim, parenteral		6-002.70	1 mg bis unter 3 mg (nur Kinder < 15 Jahre!)
			6-002.71	3 mg bis unter 6 mg (nur Kinder < 15 Jahre!)
			6-002.72	6 mg bis unter 12 mg
			6-002.73	12 mg bis unter 18 mg
			6-002.74	18 mg bis unter 24 mg
			6-002.75	24 mg bis unter 30 mg
			6-002.76	30 mg oder mehr
ZE2026-33	Gabe von Sargramostim, parenteral		6-001.4-	Siehe OPS, 24 verschiedene Kodes
ZE2026-209	Gabe von Plerixafor, parenteral		6-005.e0	2,5 mg bis unter 5,0 mg
			6-005.e1	5,0 mg bis unter 10,0 mg
			6-005.e2	10,0 mg bis unter 15,0 mg
			6-005.e3	15,0 mg bis unter 20,0 mg
			6-005.e4	20,0 mg bis unter 25,0 mg
			6-005.e5	25,0 mg bis unter 30,0 mg
			6-005.e6	30,0 mg bis unter 35,0 mg
			6-005.e7	35,0 mg bis unter 40,0 mg
			6-005.e8	40,0 mg bis unter 45,0 mg
			6-005.e9	45,0 mg bis unter 50,0 mg
			6-005.ea	50,0 mg bis unter 60,0 mg
			6-005.eb	60,0 mg bis unter 70,0 mg
			6-005.ec	70,0 mg bis unter 80,0 mg
			6-005.ed	80,0 mg bis unter 100,0 mg
			6-005.ee	100,0 mg bis unter 120,0 mg
			6-005.ef	120,0 mg bis unter 140,0 mg

ZE	Bezeichnung	Nummer	OPS	OPS-Text
			6-005.eg	140,0 mg bis unter 160,0 mg
			6-005.eh	160,0 mg bis unter 180,0 mg
			6-005.ej	180,0 mg bis unter 200,0 mg
			6-005.ek	200,0 mg bis unter 220,0 mg
			6-005.em	220,0 mg bis unter 240,0 mg
			6-005.en	240,0 mg oder mehr
ZE144	Gabe von Romiplostim, parenteral	ZE144.01	6-005.90	100 µg bis unter 200 µg (nur Kinder < 15 Jahre!)
		ZE144.02	6-005.91	200 µg bis unter 300 µg
		ZE144.03	6-005.92	300 µg bis unter 400 µg
		ZE144.04	6-005.93	400 µg bis unter 500 µg
		ZE144.05	6-005.94	500 µg bis unter 600 µg
		ZE144.06	6-005.95	600 µg bis unter 700 µg
		ZE144.07	6-005.96	700 µg bis unter 800 µg
		ZE144.08	6-005.97	800 µg bis unter 900 µg
		ZE144.09	6-005.98	900 µg bis unter 1.000 µg
		ZE144.10	6-005.99	1.000 µg bis unter 1.200 µg
		ZE144.11	6-005.9a	1.200 µg bis unter 1.400 µg
		ZE144.12	6-005.9b	1.400 µg bis unter 1.600 µg
		ZE144.13	6-005.9c	1.600 µg bis unter 1.800 µg
		ZE144.14	6-005.9d	1.800 µg bis unter 2.000 µg
		ZE144.15	6-005.9e	2.000 µg bis unter 2.400 µg
		ZE144.16	6-005.9f	2.400 µg bis unter 2.800 µg
		ZE144.17	6-005.9g	2.800 µg bis unter 3.200 µg
		ZE144.18	6-005.9h	3.200 µg bis unter 3.600 µg
		ZE144.19	6-005.9j	3.600 µg bis unter 4.000 µg
		ZE144.20	6-005.9k	4.000 µg bis unter 4.400 µg
		ZE144.21	6-005.9m	4.400 µg bis unter 4.800 µg
		ZE144.22	6-005.9n	4.800 µg bis unter 5.200 µg
		ZE144.23	6-005.9p	5.200 µg bis unter 5.600 µg
		ZE144.24		[gestrichen]
		ZE144.25	6-005.9r	5.600 µg bis unter 6.400 µg
		ZE144.26	6-005.9s	6.400 µg bis unter 7.200 µg
		ZE144.27	6-005.9t	7.200 µg bis unter 8.000 µg
		ZE144.28	6-005.9u	8.000 µg bis unter 8.800 µg
		ZE144.29	6-005.9v	8.800 µg oder mehr

ZE	Bezeich-nung	Num-mer	OPS	OPS-Text
ZE2026-178	Gabe von Lipegfil-grastim, parenteral		6-007.70	1 mg bis unter 3 mg
			6-007.71	3 mg bis unter 6 mg
			6-007.72	6 mg bis unter 12 mg
			6-007.73	12 mg bis unter 18 mg
			6-007.74	18 mg bis unter 24 mg
			6-007.75	24 mg bis unter 30 mg
			6-007.76	30 mg oder mehr

Zytostatika und orale Substanzen

Einige Zytostatika werden als ZE vergütet, dann muss neben dem Kode aus 8-54 für die Komplexität der Chemotherapie auch ein Kode für das ZE aus Kapitel 6-00 erfasst werden.

ZE	Bezeich-nung	Nummer	OPS	OPS-Text
ZE2026-147	Gabe von Bortezomib, parenteral		6-001.90	1,5 mg bis unter 2,5 mg
			6-001.91	2,5 mg bis unter 3,5 mg
			6-001.92	3,5 mg bis unter 4,5 mg
			6-001.93	4,5 mg bis unter 5,5 mg
			6-001.94	5,5 mg bis unter 6,5 mg
			6-001.95	6,5 mg bis unter 7,5 mg
			6-001.96	7,5 mg bis unter 8,5 mg
			6-001.97	8,5 mg bis unter 9,5 mg
			6-001.98	9,5 mg bis unter 10,5 mg
			6-001.99	10,5 mg bis unter 11,5 mg
			6-001.9a	11,5 mg bis unter 13,5 mg
			6-001.9b	13,5 mg bis unter 15,5 mg
			6-001.9c	15,5 mg bis unter 17,5 mg
			6-001.9d	17,5mg bis unter 19,5 mg
			6-001.9e	19,5 mg bis unter 21,5 mg
			6-001.9f	21,5 mg bis unter 23,5 mg
			6-001.9g	23,5 mg bis unter 25,5 mg

ZE	Bezeichnung	Nummer	OPS	OPS-Text
			6-001.9h	25,5 mg bis unter 27,5 mg
			6-001.9j	27,5 mg bis unter 29,5 mg
			6-001.9k	[gestrichen]
			6-001.9m	29,5 mg bis unter 33,5 mg
			6-001.9n	33,5 mg bis unter 37,5 mg
			6-001.9p	37,5 mg bis unter 41,5 mg
			6-001.9q	41,5 mg bis unter 45,5 mg
			6-001.9r	45,5 mg bis unter 49,5 mg
			6-001.9s	49,5 mg bis unter 53,5 mg
			6-001.9t	53,5 mg bis unter 57,5 mg
			6-001.9u	57,5 mg bis unter 61,5 mg
			6-001.9v	61,5 mg bis unter 65,5 mg
			6-001.9w	65,5 mg oder mehr
ZE52	Gabe von liposomalem Doxorubicin, parenteral	ZE52.01	6-001.b0	10 mg bis unter 20 mg (nur für Kinder < 15 Jahre!)
		ZE52.02	6-001.b1	20 mg bis unter 30 mg (nur für Kinder < 15 Jahre!)
		ZE52.03	6-001.b2	30 mg bis unter 40 mg
		ZE52.04	6-001.b3	40 mg bis unter 50 mg
		ZE52.05	6-001.b4	50 mg bis unter 60 mg
		ZE52.06	6-001.b5	60 mg bis unter 70 mg
		ZE52.07	6-001.b6	70 mg bis unter 80 mg
		ZE52.08	6-001.b7	80 mg bis unter 90 mg
		ZE52.09	6-001.b8	90 mg bis unter 100 mg
		ZE52.10	6-001.b9	100 mg bis unter 110 mg
		ZE52.11	6-001.ba	110 mg bis unter 120 mg
		ZE52.12	6-001.bb	120 mg bis unter 140 mg
		ZE52.13	6-001.bc	140 mg bis unter 160 mg
		ZE52.14	6-001.bd	160 mg bis unter 180 mg
		ZE52.15	6-001.be	180 mg bis unter 200 mg
		ZE52.16	6-001.bf	200 mg bis unter 220 mg
		ZE52.17	6-001.bg	220 mg bis unter 240 mg
		ZE52.18	6-001.bh	240 mg bis unter 260 mg

ZE	Bezeichnung	Nummer	OPS	OPS-Text
		ZE52.19	6-001.bj	260 mg bis unter 280 mg
		ZE52.20	6-001.bk	280 mg bis unter 300 mg
		ZE52.21	6-001.bm	300 mg bis unter 320 mg
		ZE52.22	6-001.bn	[gestrichen]
		ZE52.23	6-001.bp	320 mg bis unter 360 mg
		ZE52.24	6-001.bq	360 mg bis unter 400 mg
		ZE52.25	6-001.br	400 mg bis unter 440 mg
		ZE52.26	6-001.bs	440 mg bis unter 480 mg
		ZE52.27	6-001.bt	480 mg bis unter 520 mg
		ZE52.28	6-001.bu	520 bis unter 560 mg
		ZE52.29	6-001.bv	560 mg bis unter 600 mg
		ZE52.30	6-001.bw	600 mg oder mehr
ZE2026-120	Gabe von Pemetrexed, parenteral		6-001.c0	600 mg bis unter 700 mg
			6-001.c1	700 mg bis unter 800 mg
			6-001.c2	800 mg bis unter 900 mg
			6-001.c3	900 mg bis unter 1.000 mg
			6-001.c4	1.000 mg bis unter 1.100 mg
			6-001.c5	1.100 mg bis unter 1.200 mg
			6-001.c6	1.200 mg bis unter 1.400 mg
			6-001.c7	1.400 mg bis unter 1.600 mg
			6-001.c8	1.600 mg bis unter 1.800 mg
			6-001.c9	1.800 mg bis unter 2.000 mg
			6-001.ca	2.000 mg bis unter 2.200 mg
			6-001.cb	2.200 mg bis unter 2.400 mg
			6-001.cc	2.400 mg bis unter 2.600 mg
			6-001.cd	2.600 mg bis unter 2.800 mg
			6-001.ce	2.800 mg bis unter 3.000 mg
			6-001.cf	3.000 mg bis unter 3.300 mg
			6-001.cg	3.300 mg bis unter 3.600 mg
			6-001.ch	3.600 mg bis unter 3.900 mg
			6-001.cj	3.900 mg oder mehr

ZE	Bezeichnung	Nummer	OPS	OPS-Text
ZE2026-122	Gabe von Imatinib, oral		6-001.g0	800 mg bis unter 1.200 mg (nur für Kinder < 15 Jahre!)
			6-001.g1	1.200 mg bis unter 2.000 mg (nur für Kinder < 15 Jahre!)
			6-001.g2	2.000 mg bis unter 2.800 mg (nur für Kinder < 15 Jahre!)
			6-001.g3	2.800 mg bis unter 4.000 mg
			6-001.g4	4.400 mg bis unter 5.200 mg
			6-001.g5	5.200 mg bis unter 6.400 mg
			6-001.g6	6.400 mg bis unter 7.600 mg
			6-001.g7	7.600 mg bis unter 8.800 mg
			6-001.g8	8.800 mg bis unter 11.200 mg
			6-001.g9	11.200 mg bis unter 13.600 mg
			6-001.ga	13.600 mg bis unter 16.000 mg
			6-001.gb	16.000 mg bis unter 18.400 mg
			6-001.gd	18.400 mg bis unter 20.800 mg
			6-001.ge	20.800 mg bis unter 23.200 mg
			6-001.gf	23.200 mg bis unter 25.600 mg
			6-001.gg	25.600 mg bis unter 30.400 mg
			6-001.gh	*30.400 mg bis unter 35.200 mg*
			6-001.gj	35.200 mg oder mehr
ZE72	Gabe von pegyliertem liposomalem Doxorubicin, parenteral	ZE72.01	6-002.80	10 mg bis unter 20 mg (nur für Kinder < 15 Jahre!)
		ZE72.02	6-002.81	20 mg bis unter 30 mg (nur für Kinder < 15 Jahre!)
		ZE72.03	6-002.82	30 mg bis unter 40 mg
		ZE72.04	6-002.83	40 mg bis unter 50 mg
		ZE72.05	6-002.84	50 mg bis unter 60 mg
		ZE72.06	6-002.85	60 mg bis unter 70 mg
		ZE72.07	6-002.86	70 mg bis unter 80 mg
		ZE72.08	6-002.87	80 mg bis unter 90 mg
		ZE72.09	6-002.88	90 mg bis unter 100 mg
		ZE72.10	6-002.89	100 mg bis unter 110 mg

ZE	Bezeichnung	Nummer	OPS	OPS-Text
		ZE72.11	6-002.8a	110 mg bis unter 120 mg
		ZE72.12	6-002.8b	120 mg bis unter 140 mg
		ZE72.13	6-002.8c	140 mg bis unter 160 mg
		ZE72.14	6-002.8d	160 mg bis unter 180 mg
		ZE72.15	6-002.8e	180 mg bis unter 200 mg
		ZE72.16	6-002.8f	200 mg bis unter 220 mg
		ZE72.17	6-002.8g	220 mg bis unter 240 mg
		ZE72.18	6-002.8h	[gestrichen]
		ZE72.19	6-002.8j	240 mg bis unter 260 mg
		ZE72.20	6-002.8k	260 mg bis unter 280 mg
		ZE72.21	6-002.8m	280 mg bis unter 300 mg
		ZE72.22	6-002.8n	300 mg bis unter 320 mg
		ZE72.23	6-002.8p	320 mg bis unter 360 mg
		ZE72.24	6-002.8q	360 mg bis unter 400 mg
		ZE72.25	6-002.8r	400 mg bis unter 440 mg
		ZE72.26	6-002.8s	440 mg bis unter 480 mg
		ZE72.27	6-002.8t	480 mg bis unter 520 mg
		ZE72.28	6-002.8u	520 mg bis unter 560 mg
		ZE72.29	6-002.8v	560 mg bis unter 600 mg
		ZE72.30	6-002.8w	600 mg oder mehr
ZE78	Gabe von Temozolomid, oral	ZE78.01	6-002.e0	200 mg bis unter 350 mg (nur für Kinder < 5 Jahre!)
		ZE78.02	6-002.e1	350 mg bis unter 500 mg (nur für Kinder < 5 Jahre!)
		ZE78.03	6-002.e2	500 mg bis unter 750 mg (nur für Kinder < 15 Jahre!)
		ZE78.04	6-002.e3	750 mg bis unter 1.000 mg (nur für Kinder < 15 Jahre!)
		ZE78.05	6-002.e4	1.000 mg bis unter 1.250 mg
		ZE78.06	6-002.e5	1.250 mg bis unter 1.500 mg
		ZE78.07	6-002.e6	1.500 mg bis unter 1.750 mg
		ZE78.08	6-002.e7	1.750 mg bis unter 2.000 mg
		ZE78.09	6-002.e8	2.000 mg bis unter 2.250 mg
		ZE78.10	6-002.e9	2.250 mg bis unter 2.500 mg

ZE	Bezeichnung	Nummer	OPS	OPS-Text
		ZE78.11	6-002.ea	2.500 mg bis unter 2.750 mg
		ZE78.12	6-002.eb	2.750 mg bis unter 3.000 mg
		ZE78.13	6-002.ec	3.000 mg bis unter 3.500 mg
		ZE78.14	6-002.ed	3.500 mg bis unter 4.000 mg
		ZE78.15	6-002.ee	4.000 mg bis unter 4.500 mg
		ZE78.16	6-002.ef	4.500 mg bis unter 5.000 mg
		ZE78.17	6-002.eg	5.000 mg bis unter 5.500 mg
		ZE78.18	6-002.eh	5.500 mg bis unter 6.000 mg
		ZE78.19	6-002.ej	6.000 mg bis unter 7.000 mg
		ZE78.20	6-002.ek	7.000 mg oder mehr
ZE2026-180	Gabe von Azacytidin, parenteral		6-005.00	150 mg bis unter 225 mg
			6-005.01	225 mg bis unter 300 mg
			6-005.02	300 mg bis unter 375 mg
			6-005.03	375 mg bis unter 450 mg
			6-005.04	450 mg bis unter 600 mg
			6-005.05	600 mg bis unter 750 mg
			6-005.06	750 mg bis unter 900 mg
			6-005.07	900 mg bis unter 1.200 mg
			6-005.08	1.200 mg bis unter 1.500 mg
			6-005.09	1.500 mg bis unter 1.800 mg
			6-005.0a	1.800 mg bis unter 2.100 mg
			6-005.0b	2.100 mg bis unter 2.400 mg
			6-005.0c	2.400 mg bis unter 2.700 mg
			6-005.0d	2.700 mg bis unter 3.000 mg
			6-005.0e	[gestrichen]
			6-005.0f	3.000 mg bis unter 3.300 mg
			6-005.0g	3.300 mg bis unter 3.600 mg
			6-005.0h	3.600 mg bis unter 3.900 mg
			6-005.0j	3.900 mg bis unter 4.500 mg
			6-005.0k	4.500 mg bis unter 5.100 mg
			6-005.0m	5.100 mg bis unter 5.700 mg
			6-005.0n	5.700 mg bis unter 6.300 mg
			6-005.0p	6.300 mg oder mehr

ZE	Bezeichnung	Nummer	OPS	OPS-Text
ZE2026-150	Gabe von Busulfan, parenteral		6-002.d-	Diese Kodes sind nur für Kinder unter 15 Jahren verwendbar, 17 Dosisstufen von 25 mg bis über 1.000 mg; seit 2018 unbewertet
ZE-2025-208	Gabe von Trabectedin, parenteral		6-004.a0	0,25 mg bis unter 0,50 mg (nur für Kinder unter 15 Jahren)
			6-004.a1	0,50 mg bis unter 0,75 mg (nur für Kinder unter 15 Jahren)
			6-004.a2	0,75 mg bis unter 1,00 mg (nur für Kinder unter 15 Jahren)
			6-004.a3	1,00 mg bis unter 1,25 mg (nur für Kinder unter 15 Jahren)
			6-004.a4	1,25 mg bis unter 1,50 mg
			6-004.a5	1,50 mg bis unter 1,75 mg
			6-004.a6	1,75 mg bis unter 2,00 mg
			6-004.a7	2,00 mg bis unter 2,25 mg
			6-004.a8	2,25 mg bis unter 2,50 mg
			6-004.a9	2,50 mg bis unter 2,75 mg
			6-004.aa	2,75 mg bis unter 3,00 mg
			6-004.ab	3,00 mg bis unter 3,25 mg
			6-004.ac	3,25 mg bis unter 3,50 mg
			6-004.ad	3,50 mg bis unter 4,00 mg
			6-004.ae	4,00 mg bis unter 4,50 mg
			6-004.af	4,50 mg bis unter 5,00 mg
			6-004.ag	5,00 mg bis unter 5,50 mg
			6-004.ah	5,50 mg bis unter 6,00 mg
				[gestrichen]
			6-004.ak	6,00 mg bis unter 7,00 mg
			6-004.am	7,00 mg bis unter 8,00 mg
			6-004.an	8,00 mg bis unter 9,00 mg
			6-004.ap	9,00 mg bis unter 10,00 mg
			6-004.aq	10,00 mg bis unter 12,00 mg
			6-004.ar	12,00 mg bis unter 14,00 mg
			6-004.as	14,00 mg bis unter 16,00 mg

ZE	Bezeichnung	Nummer	OPS	OPS-Text
			6-004.at	16,00 mg bis unter 20,00 mg
			6-004.au	20,00 mg bis unter 24,00 mg
			6-004.av	24,00 mg oder mehr
ZE2026-171	Gabe von Clofarabin, parenteral		6-003.j0	10 mg bis unter 20 mg (nur für Kinder < 5 Jahre)
			6-003.j1	20 mg bis unter 30 mg
			6-003.j2	30 mg bis unter 40 mg
			6-003.j3	40 mg bis unter 50 mg
			6-003.j4	50 mg bis unter 60 mg
			6-003.j5	60 mg bis unter 70 mg
			6-003.j6	70 mg bis unter 80 mg
			6-003.j7	80 mg bis unter 100 mg
			6-003.j8	100 mg bis unter 120 mg
			6-003.j9	120 mg bis unter 140 mg
			6-003.ja	140 mg bis unter 160 mg
			6-003.jb	160 mg bis unter 180 mg
			6-003.jc	180 mg bis unter 200 mg
			6-003.jd	200 mg bis unter 220 mg
			6-003.je	220 mg bis unter 240 mg
			6-003.jf	240 mg bis unter 260 mg
			6-003.jg	260 mg bis unter 280 mg
			6-003.jh	280 mg bis unter 320 mg
			6-003.jj	320 mg bis unter 360 mg
			6-003.jk	360 mg bis unter 440 mg
			6-003.jm	440 mg bis unter 520 mg
			6-003.jn	520 mg bis unter 600 mg
			6-003.jp	600 mg bis unter 760 mg
			6-003.jq	760 mg bis unter 920 mg
			6-003.jr	920 mg bis unter 1.080 mg
			6-003.js	1.080 mg bis unter 1.320 mg
			6-003.jt	1.320 mg bis unter 1.560 mg
			6-003.ju	1.560 mg bis unter 1.800 mg
			6-003.jv	1.800 mg oder mehr

ZE	Bezeichnung	Nummer	OPS	OPS-Text
ZE2026-74	Gabe von Sunitinib, oral		6-003.a-	15 Dosisstufen zwischen 150 mg und 1.500 mg Siehe OPS-Katalog
ZE2026-75	Gabe von Sorafenib, oral		6-003.b-	18 Dosisstufen zwischen 2.400 mg und 32.000 mg Siehe OPS-Katalog
ZE2026-85	Gabe von Temsirolimus, parenteral		6-004.e-	13 Dosisstufen zwischen 10 mg und 550 mg 2 Kindersplits zwischen 10 mg und 30 mg für Kinder unter 15 Jahren Siehe OPS-Katalog
ZE2026-77	Gabe von Lenalidomid, oral		6-003.g-	20 Dosisstufen zwischen 25 mg und 800 mg Siehe OPS-Katalog
ZE2026-79	Gabe von Nelarabin, parenteral		6-003.e-	24 Dosisstufen zwischen 150 mg und 36.000 mg 3 Kindersplits zwischen 150 mg und 1.500 mg für Kinder unter 15 Jahren Siehe OPS-Katalog
ZE2026-91	Gabe von Dasatinib, oral		6-004.3-	8 Dosisstufen zwischen 200 mg und 8.800 mg 3 Kindersplits zwischen 200 mg und 700 mg für Kinder unter 15 Jahren. Siehe OPS-Katalog
ZE2026-101	Gabe von Mifamurtid, parenteral		6-005.g-	19 Dosisstufen zwischen 1 mg und 48 mg 4 Kindersplits zwischen 1 mg und 3 mg für Kinder unter 15 Jahren. Siehe OPS-Katalog
ZE153	Gabe von Decitabine, parenteral	ZE156.01	6-004.40	30 mg bis unter 60 mg
		ZE156.02	6-004.41	60 mg bis unter 90 mg
		ZE156.03	6-004.42	90 mg bis unter 120 mg
		ZE156.04	6-004.43	120 mg bis unter 150 mg
		ZE156.05	6-004.44	150 mg bis unter 180 mg
		ZE156.06	6-004.45	180 mg bis unter 210 mg
		ZE156.07	6-004.46	210 mg bis unter 240 mg
		ZE156.08	6-004.47	240 mg bis unter 270 mg
		ZE156.09	6-004.48	270 mg bis unter 300 mg
		ZE156.10	6-004.49	300 mg bis unter 330 mg

ZE	Bezeichnung	Nummer	OPS	OPS-Text
		ZE156.11	6-004.4a	330 mg bis unter 360 mg
		ZE156.12	6-004.4b	360 mg bis unter 390 mg
		ZE156.13	6-004.4c	390 mg bis unter 420 mg
		ZE156.14	6-004.4d	420 mg bis unter 450 mg
		ZE156.15	6-004.4e	450 mg bis unter 480 mg
		ZE156.16	6-004.4f	480 mg bis unter 510 mg
		ZE156.17		[gestrichen]
		ZE156.18	6-004.4h	510 mg bis unter 540 mg
		ZE156.19	6-004.4j	540 mg bis unter 570 mg
		ZE156.20	6-004.4k	570 mg bis unter 600 mg
		ZE156.21	6-004.4m	600 mg bis unter 630 mg
		ZE156.22	6-004.4n	630 mg bis unter 660 mg
		ZE156.23	6-004.4p	660 mg bis unter 690 mg
		ZE156.24	6-004.4q	690 mg oder mehr
		ZE156.18	6-004.4h	510 mg bis unter 540 mg
		ZE156.19	6-004.4j	540 mg bis unter 570 mg
		ZE156.20	6-004.4k	570 mg bis unter 600 mg
		ZE156.21	6-004.4m	600 mg bis unter 630 mg
		ZE156.22	6-004.4n	630 mg bis unter 660 mg
		ZE156.23	6-004.4p	660 mg bis unter 690 mg
		ZE156.24	6-004.4q	690 mg oder mehr
ZE2026-111	Gabe von Nab-Paclitaxel, parenteral		6-005.d	20 Dosisstufen zwischen 150 mg und 3.000 mg Siehe OPS-Katalog
ZE2026-112	Gabe von Abirateronacetat, oral		6-006.2	17 Dosisstufen zwischen 3.000 mg und 51.000 mg Siehe OPS-Katalog
ZE2026-113	Gabe von Cabazitaxel, parenteral		6-006.1	20 Dosisstufen zwischen 30 mg und 240 mg Siehe OPS-Katalog

ZE	Bezeichnung	Nummer	OPS	OPS-Text
ZE2026-132	Gabe von Thiotepa, parenteral		6-007.n0	50 mg bis unter 100 mg
			6-007.n1	100 mg bis unter 150 mg
			6-007.n2	150 mg bis unter 200 mg
			6-007.n3	200 mg bis unter 250 mg
			6-007.n4	250 mg bis unter 300 mg
			6-007.n5	300 mg bis unter 350 mg
			6-007.n6	350 mg bis unter 400 mg
			6-007.n7	400 mg bis unter 500 mg
			6-007.n8	500 mg bis unter 600 mg
			6-007.n9	600 mg bis unter 700 mg
			6-007.na	700 mg bis unter 800 mg
			6-007.nb	800 mg bis unter 900 mg
			6-007.nc	900 mg bis unter 1.000 mg
			6-007.nd	1.000 mg bis unter 1.200 mg
			6-007.ne	1.200 mg bis unter 1.400 mg
			6-007.nf	1.400 mg bis unter 1.600 mg
			6-007.ng	1.600 mg bis unter 1.800 mg
			6-007.nh	1.800 mg bis unter 2.000 mg
			6-007.nj	2.000 mg bis unter 2.200 mg
			6-007.nk	2.200 mg bis unter 2.400 mg
			6-007.nm	2.400 mg bis unter 2.600 mg
			6-007.nn	2.600 mg bis unter 2.800 mg
			6-007.np	2.800 mg oder mehr
ZE2026-127	Gabe von L-Asparaginase aus Erwinia chrysanthemi [Crisantaspase], parenteral		6-003.r*	26 Dosisstufen von 2.500 IE bis 400.000 IE ein Kindersplit für 2.500 IE bis unter 5.000 IE

ZE	Bezeichnung	Nummer	OPS	OPS-Text
ZE2026-128	Gabe von nicht pegylierter Asparaginase, parenteral		6-003.n*	12 Dosisstufen von 25.000 IE bis 400.000 IE ein Kindersplit für 25.000 IE bis unter 50.000 IE
ZE2026-129	Gabe von pegylierter Asparaginase, parenteral		6-003.p*	28 Dosisstufen von 625 IE bis 100.000 IE ein Kindersplit für 625 IE bis unter 1.250 IE
ZE2026-131	Gabe von Defibrotid, parenteral		6-005.k0	250 mg bis unter 500 mg
			6-005.k1	500 mg bis unter 1.000 mg
			6-005.k2	1.000 mg bis unter 1.500 mg
			6-005.k3	1.500 mg bis unter 2.000 mg
			6-005.k4	2.000 mg bis unter 3.000 mg
			6-005.k5	3.000 mg bis unter 4.000 mg
			6-005.k6	4.000 mg bis unter 5.000 mg
			6-005.k7	5.000 mg bis unter 6.000 mg
			6-005.k8	6.000 mg bis unter 8.000 mg
			6-005.k9	8.000 mg bis unter 10.000 mg
			6-005.ka	10.000 mg bis unter 12.000 mg
			6-005.kb	12.000 mg bis unter 14.000 mg
			6-005.kc	14.000 mg bis unter 18.000 mg
			6-005.kd	18.000 mg bis unter 22.000 mg
			6-005.ke	22.000 mg bis unter 26.000 mg
			6-005.kf	26.000 mg bis unter 30.000 mg
			6-005.kg	30.000 mg bis unter 38.000 mg
			6-005.kh	38.000 mg bis unter 46.000 mg
			6-005.kj	46.000 mg bis unter 54.000 mg
			6-005.kk	54.000 mg bis unter 70.000 mg
			6-005.km	70.000 mg bis unter 86.000 mg
			6-005.kn	86.000 mg bis unter 102.000 mg
			6-005.kp	102.000 mg bis unter 118.000 mg

ZE	Bezeichnung	Nummer	OPS	OPS-Text
			6-005.kq	118.000 mg bis unter 150.000 mg
			6-005.kr	150.000 mg bis unter 182.000 mg
			6-005.ks	182.000 mg bis unter 214.000 mg
			6-005.kt	214.000 mg oder mehr
ZE2026-141	Gabe von Enzalutamid, oral		6-007.60	480 mg bis unter 960 mg
			6-007.61	960 mg bis unter 1.440 mg
				weitere 14 Dosisstufen bis
			6-007.6g	8.160 mg oder mehr
ZE2026-143	Gabe von Eltrombopag, oral		6-006.00	150 mg bis unter 300 mg (nur für Kinder < 15 Jahre)
			6-006.01	300 mg bis unter 450 mg
				weitere 25 Dosisstufen bis
			6-006.0v	13.200 mg oder mehr
ZE2026-145	Gabe von Ibrutinib, oral		6-007.e0	1.400 mg bis unter 2.100 mg
			6-007.e1	2.100 mg bis unter 2.800 mg
				weitere 15 Dosisstufen bis
			6-007.eh	25.200 mg oder mehr
ZE2026-157	Gabe von Pixantron, parenteral		6-006.e0	50 mg bis unter 75 mg
				weitere 19 Dosisstufen bis
			6-006.em	1.000 mg oder mehr
ZE2026-162	Gabe von Carfilzomib, parenteral		6-008.90	30 mg bis unter 60 mg
				weitere 23 Dosisstufen bis
			6-008.9r	4.200 mg oder mehr
ZE2026-169	Gabe von liposomalem Irinotecan, parenteral		6-009.e0	50 mg bis unter 75 mg
			6-009.e1	75 mg bis unter 100 mg
			6-009.e2	100 mg bis unter 125 mg
			6-009.e3	125 mg bis unter 150 mg
			6-009.e4	150 mg bis unter 175 mg
				16 weitere Dosisstufen
			6-009.ep	2000 mg oder mehr

ZE	Bezeichnung	Nummer	OPS	OPS-Text
ZE174	Gabe von Venetoclax, oral	ZE174.01	6-00a.k0	250 mg bis unter 500 mg (nur für Kinder < 15 Jahre)
		ZE174.02	6-00a.k1	500 mg bis unter 750 mg (nur für Kinder < 15 Jahre)
		ZE174.03	6-00a.k2	750 mg bis unter 1000 mg (nur für Kinder < 15 Jahre)
		ZE174.04	6-00a.k3	1.000 mg bis unter 1.500 mg
		ZE174.05	6-00a.k4	1.500 mg bis unter 2.000 mg
		ZE174.06	6-00a.k5	2.000 mg bis unter 2.500 mg
		ZE174.07	6-00a.k6	2.500 mg bis unter 3.000 mg
		ZE174.08	6-00a.k7	3.000 mg bis unter 4.000 mg
		ZE174.09	6-00a.k8	4.000 mg bis unter 5.000 mg
		ZE174.10	6-00a.k9	5.000 mg bis unter 6.000 mg
		ZE174.11	6-00a.ka	6.000 mg bis unter 7.000 mg
		ZE174.12	6-00a.kb	7.000 mg bis unter 9.000 mg
		ZE174.13	6-00a.kc	9.000 mg bis unter 11.000 mg
		ZE174.14	6-00a.kd	11.000 mg bis unter 13.000 mg
		ZE174.15	6-00a.ke	13.000 mg bis unter 15.000 mg
		ZE174.16	6-00a.kf	15.000 mg bis unter 19.000 mg
		ZE174.17	6-00a.kg	19.000 mg bis unter 23.000 mg
		ZE174.18	6-00a.kh	23.000 mg bis unter 27.000 mg
		ZE174.19	6-00a.kj	27.000 mg bis unter 31.000 mg
		ZE174.20	6-00a.kk	31.000 mg oder mehr
ZE2026-192	Gabe von Midostaurin, oral		6-00a.b0	100 mg bis unter 200 mg
				[26 weitere Dosisstufen]
			6-00a.bu	12.800 mg oder mehr
ZE2026-229	Gabe von Liposomalem Daunorubicin-Cytarabin, parenteral		6-00b.6	[bisher keine Dosisklassen festgelegt]

ZE	Bezeichnung	Nummer	OPS	OPS-Text
ZE2026-232	Gabe von Darolutamid, oral		6-00d.80	3.600 mg bis unter 7.200 mg
				[15 weitere Dosisstufen]
			6-00d.8g	61.200 mg oder mehr

8.7.9 Notfälle, kardiologische Prozeduren, Reanimation

8-640.0	Kardioversion	Synchronisiert!
8-640.1	Defibrillation	Nicht synchronisiert!
8-641	Externer Schrittmacher	
8-700.-	**Offenhalten der oberen Atemwege**	
8-700.0	durch oropharyngealen Tubus	Güdel-Tubus
8-700.1	durch nasopharyngealen Tubus	Wendl-Tubus
8-701	Einfache Intubation	Notfallintubation, Tubuswechsel
8-706	Anlegen einer Maske zur maschinellen Beatmung	Anpassen einer Gesichts- oder Nasenmaske
8-771	Kardiale und kardiopulmonale Reanimation	
8-779	Andere Reanimationsmaßnahmen	

9 Wichtige Regeln zu DRGs in der Hämatologie/Onkologie

9.1 DRG-Kennzahlen

Erläuterung zum DRG-Katalog: Die volle Punktzahl der Bewertungsrelation gilt nur dann, wenn ein Patient zwischen der unteren und oberen Grenzverweildauer stationär behandelt wurde. Dabei wird der Aufnahmetag voll, der Entlassungs- bzw. Verlegungstag gar nicht gerechnet.

Wird ein Patient vor der unteren Grenzverweildauer entlassen, wird ein Abschlag vom Erlös für jeden einzelnen Tag in Höhe des genannten Abschlags-Punktwertes vorgenommen. Analog gibt es einen Zuschlag für jeden Tag, den der Patient über die obere Grenzverweildauer hinaus stationär behandelt wird. Dieser Zuschlag ist oft gering, sodass kein hoher finanzieller Anreiz besteht, Patienten über den **medizinisch** erforderlichen Zeitraum hinaus im Krankenhaus zu behalten.

Die *mittlere Verweildauer* hat bei Verlegungen Bedeutung: für jeden Tag, den ein Patient vor der mittleren Verweildauer in ein anderes Krankenhaus (d.h. nach extern) verlegt wird, gibt es einen *Verlegungsabschlag*. Das gleiche gilt bei Entlassungen von Patienten, die von extern übernommen wurden. Verlegungen zwischen Abteilungen desselben Krankenhauses fallen nicht unter diese Regel. Bestimmte DRGs sind vom Verlegungsabschlag ausgenommen (Kreuz in Spalte 12).

In der vorletzten Spalte 13 findet sich bei bestimmten DRGs ein Kreuz. Das Kreuz bedeutet, dass diese DRG von der so genannten Fallzusammenführungsregelung ausgenommen ist. Dies betrifft die meisten onkologischen DRGs. Leider hat das BSG mit dem Wirtschaftlichkeitsgebot des § 12 SGB V in den letzten beiden Jahren diese Grundregeln der Selbstverwaltung ausgehebelt und fordert auch in diesen klar von einer Fallzusammenführung ausgenommenen onkologischen Behandlungssequenzen eine

Fallzusammenführung. Das BSG akzeptiert die Regeln der Selbstverwaltung an dieser Stelle nicht mehr. Mit dem Pflegepersonalstärkungsgesetz (PpSG) hat der Gesetzgeber dieser missbräuchlichen Auslegung der FPV durch das BSG versucht, einen Riegel vorzuschieben: Ab 2019 gelten die Regelungen der Selbstverwaltung per definitionem als wirtschaftlich, sodass die Urteile des BSG zu Verlegungen und Fallzusammenführungen nun ins Leere gehen. Ob das Gesetz auch rückwirkend anzuwenden ist, werden weitere Urteile zeigen. Außerdem wendet das BSG nun missbräuchlich die Beurlaubungsregeln an, um Fälle zusammenzulegen. Auch hier laufen diverse Urteile der FPV zuwider, eine Klärung durch Selbstverwaltung und Gesetzgeber stehen jedoch aus.

Da es seit 2012 einige Grundsatzurteile zur Fallzusammenführung bei Komplikationen gegeben hat, wird dieses Thema im Kapitel 9.2 etwas ausführlicher dargestellt.

9.2 Wiederaufnahme-Regel

Für die meisten DRGs gilt nach § 2 der Fallpauschalenverordnung die Regel, dass bei einer Wiederaufnahme in dasselbe Krankenhaus innerhalb der oberen Grenzverweildauer beide Fälle zusammengefasst und mit einer DRG abgegolten werden, wenn in beiden Fällen eine Einstufung in die gleiche Basis-DRG erfolgt. Die meisten onkologischen DRGs sind hiervon ausgenommen, ebenso bisher noch die Hybrid-DRGs.

Auch müssen Fälle zusammengeführt werden, in denen bei gleicher Hauptdiagnose im ersten Aufenthalt eine medizinische oder sonstige und im 2. Aufenthalt eine chirurgische DRG ermittelt werden (z. B. erster Aufenthalt zur Diagnostik und internistischen Therapie, 2. Aufenthalt dann zur Operation bei gleicher Diagnose, wie bei neoadjuvanter Chemotherapie vor der Operation) und die Wiederaufnahme binnen 30 Tagen nach Aufnahme zum ersten Aufenthalt erfolgt. Auch hier kennzeichnet im Fallpauschalenkatalog ein X die Ausnahmen von einer Fallzusammenführung für die meisten onkologischen DRGs.

Leider hat das Bundessozialgericht (BSG) in einigen Urteilen diese recht einfachen Regeln der Fallzusammenführung aufgeweicht. Das Gericht hat einen neuen Tatbestand der Unwirtschaftlichkeit bei formal bisher nicht notwendiger Fallzusammenführung eingeführt. Daher fordern die Krankenkassen in bestimmten Fällen trotz gegenlautender Abrechnungsregeln eine Fallzusammenführung, wenn sie künstliches Fallsplitting unterstellen. Insbesondere die Beurlaubungsregel wurde von BSG in missbräuchlicher Auslegung herangezogen, um Fälle zusammen zu zwingen, welche nach den Regeln der Selbstverwaltung getrennt abzurechnen gewesen wären. Mit dem Pflegepersonalstärkungsgesetz (PpSG) hat der Gesetzgeber dieser missbräuchlichen Auslegung der FPV durch das BSG einen Riegel vorgeschoben (siehe Kapitel 9.1).

Diese beiden Fallzusammenführungsregeln erfolgen rein formal ohne inhaltliche Prüfung, wohingegen die folgende Regel eine inhaltliche Bewertung der Frage, ob eine „Komplikation" vorliegt, darstellt.

9.3 Wiederaufnahme wegen Komplikation

Ebenfalls einer Zusammenführung unterliegen **Komplikationen**, die zur Wiederaufnahme innerhalb der oberen Grenzverweildauer führen. In dieser Regelung liegt Streitpotenzial, ist doch die Definition einer „Komplikation" keinesfalls geklärt. Nach einem Grundsatzurteil des BSG im Sommer 2012 scheiterte die Fallpauschalenvereinbarung 2013 u.a. fast am Thema der Fallzusammenführung wegen Komplikationen, da die DKG befürchtete, dass durch exzessive Auslegung des BSG-Urteils vermehrt Fälle zusammengeführt werden müssen. Diese Befürchtungen haben sich bisher nicht bestätigt. Zur Definition der Komplikation gibt es eine Klarstellung in der Fallpauschalenvereinbarung:

Im § 2 Abs. 3 heißt es:

> *„Werden Patienten [...] wegen einer in den Verantwortungsbereich des Krankenhauses fallenden Komplikation im Zusammenhang mit der durchgeführten Leistung innerhalb der oberen Grenzverweildauer [...] wieder aufgenommen, hat das Krankenhaus eine Zusammenfassung der Falldaten zu einem Fall [...] vorzunehmen.*

Eine Zusammenfassung und Neueinstufung wird nicht vorgenommen bei unvermeidbaren Nebenwirkungen von Chemotherapien und Strahlentherapien im Rahmen onkologischer Behandlungen."

Damit ist nun klargestellt, dass unvermeidbare Nebenwirkungen wie Aplasie, Anämie, Thrombopenie, Mukositis oder Fieber in der Aplasie nicht in einer Fallzusammenführung münden. Allerdings sagt die Regel nichts darüber, welche Diagnose bei Wiederaufnahme zur Hauptdiagnose wird. Diese Frage muss separat geklärt werden. Kritisch war auch die Frage diskutiert worden, ob mit der Formulierung „in den Verantwortungsbereich des Krankenhauses" Behandlungsfehler gemeint sind. Diese Frage ist inzwischen gerichtlich durch das Bundessozialgericht (3. Senat vom 12.7.2012, Az B 3 KR 15/11 R und B 3 KR 18/11 R) ausgeräumt worden.

Verantwortung ist nicht im Sinne einer Schuld zu verstehen, sondern im Sinne einer Gesamtverantwortung für die Behandlung, auch über die Entlassung hinaus. Der Verantwortungsbereich des Krankenhauses ist nicht im Sinne eines vorwerfbaren Verhaltens, also eines Behandlungsfehlers, zu werten. Eine Vermischung der Begriffe „Verantwortung" und „Schuld" ist unzulässig, da Schuld zusätzlich Fahrlässigkeit oder Vorsatz impliziert.

Die Verantwortung des Krankenhauses ist die „Verpflichtung, für etwas Geschehenes einzustehen – [...] unabhängig davon, ob es [...] vorwerfbar [...] oder unvermeidbar war."

Der Verantwortungs-Bereich entspricht also einer „Risikosphäre" des Verantwortungsträgers (Krankenhaus) und endet nicht mit der Entlassung.

Negative Folge(n) einer Behandlung sind trotz korrektem Handeln möglich, die Frage von Verschulden und subjektiver Vermeidbarkeit ist dabei irrelevant (vergleiche frühere Definitionen von Komplikation der DGHO!)

Das Bundessozialgericht hat auch eine Definition der „Komplikation" vorgenommen. Demnach ist eine Komplikation die „negative Folge einer medizinischen Behandlung wie z. B. Nachblutungen, Hämatome, Thrombosen, Infektionen und auch deren unerwünschte Nebenwirkungen." Daraus ergibt sich auch eine weitere Abgrenzung: Komplikation im Sinne der FPV ist also immer eine Folge der Behandlung, nicht eine Folge der Erkrankung (für die ein Krankenhaus ja keine Verantwortung über die Entlassung hinaus übernehmen kann).

Die Argumentation des BSG gründet auf mehreren Säulen:

1. Prinzipielles Ziel der Regel ist die Vermeidung zu früher Entlassung. Eine Vergütung erfolgt prinzipiell bis zur oGVD.
2. Es besteht kein Unterschied, ob es sich um einen durchgehenden Aufenthalt oder eine zwischenzeitliche Entlassung handelt.
3. das Krankenhaus übernimmt jeweils die Verantwortung für den „gesamten Behandlungsfall", es handelt sich um ein und denselben „Behandlungsauftrag" bzgl. der Erkrankung
4. Eine Komplikation ist die „Verwirklichung des spezifischen Gesundheitsrisikos des Behandlungsfalles".

Nun muss geklärt werden, welche Komplikationen zu den „unvermeidbaren" gehören und welche eher Komplikationen im klassischen Sinne darstellen.

Die DGHO hat die Grenze zwischen Komplikation im engeren Sinne und erwarteter Nebenwirkung so definiert:

9.3.1 Komplikation im engeren Sinne

Für hämatologisch/onkologische Patienten erfolgt die Wiederaufnahme wegen einer Komplikation im engeren Sinne infolge eines Ereignisses, das durch einen längeren stationären Aufenthalt mutmaßlich verhindert worden wäre, oder eines, das Folge einer ersichtlich unzureichenden Behandlungsführung ist. Bei dieser Definition sind allerdings typische und auch bei bester „Behandlungsführung" unvermeidbare Komplikationen wie ein Pneumothorax nach ZVK-Anlage nicht erfasst.

9.3.2 Wiederaufnahme aufgrund einer Behandlungsfolge

Keine Wiederaufnahme wegen einer Komplikation ist eine Wiederaufnahme auf Grund einer unvermeidbaren Folgewirkung der Behandlung. Folgewirkung einer Behandlung ist ein zur stationären Aufnahme führendes Ereignis, welches bei der Therapieplanung in Kauf genommen wurde. Es ist ein in der Fachliteratur beschriebener, regelhaft auftretender und für das Erreichen der gewünschten Wirkung grundsätzlich in Kauf genommener Nebeneffekt der Therapie. Die Arzneimittel- oder Behandlungs-Folgewirkung wird für die Erreichung der Therapiewirkung als akzeptabel und notwendig erachtet.

Beispiele

Mukositis nach Bestrahlung
Aplasie nach Chemotherapie

In der Kodierung der Folgeaufenthalte ist das Malignom HD, da der Aufenthalt zur Tumorbehandlung dient: „Der Malignom-Kode ist als Hauptdiagnose für jeden Krankenhausaufenthalt zur Behandlung der bösartigen Neubildung und zu notwendigen Folgebehandlungen [...] anzugeben, bis die Behandlung endgültig abgeschlossen ist, [...]" [0201u]. Diese Kodierregel wurde durch einen Spruch des Bundesschlichtungsausschusses konkretisiert.

9.3.3 Wiederaufnahme aufgrund einer Tumorsymptomatik

Ebenso wenig stellt eine durch die Krankheit hervorgerufene Komorbidität, welche ohne Zusammenhang mit der zuvor durchgeführten Leistung (Therapie) aufgetreten ist, eine Komplikation im Sinne der Fallpauschalenverordnung dar.

Beispiel

Wiederaufnahme wegen malignem Pleuraerguss

Wiederaufnahme wegen Ileus bei Colon-Ca

In diesem Fall gilt es bei der Kodierung genau zu prüfen, was behandelt wurde: Wird nur die Begleiterkrankung behandelt, ist diese die Hauptdiagnose (z. B. Aufnahme zur Punktion eines malignen Pleuraergusses). Ansonsten ist das Malignom die Hauptdiagnose. Hier erfolgte im Sommer 2016 zusätzlich eine Klarstellung durch den Bundesschlichtungsausschuss. Details hierzu siehe Kapitel 2.

Diese Unterteilung ist noch nicht endgültig zu Ende diskutiert, bietet aber einen ersten Ansatz zur Lösung des „Komplikations-Problems". Leider werden auch in Zukunft Grenzfälle nur durch Diskussion im Einzelfall und gegebenenfalls mittels Gutachten oder Gerichtsentscheid geklärt werden können.

Der folgende Behandlungsalgorithmus soll die verschiedenen Regeln zusammenfassen:

Vorschlag Prüfalgorithmus „Komplikation"

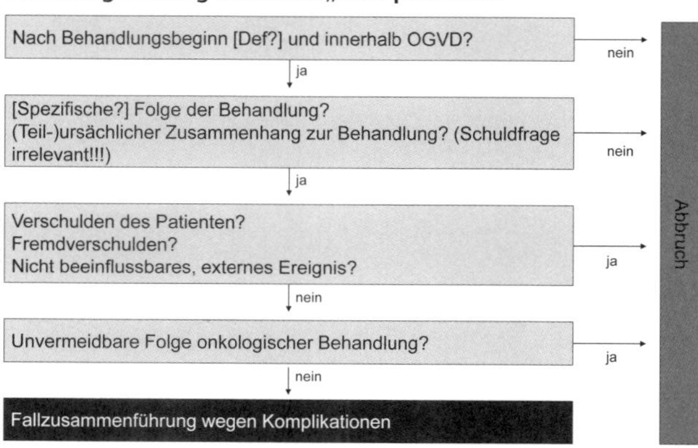

9.3.4 Kodierung von Komplikationen

Ein sehr alter Streit in der Selbstverwaltung betrifft die Kodierung von Komplikationen. Hier stehen neben den „normalen" Kodes des ICD-10 für eine Vielzahl von Situationen auch die sogenannten „Komplikations- oder T-Kodes" zur Verfügung. In den

Kodierregeln D002 und D015 wird die Verschlüsselung der Komplikationen geregelt:

Zur Kodierung von Erkrankungen bzw. Störungen nach medizinischen Maßnahmen als Hauptdiagnose ist ein möglichst spezifischer Kode zu verwenden. Diese finden sich im gesamten ICD-10-Katalog, z. B.

J95.- *Krankheiten der Atemwege nach medizinischen Maßnahmen, anderenorts nicht klassifiziert*

Diese Kodes sind nur dann als Hauptdiagnose zu verschlüsseln, wenn kein spezifischerer Kode in Bezug auf die Erkrankung bzw. Störung existiert. Gleiches gilt für die Kategorien T80–T88 Komplikationen bei chirurgischen Eingriffen und medizinischer Behandlung, anderenorts nicht klassifiziert. Die Kodes aus dem sonstigen ICD-10-Katalog sind Kodes aus T80–T88 vorzuziehen, soweit letztere die Erkrankung bzw. Störung nicht spezifischer beschreiben.

Daraus ergibt sich eine gewisse Grundreihenfolge der Diagnosen: zuerst spezifische Diagnosen im Organkapitel, wenn diese nicht existieren, dann Kodes aus der Kategorie „Krankheiten nach medizinischen Maßnahmen, andernorts nicht klassifiziert; zuletzt ein Komplikationskode aus T80 bis T88. Die Spezifität muss aber in jedem Einzelfall neu geprüft werden, da es z. B. auch sehr spezifische Kodes aus dem T-Kapitel gibt, die allen anderen vorzuziehen sind (z. B. bei Problemen mit Herzschrittmachern).

Eine zweite schwierige Diskussion ist die der erlaubten Doppelkodierung einer Komplikation mit einem Organ- und T-Kode. Oft ist der medizinische Sachverhalt nur so exakt umschrieben. Bei Infektionen lässt sich beispielsweise mit einem Infektionskode die Entzündung selbst, mit dem T-Kode deren Ätiologie als Folge einer Operation o. ä. beschreiben. Wegen der Auswirkungen auf die CCL-Matrix lehnen die Kassen solche Doppelkodierungen in der Regel ab. Die DKR erlauben eine solche Kodierung in der Regel D012 „Mehrfachkodierung" zwar, diese ist aber oft nicht durchsetzbar: „Für bestimmte Situationen ist eine andere Form der Doppelklassifizierung als die des Kreuz-Stern-Systems anwendbar, um den Gesundheitszustand einer Person vollständig zu beschreiben." Dieser Disput sollte dem Bundesschlichtungsausschuss zur Entscheidung vorgelegt werden.

In einer ersten Entscheidung zu einer Doppelkodierung hat sich der Bundesschlichtungsausschuss im Juli 2020 bereits für eine Doppelkodierung ausgesprochen: Strittig war in der KDE 598 der SEG 4 die Frage, ob bei einem akuten oligurischen Transplantatversagen bei Z. n. Nierentransplantation neben T86.10 Akute Funktionsverschlechterung eines Nierentransplantates zusätzlich der Kode Z94.0 Zustand nach Nierentransplantation als Nebendiagnose angegeben werden darf. Der SAB hat das bejaht: „Entwickelt sich bei einem Patienten mit Zustand nach Nierentransplantation eine Verschlechterung in Bezug auf die transplantierte Niere (T86.10 Akute Funktionsverschlechterung eines Nierentransplantates) kann neben dem spezifischen Kode für die Verschlechterung der transplantierten Niere auch der Kode Z94.0 Zustand nach Nierentransplantation kodiert werden."

Trotzdem steht weiterhin eine Grundsatzentscheidung zur Doppelkodierung und zur Frage der Haupt- und Nebendiagnose bei Doppelkodierung aus.

In Einzelfällen regelt der ICD-10 eine entsprechende Doppelkodierung, so beispielsweise in der Regelung zu den Kodes für eine Infektion durch eine Gelenkendoprothese, die 2025 um die entzündliche Spondylopathie (M46.-) erweitert wurde. Nötig wäre aber eine flächendeckende Lösung.

Stichwortverzeichnis

A

B

G

H

I

R

S

T

U

V

W

Z